■ 辽宁省职业教育改革发展示范学校重点专业
——护理专业项目化校本教材系列

急救护理技术

总主编　姚文山　李　冬
主　编　张　路　才艳红
副主编　李　冬　郭　强
编　者（以姓氏笔画为序）
才艳红（盘锦职业技术学院）
吕　淼（盘锦市人民医院）
刘　薇（盘锦市中心医院）
李　冬（盘锦职业技术学院）
张　路（盘锦职业技术学院）
张秋月（盘锦市人民医院）
张胜凯（盘锦职业技术学院）
郑敏娜（盘锦职业技术学院）
郭　强（盘锦职业技术学院）

人民卫生出版社

图书在版编目（CIP）数据

急救护理技术 / 张路，才艳红主编 . —北京：人民卫生出版社，2018

ISBN 978-7-117-27885-0

Ⅰ. ①急… Ⅱ. ①张…②才… Ⅲ. ①急救 - 护理 - 高等职业教育 - 教材 Ⅳ. ①R472.2

中国版本图书馆 CIP 数据核字（2018）第 295905 号

急救护理技术

主　　编： 张　路　才艳红
出版发行： 人民卫生出版社（中继线 010-59780011）
地　　址： 北京市朝阳区潘家园南里 19 号
邮　　编： 100021
E - mail： pmph @ pmph.com
购书热线： 010-59787592　010-59787584　010-65264830
印　　刷： 北京铭成印刷有限公司
经　　销： 新华书店
开　　本： 787 × 1092　1/16　　**印张：** 13
字　　数： 324 千字
版　　次： 2019 年 2 月第 1 版　2024 年 1 月第 1 版第 4 次印刷
标准书号： ISBN 978-7-117-27885-0
定　　价： 38.00 元

前　言

随着社会的进步、社会节奏的加快，各种意外伤害、危重病发病率越来越高，人们对医护人员的急救能力、危重病人的抢救能力要求也越来越高。急救护理是以挽救病人生命、提高抢救成功率、促进病人康复、减少伤残率、提高生命质量为目的，以现代医学科学、护理学专业理论为基础，研究急重症病人抢救、护理和科学管理的一门综合性应用学科。它具有多学科交叉、相互渗透和综合性强的特点。随着经济的飞速发展、现代医学的进步和社会医疗保健需求的提高，尤其是急诊医学的建立和完善，使急救护理得到了相应的发展，在指导护士熟练掌握急救理论与技能，紧急情况下及时、准确地对病人实施身心整体救治和监护，提高病人抢救的成功率、降低死亡率和致残率中发挥着重要的作用。

急救护理技术是护理专业职业能力素质核心课程。目的是强化学生急诊、急救意识，掌握急诊知识和急救技能；培养学生在紧急情况下迅速评估、正确决策和果断实施的综合急救能力；培养学生对基础护理知识以及各专科知识的综合运用能力；掌握急重症监护的基本理论及临床上常见急危重病的监护技能。对学生职业能力培养和职业素养形成起主要支撑作用，为学生今后从事护理工作奠定基础。

高职高专护理教育"以就业为导向，以素质能力为本位"的应用型卫生技术人才培养模式在各校得到了改革和创新。各校在人才培养目标上突出人文精神与职业素养、专业知识与专业技能、人际沟通能力与社会工作能力三大要素，在教学改革上推进"能力素质本位"课程体系建设。本教材内容对接职业标准和岗位要求，充分体现行业发展需求。编写人员既有高职院校的护理专任教师，也有具有丰富临床经验的一线护理骨干，整个编写过程充分体现了项目教学、任务驱动、工学结合等教学改革思想。

本教材突破原有教材的编写思路，以护理岗位为依据，以真实的案例为引导，以完成任务为目标开展教学内容的编排。共分院前急救、院内急诊救护、院内重症监护三个教学项目，共十七个学习任务。重点是心肺复苏、创伤急救技术、循环和呼吸系统功能的监护与支持。重视对急危重病人的评估，运用监护仪器设备和技术，通过重症监护加强对各系统功能的监测和护理，防止并发症的发生，尽可能恢复病人的生理功能和心理健康。

本书编写过程中，得到编写学校领导、医院及有关专家的大力支持和热情指导，在此表示衷心的感谢。本教材在编写思路上虽有较大突破，但许多地方属于初次尝试，没有太多经验可借鉴，加之由于编者水平有限，书中不妥之处敬请使用本教材的老师、学生、读者和护理界的同仁提出宝贵意见。

编者

2018 年 11 月

前言

目　录

项目一　院前急救技术

任务一　认识院前急救

学习目标

能力目标：能在模型上熟练、准确地实施现场急救技术；能熟练配合医生做好急危重症病人的现场评估、分诊、急救及转运途中的监护。

知识目标：掌握院前急救的概念、任务、基本程序、现场救护的急救技术；熟悉院前急救的基本配置；了解院前急救的重要性、院前急救的组织形式。

素质目标：具有“爱伤”观念，具备“时间就是生命”的急救意识。

案例导入

国道上一辆大型货车突然完全失控，在撞倒中心隔离墩后驶入对向车道，与一辆满载乘客的中巴车迎面相撞，并双双坠入路基下3m的水塘，部分乘客被抛出车窗外而落水。

问题：①附近村民目睹了车祸经过，应如何紧急呼救？②医疗救援人员赶赴事故现场后应立即进行哪些方面的评估？如何快速判断危重伤病员的情况？③现场救护中需遵循哪些原则？④试述现场检伤分类的方法及其意义。⑤一名伤员被从水中救起后不省人事，经检查，无呼吸，颈动脉搏动消失，应如何施救？怎样判断施救效果？⑥一名伤员头颈部受伤，颈后疼痛、活动受限，躯体被卡在变形的车座之间，在救出该伤员的过程中应重点注意什么问题？如何正确搬运此类伤病员？⑦试述重伤病员在转运途中的救护要点。

一、院前急救的概念与重要性

院前急救指对遭受各种危及生命的急症、创伤、中毒、灾难事故等病人在到达医院之前进行的紧急救护，包括现场紧急处理和监护转运至医院的过程。院前急救的成功率标志着一个国家的急救医疗水平、公民的自我保护意识、自救与互救的能力。现代医学研究证明，猝死最佳的抢救时间是4min，严重创伤抢救的黄金时间为30min，因而快速有效的院前急救，对于维持病人的生命、防止再损伤、减轻病人的痛苦，为进一步诊治创造条件，提高抢救成功率，减少致残率，具有极其重要的意义。

院前急救是急诊医疗服务体系的重要组成部分。随着我国急救事业的发展，急诊医学中的院前急救部分必将越来越受到重视。而且，院前急救的成功率不仅取决于院前的医疗救护水平，还与公民的自我保护意识、自救与互救能力密切相关。为了提高全民的急救意识，需要在全社会中大力推广普及应急救护知识，使公民增强自我保护意识，减少一切可能发生的伤害，掌握自救及互救技能，在突然发生意外事故时能够运用医学常识就地取材，采取紧急而正确的急救措施，为院前医疗救护赢得时间，才能真正降低院前急症病人的死亡率。因此，作为未来的医务工作者，在学习急诊护理学时，更需要学习院前急救知识。

尽管院前急救是暂时的、应急的，但对于一些危重病人，如果没有在院前急救过程中所争取到的分秒时间，医院内的设备再好、医生的医术再高也难以起死回生。因此，院前急救是急诊医疗服务体系的最前沿阵地。

二、院前急救的任务

院前急救的任务是及时采取有效的急救措施和技术，最大限度地减轻伤员的疾苦、降低致残率、减少死亡率，为下一步的救治打下良好的基础，其主要任务有以下几个方面：

1. 平时呼救病人的院外急救 这是院前急救的主要和经常性的任务。一般情况下呼救的病人可分为两类，第一类为短时间内有生命危险的急危重病人，如急性心肌梗死、淹溺、猝死、窒息、大出血、严重创伤等病人。对于此类病人，要先做好初步的紧急处理，如畅通气道、止血、心肺复苏等，直至生命体征略为稳定后在医疗严密监护下转运至医院。第二类为病情紧急但短时间内尚无生命危险的急诊病人，对于此类病人，必要时要采取初步的现场处理，有助于稳定病情、减轻病人痛苦和避免并发症的发生，如骨折先给予固定后再转运。

2. 大型灾害或战争中的院前急救 遇到有特大灾害或战争有大批伤员时应结合实际情况执行有关抢救预案，无预案时需要加强现场伤员分类和现场救护，并根据不同情况进行及时分流，转送到预定医院。对于不能转运的危重病人，可就地搭建手术棚，术后再安全转送。除了应做好医疗急救外，还要注意在现场与其他救灾队伍如消防、公安、交通等部门密切配合。

3. 特殊任务时的救护值班 特殊任务是指对大型集会、体育活动、重要会议及外国元首或重要外宾来访等救护值班。执行该项任务时的急救系统应该处于一级战备状态，随时应付可能出现的各种意外事件。

4. 通讯网络中的枢纽任务 院前急救的通讯网络在整个急救过程中不但承担着急救信息的接收任务，还承担着传递信息、指挥调度，以及与上级领导、救灾急救指挥中心、急救现场、急救车、医院急诊科的联络，起承上启下、沟通信息的枢纽作用。

5. 急救知识的普及 院外急救的成功率与公民的自我保护意识、自救与互救能力相关。因此，全社会应大力普及救护知识，提高全民的急救意识，增强自我保护意识，减少一切可能发生的伤害，掌握自救及互救技能，在突发现场成为能开展现场救护的“第一目击者”，赢得抢救时机，从而达到“挽救生命，减轻伤残”的目的。因此，平时可通过广播、电视、报刊、网络进行教育宣传，以及举办各种急救知识与救护技术培训班，提高与普及全民自救互救水平。

三、院前急救的特点

由于院前急救的任务、救护对象、环境、条件与在医院急诊科的情况大不相同，形成了院前急救有突发性、紧迫性、艰难性、复杂性、灵活性等特点。

1. 突发性 救护对象往往是在人们预料之外突然发生的各种危及生命的急症、创伤、中毒、灾难事故等伤病员，事件发生随机性强，尤其当成批伤病员出现时，会令人措手不及。所以，平时要普及和提高广大公众救护知识和技能，相关部门要有预案，一旦出现突发事件，能及时进行自救互救和专业救援。

2. 紧迫性 救护的紧迫性不仅体现在病情急、时间急，而且体现在心理上的急，在事发现场必须进行紧急处理，刻不容缓。因此要求救护人员常备不懈，保持车辆完好状态，做到随叫随出。同时，要充分注意病人及其家属心理上焦急和恐惧的特点，满足病人及其家属的要求。抢救后根据病情立即运送或就地监护治疗，要充分体现“时间就是生命”的紧迫性。

3. 艰难性 救护的气象、气候的复杂，交通通道的艰险，救援人员进入险区救援的种种不利，以及可能在光线昏暗、空间狭小、人群拥杂中，或在车辆震动和马达噪声中进行救护，这些使院前救护工作显得比一般日常医疗急救要艰难得多。因此，护理人员只有熟练掌握急救理论和急救技术，才能适应在较差的条件下进行救护。

4. 复杂性 救护的病人是多种多样的，往往一个病人存在多科的损伤和病变，要求救护人员在较短时间对复杂的病情进行评估、判断，检伤分类，并对不同的病情进行及时合理的处理。因此救护人员必须要具备全面的急救知识和技能，才能在现场救护中自如地应对各种各样的伤病员。

5. 灵活性 院外救护常在缺医少药的情况下进行，常无齐备的抢救器材、药品等。因此要机动灵活地在伤病员周围寻找代用品，就地取材，才能为病人获得抢救时机。

四、我国院前急救的组织形式

1. 广州模式 广州于1990年建立了“120”急救指挥中心作为全市急救工作的总调度，以25家医院急诊科为区域，按医院专科性质分片、分科负责急救。急救指挥中心为单纯性的指挥中心，与各医院无行政的隶属关系，但具有全市院外救护的调度指挥权。其特点是投资少，充分利用现有的医疗资源合理安排急救半径，但由于不具备急救医疗支持力量，与各医院急诊科的协调也存在一定的困难。

2. 重庆模式 1987年重庆市医疗急救中心成立，其依托于一家综合性医院，拥有现代化的急救设备和救护车，经院前处理后可送入附近医院或收入自己的附属医院。其特点是投资少，对院前病人处理能力较强，但指挥权威性的建立有一定困难，适宜于中小城市。

3. 上海模式 是由医疗救护中心和其所属分站与该市若干协作医院紧密配合的急救模式。采用这种模式后，急救中心下设若干分站，各分站负责院前急救。院内治疗则由各协作医院负责，其功能与广州急救指挥中心相似，但院前急救的人、材、物均属中心。其特点是由于院前人员亦属于中心的编制，管理起来较容易，院前反应速度快。

4. 北京模式 由指挥调度科、院前急救科、院内急诊科、重症监护室、住院病房构成。急救中心拥有现代化的调度通讯设备，部分病人经院前抢救后送本中心继续治疗，多数病人则被转入其他医院。急救中心是北京院前抢救和重大急救医疗任务的统一指挥、调度和抢救中心。其特点是具有院前、院内、重症监护和住院部，是“大而全”的模式。但由于未能充分利用其他医院的急救资源，需要巨额资金和大量人才来完善急救指挥系统和急救网络。

5. 深圳模式 为一个既依托各大医院，又自成体系的急救医疗指挥中心。该中心依托市红十字会、医院（三甲医院），实行一套班子两块牌子，既相对独立，保持急救中心指挥的权威性，又互相融合，互为发展。中心实行“集中受理，分区处理，就近派车”的调度原则，以各大医院急诊科为急救单位，负责大部分的出车，急救中心除平时出车外，负责重大事故的抢救。其特点是既充分利用现有的医疗资源，又能集中财力，完善指挥调度系统，并具有合理的抢救半径和有力的医院支持，在短期内形成强大的社会效益。但中心与各医院急诊科的协调管理须不断完善。

6. 香港模式 香港特别行政区的医疗急救采用与消防、司警统一的通讯网络，报警电话为“999”，消防署从就近的救护站派出救护赶赴现场，把病人送入医管局所管辖的医院或病人指定医院。日常的医疗急救任务由消防署负责，遇大型事故时，还有医疗辅助队、救伤队（均为志愿团体）等参与抢救。他们训练有素、设备精良、速度快，能为社会提供应急医疗服务。

我国有些地区还采取整合110(公安)、112(交警)、119(消防)、120(急救)报警救援系统,建立四警合一、联合出动救援模式,来提升综合应急能力,提高应急救援效率。

五、院前急救的原则

院前急救是采取及时有效的急救措施和技术,最大限度地减少伤病员的痛苦,降低致残率,减少死亡率。因此必须做到以下原则:

1. 先复苏后固定 是指遇有心搏、呼吸骤停又有骨折的伤病员,应首先进行心肺复苏术,再进行骨折固定。

2. 先止血后包扎 是指遇有大出血又有创口者时,首先立即用直接压迫止血、指压止血、止血带或药物等方法止血,然后再消毒创口进行包扎。

3. 先重伤后轻伤 指同时有危重和较轻的伤病员时,应优先抢救危重者,后抢救较轻的伤病员。

4. 先救治后运送 指在遇到生命垂危的病人时,应争分夺秒抢救危重病员,待病情稍稳定后再运送。在运送的途中,也不能停止对病人的抢救,继续观察病情变化,直至到达目的地。

5. 急救与呼救并重 在遇有大批伤病员,又有多人在场的情况下,要紧张而镇静地分工合作,一方面急救,另一方面呼救外援。

6. 搬运与送护的一致性 医护急救和搬运应在任务要求一致、协调一致、完成任务的指标一致的情况下进行搬运,以更好地争取抢救时间,避免搬运与医护工作因协调,配合不够而影响抢救时间。

六、院前急救的"生存链"

在实践中人们发现,在危重症、意外伤害突发的现场,从第一目击者开始施救至专业救护人员到达现场抢救整个过程中,隐存着一条排列有序的链条,美国心脏协会在1992年正式用"生存链(chain of survival)"一词来描述这一系列措施。它是以四个相互联系的环节组成,即早期通路(呼救)、早期心肺复苏、早期除颤、早期高级生命支持,环环相扣。其中任何一环都必须及时、正确、充分地实施,才能保证行之有效。

1. 早期通路(early access) 早期通路是"生存链"的第一环。也就是说,当病人发病时,从第一现场发出的呼救信号至"120"急救系统,能及时、迅速和畅通地到达当地接收呼救信号应答系统,启动救援医疗服务系统,使其派出救援力量到现场急救。

2. 早期心肺复苏(early CPR) 在心搏骤停后,立即进行心肺复苏,通常最为有效。也就是说,"第一目击者"即家属、同事或过路人,应该立即对发生在身边的病人作出第一反应,实施现场心肺复苏,为病人的存活争得宝贵的抢救时机。

3. 早期除颤(early defibrillation) 心搏骤停的主要原因是心室颤动,失去泵的作用。此时,若能及时有效地除颤,就能提高复苏的成功率,因而医疗救援必须备有心脏除颤器。当今,发达国家在家庭、社区及人员密集的场所备有自动体外除颤器(automated external defibrillator,AED),简单易操作,使现场最初目击者可尽早使用,争取抢救时机。

4. 早期高级心肺复苏(early advanced CPR) 高级心肺复苏的具体内容,主要是经由气管插管的加压人工呼吸,用"心脏泵"进行胸外心脏按压,以及适量使用心脏兴奋剂等药物。一般要由受过专业培训者实施，才能保证发挥有效的救助效果。

"生存链"中，第一目击者（第一反应人）、急救调度、急救服务人员、急救医生和护士作为团队，共同为抢救生命进行有序工作。该项工作普及实施得越早、越广泛，急危重病人获救的成功率越高。

七、院前急救的工作程序

（一）紧急呼救

病人家属或第一目击者可拨通"120"或其他急救电话，向急救中心发出呼救，呼救时注意简要说明：①病人的姓名、性别、年龄、住址、接车地点、联系人电话号码；②病人所在的确切位置、尽可能说明周围明显的标记和最佳路径；③病人目前最紧急的情况如呼吸困难、大出血、骨折、窒息等；④灾害事故发生的原因、受伤的人数等。呼救网络系统的"通讯指挥指挥中心"对急救电话立即作出反应，根据病人所处的位置和病情，指令就近的急救站、急救中心或医疗部门去救护病人，救护车必须在 1~3min 开出急救部门，如呼救范围在 1~10km，则应 10~15min 必须赶到现场。如救护现场有大批伤员，应立即向中心调度室报告情况，根据病人不同的伤情，进行检伤分类，并迅速分散转运。

（二）现场评估

1. 快速评估造成事故、伤害及发病的原因，如成批伤员还要评估伤亡人数及程度。评估是否存在对救护者、病人或旁观者造成伤害的危险环境，如对触电者现场救护，必须先切断电源；如伤员围困在险区，先消除险境；如为有毒环境，应做好防毒防护措施，以保安全。

2. 快速评估危重病情，包括对意识、气道、呼吸、循环等几方面进行评估。

（1）意识：先判断病人神志是否清醒。如对病人呼唤、轻拍面颊、推动肩部时，病人会睁眼或有肢体运动等反应；婴儿掐捏其足跟或上臂会出现哭泣。如对上述刺激无反应，则表明意识丧失，已处危重状态。

（2）气道：观察气道是否畅通。如病人有反应但不能说话、咳嗽，出现呼吸困难，可能存在气道梗阻，必须立即检查原因并予解除。

（3）呼吸：检查者将自己面颊部靠近病人的口鼻处，通过一看（看胸廓有无起伏）、二听（有无呼吸音）、三感觉（有无气流感）方法来判断病人自主呼吸是否存在。对呼吸存在的病人，评估其呼吸活动情况，即频率、深浅度、节律有无改变，有无呼吸困难、被动呼吸体位、发绀及三凹征。如出现呼吸变快、变慢、变浅乃至不规则，呈叹息样提示病情危重，如呼吸已停止，应立即进行人工呼吸。

（4）循环：测量病人脉率及脉律。常规触摸桡动脉，如未触及，则应触摸颈动脉或股动脉，婴儿触摸肱动脉。缺氧、失血、疼痛、心衰、休克时脉率加快、变弱；心律失常出现脉搏不规则；桡动脉触摸不清，说明收缩压 <80mmHg；也可通过触摸病人肢体皮肤，了解皮肤温度、有无发热、有无湿冷，以及观察有无发绀、花纹出现，了解末梢循环来判断血液循环情况。

（三）现场评估的程序

急危重病人的病情多种多样，很难制定统一的评估程序，但最主要的是能在最短时间内找出可危及病人生命的问题。为了便于记忆，可使用 ABCDE 程序，但这些程序可同时进行。

1. A（airway）气道 检查病人气道是否通畅、有无舌后坠堵塞喉头、口腔内有无异物、血液分泌物等，此时应首先托起下颌使舌根上抬，清除分泌物、异物及积血。

2. B（breathing）呼吸 观察病人的呼吸，注意其频率和节律有无改变，有无呼吸困难。

3. C(circulation)循环 检查病人脉搏的频率是否规则、有力、心音是否响亮、血压是否正常,特别是有无心搏骤停。如有心搏骤停,应立即进行心肺复苏。

4. D(decision)决定 根据呼吸、循环所作出的初步检查,迅速对病人的基本情况作出评估,并决定先进行哪项紧急抢救措施。

5. E(examination)检查 为了防止重要生命体征的漏诊,国内外提倡采用"CRASHPLAN"方法,即:C(circulation,心脏及循环系统)、R(respiration,胸部及呼吸系统)、A(abdomen,腹部脏器)、S(spine,脊柱、脊髓)、H(head,颅脑)、P(pelvis,骨盆)、L(limbs,四肢)、A(arteries,周围动脉)、N(nerves,周围神经)。

现场评估应迅速而准确,这就要求评估者要有丰富的救护经验及扎实的基本功,绝不能因为评估而延误病人的抢救时机。通过评估检查,一般可将病人分为三种情况:①轻症病人:病人清醒,检查时能够配合并反应灵敏;②中度病人:对检查有反应,但不灵敏,有轻度意识障碍,反应微弱,可能已进入昏迷状态;③重症病人:对检查完全无反应,意识丧失,随时有生命危险。

(四)现场救护

现场救护的目的是抢救生命、安全转运。当灾害发生后,伤员数量大,伤情复杂,危重伤员多,急救和后送常出现尖锐的四大矛盾:即急救技术力量不足与伤员需要抢救的矛盾;重伤员与轻伤员都需要急救的矛盾;轻重伤员都需要后运的矛盾;急救物资短缺与需求量大的矛盾。解决这些矛盾的方法就是对伤病员进行分类。做好伤病员的分类工作,可以充分发挥人力、物力的作用,使需要得到救治的重、轻伤病员各得其需,使救护和运送工作有条不紊地进行,从而达到提高工作效率、提高伤病员的存活率和降低病死率的目的。

1. 现场伤病员的分类要求

(1)若有3人以上同时受伤或中毒,称为成批病人,这时应边抢救边分类。

(2)分类工作应先派受过训练、经验丰富、有组织能力的医护人员来担任。

(3)伤病员分类依据应先危后重、然后再是轻伤员的原则。

(4)伤病员的分类应快速、准确、无误。

2. 现场伤病员分检的判断与评估 现场伤员分类应首先根据伤病员的伤情来评估。对于极度痛苦或病情危重的病人,每个伤病员的评估应在短时间内完成(一般1~2min)。其他应根据病情、症状、体征进行侧重点不同的体检。

(1)摆好体位

1)对于无意识、无呼吸、无心搏者,应将其置于复苏体位即仰卧位,并置于坚硬的平地上,或在软垫上放一跨床档的木板,解开衣领纽扣与裤带,进行现场心肺复苏。

2)对于神志不清但有呼吸和循环者,应将其置于恢复体位即侧卧位,以防止分泌物、呕吐物吸入气管而窒息。

3)对于意识、呼吸与心搏存在者,根据受伤、病变部位不同,应摆好正确体位,如被毒蛇咬伤下肢时,要使患肢放低,以减慢毒汁的扩散。对于咯血者,向患侧卧位,以防血流入健侧支气管和肺内。对于腹痛者,屈双膝于腹前,以放松腹肌。脚扭伤导致肿胀发紫时,应抬高患肢,以利于血液回流。总的原则为不要随意移动病人,以免造成再次损伤。

(2)检伤与分类:在灾害事故现场,往往出现伤员多、伤情复杂,而人力、物力、时间有限的局面。如何使不同程度伤情的病员都能尽快得到救治,做好快速正确的检伤与分类工作是极其重要的,这将会使急救工作有条不紊地进行,达到提高存活率、降低病死率的目的。

在检伤与分类中必须采取边检伤、边分类、边抢救同时并举的原则。

1）检伤：在快速完成现场危重病情评估后，根据实际情况，对病人的头部、颈部、胸部、腹部、骨盆、脊柱及四肢进行全身系统检查或有针对性重点检查伤病情。在检伤中尽量少移动或不移动病人。注意倾听病人或目击者的主诉以及与发病或创伤有关的细节；要重点观察伤病员的生命体征及受伤与病变主要部位的情况。

Ⅰ.头部体征：口唇有无发绀、破损，有无因误服腐蚀性液体致口唇烧伤或色泽改变，口腔内有无呕吐物、血液、食物或脱落牙齿，如发现牙齿松脱或安装有义齿者，要及时清除。对于经口呼吸者，观察呼吸的频率、幅度、有无呼吸阻力或异味。观察鼻腔是否通畅，有无呼吸气流，有无血液或脑脊液自鼻孔流出，鼻骨是否完整或变形。耳廓有无异物、变形，有无液体流出。如有血液或脑脊液流出，则提示有颅底骨折。另外还要检查听力。观察眼球表面及晶状体有无出血或充血，检查视物是否清楚等。面部是否苍白或潮红，有无额部出汗。注意头颅大小、外形，头皮有无外伤。

Ⅱ.颈部体征：观察颈部外形与活动，有无损伤、出血、血肿，有无颈项强直，项后部有无压痛。触摸颈动脉的强弱和脉律，注意有无颈椎损伤，以及观察气管是否居中。

Ⅲ.脊柱体征：主要是针对创伤病人，在未确定是否存在脊髓损伤的情况下，切不可盲目搬动病人。检查时，用手平伸向病人后背，自上向下触摸，检查有无肿胀或形状异常。

Ⅳ.胸部体征：检查锁骨有无异常隆起或变形，在其上稍施压力，观察有无压痛，以确定有无骨折并定位。检查胸部有无创伤、出血或畸形，吸气时胸廓起伏是否对称。另外通过双手轻轻在胸部两侧施加压力，检查有无肋骨骨折。

Ⅴ.腹部体征：观察腹部外形有无膨隆、凹陷，腹式呼吸运动情况，以及有无创伤、出血；腹部有无压痛或肌紧张等。确定可能损伤的脏器及其范围。

Ⅵ.骨盆体征：可以通过双手分别放在病人髋部两侧，轻轻施加压力，检查有无疼痛或骨折存在。另外还要观察外生殖器有无损伤。

Ⅶ.四肢体征：①上肢：检查上臂、前臂及手部有无形态异常、肿胀或压痛。如病人神志清醒，能配合体检者，可以让病人自己活动手指及前臂；检查推力和皮肤感觉，并注意肢端、甲床血液循环。②下肢：用双手在病人双下肢同时进行检查，两侧相互对照，看有无变形或肿胀，但注意不能随意抬起病人双脚，以免加重创伤。

2）分类：在成批伤员出现时，应进行现场分类，以利对各类伤病员进行及时、恰当的处理。按伤员出现的临床症状和体征可分为四类，可用红、黄、绿、黑不同颜色的伤情标记将病人分类标记。①轻度：标记为绿色，此类伤、病情较轻，病人意识清醒对检查能积极配合，反应也灵敏，血压、呼吸、脉搏等基本生命体征正常，一般对症处理即可，如一般挫伤、擦伤；②中度：标记为黄色，此类伤病情介于轻伤与重伤之间，只要短时间内得到及时处理，一般不危及生命，否则伤情很快恶化；③重度：标记为红色，此类伤病员随时有生命危险，即危及呼吸、循环、意识者，如窒息、大出血、严重中毒、休克、心室颤动等；④死亡：标记为黑色，此类伤病员意识丧失、颈动脉搏动消失、心搏呼吸停止、瞳孔散大。

3. 现场救护要点

（1）维持呼吸系统功能，保持呼吸道通畅：包括清除痰液及分泌物，有条件者给氧；对于呼吸、心搏停止者，要进行口对口人工呼吸或面罩-气囊通气、气管插管通气等；对重度气胸的病人，应进行穿刺排气。

（2）维持循环功能：包括对高血压急诊、急性心肌梗死、急性肺水肿的急救护理，严重心律失常以及心搏骤停的心肺复苏技术等。

（3）维持中枢神经系统功能：包括对急性脑血管疾病、癫痫发作以及急性脑水肿急救护理。

（4）对症救护措施：如止血、止痉、止痛、止吐、止喘等。

（5）灾害、意外事故及各种创伤的现场救护。

（6）对于猝死、创伤、烧伤及骨折等病人的现场急救时，要掌握松解或去除病人衣、裤、鞋和头盔的护理技巧。如脱上衣应先健侧后患侧，情况紧急时，可直接使用剪刀剪开衣袖，以赢得时间和减少意外创伤。脱长裤应将病人放平卧位，解开腰带及纽扣，从腰部将长裤推至髋下，保持双下肢平直，不可随意抬高或屈曲，将长裤平拉下脱出。如确定病人无下肢骨折，可以屈曲，小腿抬高，拉下长裤。脱鞋袜时，应托起并固定住踝部，解开鞋带，向下再向前顺脚型方向脱下鞋袜。脱除头盔时，应用力将头盔的边向外侧扳开，再将头盔向后上方托起，即可去除。

（7）对疑有脊椎损伤者，应立即予以制动，以免造成瘫痪。对颈椎损伤者，有条件者要用颈托加以制动保护，应根据病人颈围的大小及颌底部至胸骨顶间的高度选择合适尺寸的颈托。告知经固定后的病人，请勿自行拆卸颈托，以免椎移位而加重病情。在使用中尽可能保持颈托的干净，如需清洁，应征得医生同意后用肥皂水清洗（水温控制在50℃以下，以免变形），晾干后再使用。

4. 分流 在现场检伤分类与救护的基础上，同时要按不同病情进行伤病员的快速分流，以及时得到后续救治与处理。

（1）轻度损伤者：经一般处理后可分流到住处或暂住点，或到社区卫生站点。

（2）中度损伤者：经对症应急处理后可分流到附近有条件的医院。

（3）重度损伤者：经现场急救、维持生命措施后，生命体征稍趋稳定可分流到附近有条件的医院。

（4）死亡者：做好善后与遗体处理。

（五）转运与途中监护

转运包括搬运与运输。快速、安全的转运使伤病员得到进一步的救治，对提高抢救成功率起着重要的作用。但要避免不视病情而一味强调迅速转运导致严重的不良后果。如外伤大出血未先进行止血处理就运送，可致失血性休克甚至死亡；脊椎骨折未进行初步固定即搬运和转送，可致使瘫痪等严重的并发症发生；又如对心搏和呼吸骤停的病人未先及时进行现场初步心肺复苏即转运，使病人失去了宝贵的抢救时机，未能得救。因此，对一些危重病人，应先畅通气道、行心肺脑复苏、控制大出血、制动骨折等再转运是极其重要的。同时，要做到医疗监护运输，作为医疗运输工具，除运输之用外，还必须成为途中监护急救的场所，才能使伤病人安全到达目的地。

1. 常用的转运工具与特点 担架、救护车、卫生列车、卫生船或快艇是我国使用较广的运输工具，我国某些城市已在陆地急救运输的基础上，开展了空中运输与急救。一般应根据不同的病情选用合理的搬运方法，结合运输工具的特点与实际情况选用合适的转运工具。

（1）担架转运特点：较舒适平稳，一般不受道路、地形限制，工具不足时可用木板、树枝、竹竿等为代用品来临时制作使用。但由于非机械化，速度慢、人力消耗大，而且受气候条件影响。

（2）汽车转运特点：速度快，受气候条件影响小，但在不平的路面上行驶时，颠簸较严重，使途中救护受到影响，而且部分伤病员易发生晕车，出现恶心、呕吐，甚至加重病情。

(3) 轮船、汽艇转运特点：轮船运送平稳，但速度慢，遇风浪颠簸厉害，极易引起晕船。汽艇运送速度快，一般作为洪涝灾害时的运输工具。

(4) 飞机转运特点：速度快、效率高、平稳，不受道路、地形的影响。但随飞行高度的上升，空气中的含氧量会下降，会对肺部病变、肺功能不全等病人不利。飞机上升与下降时气压的变化会对开放性气胸、腹部术后的伤病员、外伤致脑脊液漏病人不利；湿度低、气压低会对气管切开病人不利等。

2. 转运中的监测与救护

(1) 根据不同的运输工具和伤病情摆好伤病员体位：一般病人应平卧位。恶心、呕吐者应侧卧位。颅脑损伤、昏迷者头侧一边，胸部伤呼吸困难者取半卧位。下肢损伤或术后病人应适当抬高 15°~20°，以减轻肿胀及术后出血。对于颅脑损伤者，应垫高头部。

(2) 担架在行进途中，伤员头部在后，下肢在前，以利于病情观察。注意途中安全，必要时要在担架上捆保险带，并注意防雨、防暑、防寒。

(3) 若遇脊椎受伤者，应保持脊柱轴线稳定，将其身体固定在硬板担架上搬运，并观察生命体征变化，预防并发症发生。对已确定或疑有颈椎创伤要尽可能用颈托保护颈椎，运送时尽可能避免颠簸，不摇动伤者的身体。

(4) 救护车在拐弯、上下坡、停车调头中要防颠簸，以免病人病情加重，发生坠落等。

(5) 空运中，注意保温和湿化呼吸道，这是因为高空中温度、湿度较地面低。一般将伤员横放，将休克者头朝向机尾，以免飞行中引起脑缺血。对于颅脑外伤至颅内高压者，应在骨片摘除减压后再空运。脑脊液漏病人因空中气压低会增加漏出液，要用多层纱布对其加以保护，严防逆行感染。对于腹部外伤有腹胀者，应行胃肠减压术后再空运。气管插管的气囊内注气量要较地面少，因高空低压会使气囊膨胀造成气管黏膜缺血性坏死。

(6) 途中要加强生命支持性措施，如输液、吸氧、吸痰、气管插管、气管切开、心肺复苏、深静脉穿刺等措施，注意保持各种管道在位、畅通。

(7) 用先进的监测、治疗手段加强生命维护，要随时观察监测病人呼吸、体温、脉搏、血压等生命体征以及意识、面色变化、出血等情况；对使用心电监护仪的病人进行持续心电监测，一旦出现病情突变，应在途中进行紧急救护，如采取除颤术等。

(8) 做好抢救、观察、监护等有关医疗文件的记录，并做好伤病员的交接工作。

八、院前急救的基本配置

(一) 院前急救的设置

1. 院前急救中心设置原则

(1) 数量：一个拥有 30 万人口以上的区域应该设置一个院前急救中心（站）。可设在某一个医院内，也可设在医院外，应该有独立的“120”急救专用电话和其他基础设施。一个区域若无院前急救中心（站），院前急救大多由区域内大医院急诊科兼管，这样不利于专业院前急救队伍的发展，更无法形成 EMS 体系单元系统。而若一个区域除了有院前急救中心（站）外，还有其他急救单位或医院独立接受呼救电话，这就形成区域院前急救多中心，不利于急救力量的集中和协调。一个区域内无院前急救中心或有多个中心都不利于区域急救的开展，因此，在一个区域内只能设立一个急救中心（站）或若干个分中心（站）。

(2) 地点：基地选择与建立设置的合理性、经济性和创造良好的急救条件有密切关系。

急救中心(站)地点应符合以下条件:①在区域中心地带;②车辆进出交通方便处;③设在医院内,也可设在医院外,设在医院外时最好靠近大医院,便于形成EMS体系,也便于行政管理。

(3)基本建筑设置:基本建筑面积大小应根据区域实际情况决定,一般可定为每辆急救车占地100~200m^2,各类建筑最好独立,无条件时只能合并在一起,但应尽量减少相互干扰。教学科研建筑包括教室、实验室、图书馆、活动室等。行政业务建筑包括办公室、调度室、会议室等。后勤建筑包括食堂、浴室、锅炉房、洗衣房、仓库、车库、车间及其他设施。

(4)基本建设:设备的数量和质量需根据区域实际情况配置,但基本设施不可缺少。如运输的急救车辆、修车设备、医疗药品器材、通信设备、电脑设备、教学科技设备、生活设备及其他必需设备等。

2. 分中心(站)设置原则

(1)数量:按社区需要设立数量。

(2)地点:人口较密集地带;特殊需要地带如旅游点、大企业附近处;交通比较方便;在医院内或与医院毗邻;应该相对按城市医院规划点均匀分布。

(3)基本建设设置:建筑面积根据区域实际情况确定,一般为每辆急救车占地50~100m^2,应包括下列各室:值班人员休息室、生活室(包括餐厅、洗漱、厕所)、活动室、车库。

(4)基本设备:急救车辆、急救医疗药品与器械、通信设备、生活设备。

3. 区域人口与急救车辆比例 急救车辆数量配置标准:原则上每5万~10万人口配1辆急救车。急救车应该是完好的,车况和性能要适应或满足急救需要,且不凑数。经济实力较强区域、灾害多发区域可增加车辆比例。

4. 随急救车医护人员、驾驶员配置原则 每辆急救车与医师及护士配编比例为1∶5,驾驶员数量以急救车辆数配比,也应每辆急救车配5名驾驶员为妥。

5. 急救半径与反应时间要求 急救半径是指急救单位所执行院外急救服务区域的半径,它代表院外急救服务范围的最长直线辐射距离,缩小急救半径是急救单位能快速到达现场的重要条件之一,城区急救半径应≤5km。反应时间是急救中心(站)调度室接到呼救电话至急救车到达现场所需时间,平均反应时间指区域内每次反应时间的平均值,反应时间的长短是判断院前急救服务功能重要的综合指标之一。一般要求接到救护指令后,市区要求15min以内,条件好的区域要在10min以内,郊区要求30min以内救护车到达现场。

(二)院前急救的管理

1. 急救指挥系统通讯网的管理 急救指挥系统通讯网应具有自动控制与调度功能。要做好通讯器材维修保养制度,始终保持急救通讯指挥系统的灵敏有效。

(1)急救电话(120、999等)接收畅通:电话线路数要满足需要进线,每天24h有专职指挥调度人员职守。要充分利用各种有线、无线通讯器材来进行联络、指挥、调度。

(2)自动显示呼救方位与救护车的动态变化:调度室的计算机与卫星导航联网,并在救护车上装置接收器。急救车待命、执行任务与空车返回的动态变化可在电脑屏幕上显示。一遇有“呼救”信号,根据呼救方位,计算机会依据编制的程序,提供最佳调度方案。调度员可在电脑屏幕上一目了然,进行调度。

(3)自动记录呼救时间,自动同步录音:对于病人或家属的呼救,计算机会自动将电话号码、家庭地址、来电时间和呼救者记录在案,并显示在屏幕上,调度员与呼救者对话也会自动录音。这不但能提高调度的效率,也可避免医疗纠纷的发生。

（4）急救资料储存：急救出车次数、人次、千米次、病种分类、病情程度、疗效、收费、油料消耗等可输入计算机储存，并可在调度过程中完成统计，这样可及时查阅有关的资料。也可按报表提供的数据事后输入储存备查阅。

（5）危重病人病情资料储存与提供医疗咨询：将危重病人病情输入电脑储存，一旦遇有持卡者发病抢救，可通过计算机查询，从而提高抢救的成功率。

2. 运输工具及其装备的管理 在急救中起着重要作用的现代救护车、飞机等已不仅仅是运输病人的工具，也是抢救病人的"流动急诊室"。我国目前最常用的运输工具是救护车。全国目前还无法规定救护车内药品、器械及仪器设备的种类和数量配备的标准，因此，只能按各院外急救组织的实际情况，在保证临时够用的前提下，根据救护车不同类型与功能，进行科学合理的配备。以下所需用品供参考：

（1）急救包：急救包是急救人员进行急救工作所不可缺少的工具。急救包装备要以最小的容量装入必要的器材和药品。一般配备的急救包有四种，即常用内科急救包、外科急救包、产科急救包、中毒急救包。根据急救的病种不同，急救包内盛放的物品亦可有所侧重。

1）常用内科急救包：配置以内科为主。

Ⅰ. 器材：听诊器、血压计、体温表、舌钳、压舌板、开口器、氧气面罩或鼻塞、口咽通气管、叩诊锤、手电筒、止血带、注射器（5ml、10ml、50ml 若干），各种腹穿、胸穿和心内注射长针头，剪子、镊子、酒精、碘酒、碘伏各一小瓶，消毒敷料、棉花各一小盒，胶布、绷带若干。

Ⅱ. 急救药品：各种急救药品根据需要可备 3~5 支，比较常用的急救药品可备 5~7 支，并在盒外标以醒目的标志，以便随手可取，常用的急救药品有：①中枢神经兴奋剂：尼可刹米、山梗菜碱、多沙普仑等；强心药物：地高辛、毛花苷 C、毒毛旋花子苷 K；②拟肾上腺素药：肾上腺素、去甲肾上腺素、多巴胺、异丙肾上腺素；③血管扩张剂：硝普钠、硝酸甘油、罂粟碱、酚妥拉明；④抗心律失常药物：利多卡因、美西律；⑤利尿剂：氢氯噻嗪、呋塞米；⑥激素类：地塞米松、垂体后叶素；⑦抗胆碱药：阿托品、山莨菪碱、东莨菪碱；⑧镇痛、镇静药：哌替啶、吗啡、苯巴比妥、地西泮、氯丙嗪、水合氯醛；⑨解毒剂：纳洛酮、氯磷啶、解磷注射液、亚甲蓝；⑩止血药：酚磺乙胺、巴曲酶、维生素 K_1；⑪其他：50% 葡萄糖、5% 碳酸氢钠、10% 葡萄糖酸钙、注射用水等。

2）常用外科急救包：外科急救包配备的器材和药物能够进行现场一般性开放性外伤进行初步清创处理、止血缝合、包扎伤口、固定骨折，为入院后的进一步救治打下基础。①器械：包括常用急救包的器械和外科专用器械。外科专用器械包括消毒后的止血钳大小若干把，刀片、缝针、缝线若干，弯盘 2 个。②辅料类：绷带，消毒后的大小纱布块、三角巾、方巾、洞巾、棉球、油砂条、手套等。③药品：常用皮肤消毒药，如酒精、碘伏、弱酸、弱碱液体、生理盐水、麻醉药品如利多卡因、普鲁卡因等。

3）产科急救包：胎心听诊器 1 个，骨盆测量器 1 个，消毒后的弯盘、剪刀、血管钳、持针器、头皮牵引器、手套、缝合针、纱布、绷带等。药品要增加垂体后叶素、缩宫素等。

（2）急救箱：急救箱能够盛放较多的医疗器材和急救药品，可按顺序排放固定，便于寻找，不易损坏，能够适用于多种危重症抢救，亦可用于各种现场的抢救。可根据需要制成大小不同的急救箱。

（3）救护车内的装备：担架、氧气、输液装备、吸引器、各种液体、气管插管包、气管切开包、简易呼吸器、心电图机、心脏除颤监护仪等。

3. 专业人员技术水平的管理 院前急救的成功率在很大程度上与急救技术水平有关，必须具备相关专业知识和技能。要建立专业救护人员的考核制度和准入制度。要制定一整套院前急救操作规程与医疗评价标准,实现院前急救规范化管理。

能力检测

选择题

1. 院前急救主要经常性任务为
   A. 病人呼救　　B. 灾害遇难者急救　　C. 救护值班
   D. 紧急救护枢纽　　E. 以上都不是
2. 下列哪一项不属急诊科的设置
   A. 预检分诊处　　B. 急诊诊查室　　C. 急诊抢救室
   D. 急诊换药室　　E. 急诊观察室
3. 下列哪一项不属急诊护理观察技巧
   A. 问　　B. 听　　C. 触
   D. 教　　E. 看
4. 下列关于院前救护任务的叙述,正确的是
   A. 生命体征不稳定的急救病人占呼救病人的70%~80%
   B. 呼救病人中10%~15%为慢性病病人
   C. 病情紧急但无生命危险的急诊病人占呼救病人的10%~15%
   D. 灾害救护是院前救护的经常性任务
   E. 院前救护宜先急救,后转送
5. 院前急救是指
   A. 急危重病人的现场救护
   B. 专业救护人员到来之前的抢救
   C. 急、危、重症伤病员进入医院前的医疗救护
   D. 途中救护
   E. 现场自救、互救
6. 关于伤员的转送,下列哪项错误
   A. 对昏迷病人,应将头偏向一侧
   B. 生命体征尚不稳定的病人应暂缓汽车长途转送
   C. 途中严密观察病情
   D. 遇有导管脱出应立即插入
   E. 途中不能中断抢救
7. 反映急救速度的主要客观指标是
   A. 急救中心的面积　　B. 服务区域　　C. 平均反应时间
   D. 基本设施　　E. 基本设备

参考答案

1. A　2. D　3. D　4. B　5. C　6. D　7. C

（张　路　郑敏娜）

任务二 创伤的救护

学习目标

知识目标：多发伤的临床特点、救治与护理；颅脑损伤、胸腹部损伤及骨折病人的临床表现、救治与护理措施。熟悉：创伤的分类和评估方法；多发伤的伤情评估方法；颅脑损伤、胸腹部损伤及骨折的病因及分类。了解：创伤的病理生理。

能力目标：能对创伤病人进行伤情评估；能熟练配合医生进行创伤病人的救护。

素质目标：具备珍惜生命、爱护生命的责任意识，形成"时间就是生命"急救意识。

案例导入

接急救报警电话，称发生一起交通意外，提示汽车在高速公路上发生追尾，车内有男性伤员一名，年龄为40岁左右。到达车祸现场时，发现该男性神志清楚，自觉气紧、腰背部疼痛；查体：血压90/48mmHg，心率124次/min，呼吸28次/min；全身未见开放性伤口，气管左移，左侧呼吸音消失；骨盆两侧不对称，尿道口有少量鲜血。

问题：①作为急救人员，到达现场后，能为病人实施哪些救护措施？②病人能否排除有危及生命的损伤，如果有，可能以何种方式出现及可能存在何种损伤？③车祸后45min在被送往医院途中，病人呼吸突然消失，此时护士应该如何处理？

一、认识创伤

创伤（injury）是指机械因素引起人体组织或器官的破坏。根据发生地点、受伤部位、受伤组织、致伤因素及皮肤完整性而进行分类。严重创伤可引起全身反应，局部表现有伤区疼痛、肿胀、压痛；骨折脱位时有畸形及功能障碍。严重创伤还可能有致命的大出血、休克、窒息及意识障碍。急救时应先防治休克，保持呼吸道通畅，对伤口包扎止血，并进行伤肢固定，将伤员安全、平稳、迅速地转送到医院进一步处理，开放性伤口要及时行清创术。创伤的预防在于进行安全教育及采取安全措施。院前急救主要是在事故现场采取一系列紧急有效的措施以挽救病人的生命，防止病情恶化，减轻疼痛，减少并发症，迅速把病人转送到医院，把死亡率和伤残率降到最低限度。

（一）创伤的分类

1. 按致伤因素分类 平时以机械性损伤多见。战时以火器伤多见。两种以上性质不同的因素同时或相继作用于人体所致的损伤称为复合性损伤，如核爆炸所致的放射性复合伤、烧冲复合伤等。

2. 按致伤部位分类 一般按解剖分为颅脑部、颌面颈部、脊柱脊髓部、胸部、腹部、骨盆部、上肢和下肢等八个部位。如伤及多部位或多器官，则称为多发伤。

3. 按有无伤口分类 伤部皮肤完整者称闭合伤（closed injury）如挫伤、扭伤、挤压伤等。伤部皮肤破损者为开放伤（open injury），如擦伤、切割伤、撕裂伤、刺伤等。

4. 按火器伤的伤道形态分类 可分为贯通伤、盲管伤、切线伤和反跳伤等。

5. 按是否穿透体腔分类 可分为穿透伤和非穿透伤。

6. 按伤情分类

（1）重伤：严重休克，内脏伤而有生命危险者。

（2）中等伤：四肢长骨骨折，广泛软组织伤等。

（3）轻伤：一般轻微的撕裂伤和扭伤，不影响生命，无需住院治疗者。

（二）病理生理

主要表现为局部创伤性炎症，创伤性炎症是创伤的病理基础，是机体的一种保护性反应，有利于创伤修复。如渗入伤口内的血浆纤维蛋白原，在酶的作用下转化为纤维蛋白，能填充伤口裂隙并构成细胞增生所需的网架；中性粒细胞吞噬细菌，巨噬细胞有清除异物颗粒、加强免疫力监测等作用，使炎症减轻。一般情况下，创伤性炎症3~5d后趋于消退，炎症反应被抑制，如休克、大量使用肾上腺皮质激素等，会延迟伤口愈合；而炎症反应强化，如渗出过多，组织严重肿胀，可致血循环障碍，修复缓慢。

全身性反应：创伤后可引起一系列的反应，轻者仅有局部损害，严重者可引起全身反应，全身反应的严重程度，与致伤因素、部位、伤员年龄、性别、全身健康状况以及救治早晚、正确与否有关，创伤越重，反应越剧烈。

1. 应激反应 创伤后应激反应是创伤后机体对有害刺激所作出的维护机体内环境稳定的综合反应。其引发因素包括精神刺激、组织损伤、血液重新分布、器官功能不全、创伤并发症等。这种反应通过下丘脑-垂体-肾上腺皮质轴和交感神经-肾上腺髓质轴来完成。一方面，应激反应对维持心、脑、肺等血液灌流和血容量起重要作用；另一方面，通过应激反应产生的激素来调节体内代谢的变化。

2. 代谢改变 严重创伤后，机体出现代谢紊乱，主要表现为能量消耗增加，代谢率升高。糖、蛋白质、脂肪分解加速，糖异生增加。机体表现为高血糖、高乳酸血症、血中游离脂肪酸和酮体增加、尿素氮排出增加，从而出现负氮平衡、水电解质代谢紊乱。

3. 免疫功能改变 严重创伤可引起免疫功能紊乱，表现为免疫功能抑制或过度炎症反应损害。免疫功能障碍导致脓毒血症及多器官功能障碍综合征的死亡成为创伤后期病人死亡的主要原因。

（三）创伤病人的伤情判断与评估

由于创伤伤情复杂而紧急，可同时涉及多处器官的损伤，医务人员须在短时间内对病人的伤情作出初步判断，以实施正确而及时的处理措施。

1. 判断 据受伤史、局部症状及全身反应作出诊断，医务人员必须进一步识别这些创伤所引起的不同组织及脏器的破坏情况，首先判断并排除有无危及生命的紧急情况（通气功能不足、循环功能不足及大出血）。①要求医务人员有整体观点，不要被局部的伤情所吸引而忽视对身体其他部位的系统的、仔细的检查；②根据各受伤部位的解剖、逐一寻找或排除局部可能存在的各种组织、脏器的破坏，从而作出准确的诊断，确定伤情的轻重，为急救和治疗提供依据；③严密观察伤情的变化和发展；④应用各种化验检查、X线摄片、计算机断层摄片等检查，增加诊断的正确性。

2. 临床表现

（1）局部表现：一般均有疼痛、压痛、肿胀、瘀斑、功能障碍等，通常受伤部位的疼痛和压痛最明显，伤后2~3d疼痛应逐渐减轻，若持续疼痛或加重，应考虑合并感染；开放性创伤还可见创面或伤口、创道、出血等，有的还有异物存留；合并重要血管、神经、内脏损伤时，则有相应症状、体征出现。

（2）全身表现：轻者病人可无明显全身症状，损伤较重者可有全身表现。①体温升高：创伤反应引起的发热一般在38℃左右，若体温过高，除颅脑损伤引起的中枢性高热外，多为感染所致。②脉搏、血压和呼吸改变：脉搏增快，舒张压升高，收缩压基本正常，脉压缩小。

如发生大出血或休克，则有血压下降、脉搏细弱。呼吸多无明显改变，较重的创伤可使呼吸加快。③其他：如口渴、尿少、食欲减退、乏力、体重减轻等。严重创伤可发生休克、器官功能不全，甚至多器官功能衰竭。

（四）评估方法

1. 院前评分是指在现场或在到达医院尚未确定诊断以前，急救人员对病人进行伤情严重程度定量判断的方法。适用于事故现场或急诊科室评分，方法简便、实用、容易掌握，适合急救特点。在大量伤员时可作为伤员分类、转送、收治参考。

（1）创伤指数（trauma index，TI）：选择受伤部位、损伤类型、循环、呼吸、意识五个参数。按照它们的异常程度各评 1、3、5 或 6 分，相加求得积分（5~24）即为 TI 值（表 1-2-1）。TI 值 5~7 分为轻伤；8~17 分为中到重度伤；>17 分为极重伤，预计约有 50% 的死亡率。现场急救人员可将 TI>10 的伤员送往创伤中心或大医院。

表 1-2-1 创伤指数（TI）

分值	1	3	5	6
部位	肢体	躯干背部	胸腹	头颈
创伤类型	切割伤或挫伤	刺伤	钝挫伤	弹道伤
循环	正常	BP<13.6kPa P>100 次 /min	BP<10.6kPa P>140 次 /min	无脉搏
意识	倦怠	嗜睡	半昏迷	昏迷
呼吸	胸痛	呼吸困难	发绀	呼吸暂停

（2）CRAMS 评分：CRAMS 评分是主要采用循环、呼吸、运动、语言 4 项生理变化加解剖部位的一种简易快速、初步判断伤情的方法。C 即 circulation 循环，R 即 respiration 呼吸，A 即 abdomen 包括腹部或胸部，M 即 motor 运动，S 即 speech 语言。为便于记忆，以 CRAMS 代表，每项正常记 2 分，轻度异常记 1 分，严重异常为 0 分，总分≤8 分为重伤。CRAMS 记分是总分越小，伤情越重，总分 <8 分应收入院治疗（表 1-2-2）。

表 1-2-2 CRAMS 评分

分值	2	1	0
循环（circulation） 毛细血管充盈 收缩压	正常 ≥100	迟缓 85~99	无充盈 <85
呼吸（respiration）	正常	异常浅或费力、>35 次 /min	无自主呼吸
胸腹压痛（abdomen）	无压痛	胸或腹压痛	连枷胸、板状腹或穿通伤
运动（mMotor）	遵嘱动作	只有疼痛反应	无反应
语言（speech）	回答切题	错乱、无伦次	发声听不懂或不能发声

ISS 评分方法：ISS 评分是将人体分为 6 个解剖学区域：即体表、头颈部、面部、胸部、腹部、四肢和骨盆。损伤程度分为 5 个等级：即 0 级，无损伤；1 级，轻度损伤，记 1 分；2 级，中度损伤，记 2 分；3 级，重度损伤，记 3 分；4 级，重度损伤，危及生命，记 4 分；5 级，危重损伤，不能肯定存活，记 5 分。在多发伤病人记取每一部位损伤的平方相加之和即可得出

总分，如胸部伤张力性气胸为 4^2，又伴发有脾破裂为 5^2，又伴有骨盆粉碎性骨折 5^2，即用 $4^2+5^2+5^2=16+25+25=66$。计算出总分越高，伤情越重，预后越差，死亡率越高，总分 <10 分即应入院治疗。

2. 院内评分

（1）简明创伤分度（abbreviated injury scale，AIS）：AIS 为美国机动车发展学会于 1971 年首先制定，1974 年、1975 年修订，1980 年再次修订（AIS-80），到 1985 年又扩大了损伤类型和严重度的范围，特别是对胸、腹伤，使损伤编码更为确切（AIS-90）。早期的 AIS 主要适用于车祸伤，近期 AIS 已可用于临床医学领域的研究。其原则性与实用性在于它以解剖学损伤为基础，每种损伤只有一个 AIS 评分。AIS 的应用已扩展到创伤的流行病学研究，创伤中心预测伤员的存活可能性，估计预后以及评估卫生保健制度。AIS 对创伤的社会经济负担的评价也有其重要作用。

（2）损伤严重程度评分（injury severity score，ISS）：这是 Baker 在 AIS 基础上，将三个最严重损伤部位的最高 AIS 编码的平方数值相加所得的总和计分，可弥补 AIS 的不足，ISS 更适合于多发伤。

（五）院前急救

1. 院前急救的主要内容 院前急救的主要内容包括两部分：现场心肺复苏和创伤的现场处理。

（1）现场心肺复苏（CPR）：严重创伤、大出血、张力性气胸或严重脑外伤等可以导致心搏呼吸骤停。心搏呼吸停止后，组织陷于缺血缺氧状态，脑细胞对缺血缺氧非常敏感。常温下心搏停止 10~20s 病人发生昏厥，40s 左右出现抽搐，60s 后呼吸停止、大小便失禁，4~6min 后脑组织发生不可逆性损害。现场 CPR 是挽救生命的关键，如开展不及时或操作不正确，将导致整个复苏抢救的失败。

（2）创伤的现场处理：创伤病人的救治最重要的是早期正确的处理，保护伤口、止血、减少污染、减少残疾、挽救生命。其原则是：①保持呼吸道通畅；②止血、包扎；③骨折固定；④纠正休克；⑤组织转送病人。

2. 院前急救的基本程序 院前急救的基本护理程序包括：护理体检、急救护理措施实施、转运和途中监护。

（1）护理体检：当救护人员到达现场后，应首先迅速而果断地处理直接威胁病人生命的伤情或症状。同时迅速对病人进行全身体检。对于因创伤所致的昏迷病人，从外观上不能确定损伤部位和伤情程度时，快速的全身体检尤为重要，体检越早、越迅速、越仔细越好。

（2）急救护理措施实施：在进行初步体检后，护士应根据医嘱协助医生对病人进行急救处理。常规急救护理措施包括给病人以合理舒适的体位、建立静脉通路和观察维护生命体征的平稳等。此外，对于不同专科的病人还应针对病情给予必要的护理准备，如为需要心前区除颤或创伤处理的病人暴露前胸；为烧伤病人剪去衣服；为心脏病病人做心电图检查等。

（3）转运与途中监护：对病人进行了现场初步急救护理后，应快速将病人转至医院，让病人能尽早地接受专科医生的治疗，对减少伤残率至关重要。伤员转送前应做好相应准备，并根据具体情况选择合适的转送工具。

掌握正确的转送指征和时机，符合下列条件者可转送：①应在现场实施的救治措施都已完成，如出血伤口的止血、包扎和骨折的临时固定；②确保伤病员不会因搬动和转送而使病情恶化甚至危及生命。有以下情况者应暂缓转送：①病情不稳定者，如出血未完全控制、休克未纠正、骨折未妥善固定等；②颅脑外伤疑有颅内高压，可能发生脑疝者；③颈椎损伤有呼吸功能障碍者；④心、肺等重要脏器功能衰竭者。

根据伤员的病情、数量、外部条件等选择合适的转送工具。转运途中治疗和护理不能中断，注意观察病人的病情，随时做好抢救准备，确保伤病员的安全。不同转运工具的特点见表1-2-3。

表1-2-3 不同转运工具的特点

转运工具	适用范围	优点	缺点	护理重点
担架	任何伤病员、短途转运	不受地形限制	速度慢、人力消耗大	足在前，头部在后方，注意伤员安全
救护车	任何伤病员、短途转运	速度相对快，受气候影响小	道路要求高、颠簸	伤员顺车体而卧、避免剧烈震荡
列车	大批伤员、长途运送	容量大、速度快	机动性程度不高	重伤病员并发症监测与预防
飞机	任何伤病员	速度快、机动灵活	成本高、受外部条件制约、对重伤员病情有影响	呼吸道护理、脑脊液漏和气胸伤员的护理
轮船	任何伤员、长途转运	快捷、平稳	成本高、受外部条件制约	防晕船、防窒息

二、多发伤的救护

（一）概述

多发伤（multiple injury）是指同一致伤因素同时或相继造成一个以上部位的严重创伤。多发伤组织、脏器损伤严重，死亡率高。现场救护要特别注意呼吸、脉搏及脏器损伤的判断，防止遗漏伤情。

1. 多发伤的临床特点

（1）伤情变化快、死亡率高：由于多发伤严重影响机体的生理功能，此时机体处于全面应激状态，其数个部位创伤的相互影响很容易导致伤情迅速恶化，出现严重的病理生理紊乱而危及生命。多发伤的主要死亡原因大多是严重的颅脑外伤和胸部损伤。

（2）伤情严重、休克率高：多发伤伤情严重、伤及多处、损伤范围大、出血多，甚至可直接干扰呼吸和循环系统功能而威胁生命。特别是休克发生率甚高。

（3）伤情复杂、容易漏诊：多发伤的共同特点是受伤部位多、伤情复杂、明显外伤和隐蔽性外伤同时存在、开放伤和闭合伤同时存在，而且大多数伤员不能述说伤情，加上各专科医生比较注重本专科的损伤情况、忽略他科诊断而造成漏诊。

（4）伤情复杂、处理矛盾：多发伤由于伤及多处，往往都需要手术治疗，但手术顺序上还存在矛盾。如果没有经验，就不知从何下手。此时医务人员要根据各个部位伤情、影响生命程度、累及脏器不同和组织深浅来决定手术部位的先后顺序，以免错过抢救时机。

（5）抵抗力低、容易感染：多发伤伤员处于应激状况时一般抵抗力都较低，而且伤口大多是开放伤口，有些伤口污染特别严重，因而极其容易感染。

2. 多发伤的三个死亡高峰

(1) 第一个死亡高峰：出现在伤后数分钟内，为即时死亡。死亡原因主要为脑、脑干、高位脊髓的严重创伤或心脏主动脉等大血管撕裂，往往来不及抢救。

(2) 第二个死亡高峰：出现在伤后6~8h，这一时间称为抢救的“黄金时间”，死亡原因主要为脑内、硬膜下及硬膜外的血肿、血气胸、肝脾破裂、骨盆及股骨骨折及多发伤大出血。如迅速及时，抢救措施得当，大部分病人可免于死亡。这类病人是抢救的主要对象。

(3) 第三个死亡高峰：出现在伤后数天或数周，死亡原因为严重感染或器官功能衰竭。无论在院前或院内抢救多发伤病人时，都必须注意预防第三个死亡高峰。

(二) 伤情的评估

1. 初级评估 初级评估是指快速有序地检查伤员，包括复苏（如有需要）和有序地进行体格检查，确认有无可致命的危急情况并及时实施干预。一般要求在2min内快速有序地完成评估，只限处理危及伤者生命的问题，除处理气道阻塞或进行心肺复苏外，不应因处理其他伤害而停止检查。

初步评估可分为首阶段评估和次阶段评估，可用以下ABCDEFGHI口诀以助记忆。

(1) 首阶段评估：①A（airway）气道：检查气道同时保护颈椎；②B（breathing）呼吸：确保有效呼吸；③C（circulation）循环：通过检查和观察大动脉搏动、血压、外出血、皮肤颜色和温度、毛细血管再充盈情况判断病人循环状态；④D（disability）能力丧失：主要评估伤者的神经系统情况，如伤者的意识、瞳孔、有无偏瘫或截瘫等；⑤E（exposure）暴露：将伤者完全暴露，以便无遗漏地全面检查伤情，特别是主要伤情。

(2) 次评估阶段：完成首阶段评估及其重要的干预措施后，可开始进行次阶段评估，目的在于找出所有的损伤和收集信息，作为复苏和救护的根据。包括：①F（follow up）跟进：监测生命体征和辅助检查；②G（give comfort）关怀措施：无论伤员是否清醒，护士均应主动对伤员进行语言安慰，以减轻其痛苦和不安情绪；③H（history）病史：对清醒伤者或目击者追问主诉、受伤史、既往史、过敏史、正在服用的药物、最后饮食的时间和事故经过等；④I(inspect）检查：最后为伤员做详细而全面的体格检查，以防漏诊。

值得注意的是如遇病情恶化，需重复按ABCDEFGHI顺序进行创伤再评估，找出原因和进行干预。每次评估和处理后，应及时做好记录。

2. 重点评估 完成初级评估及采取相应的干预措施后，可基本掌握病人的伤情，但还应明确是否需要紧急手术或留观。采取其他治疗措施前，应再进行重点评估，重点及详细检查身体部位或系统，以决定后续的治疗方案和优先次序。

(1) 颅脑外伤：多发伤中颅脑外伤的发生率占2/3~3/4，休克发生率达26%~68%。重点评估意识状态、瞳孔、头面部体征、肢体运动、感觉情况，病情允许时，尽早做CT、MRI检查，及时发现损伤。

(2) 颈部外伤：观察颈部外形与活动，有无损伤、活动性出血、血肿，特别应注意排除有无颈动脉损伤、颈强直、颈后部压痛和颈椎损伤。

(3) 胸部损伤：胸部损伤的发生率仅次于四肢和颅脑损伤。胸部损伤早期诊断主要依靠体检、胸部X线、CT检查和胸腔穿刺。检查锁骨有无异常隆起或变形，有无压痛，以确定有无骨折并定位。检查胸廓外形、有无伤口、出血或畸形，吸气时胸廓起伏是否对称，有无胸廓挤压痛判断有无肋骨骨折。可根据胸壁的反常呼吸判断有无连枷胸。胸腔穿刺是迅速、简单、可靠的诊断血气胸的方法。

（4）腹部损伤：其发生率占多发伤的29.0%~63.9%，评估的关键是确定有无腹腔内脏器的损伤，伴颅脑损伤时评估比较困难。实质脏器或大血管损伤能引起严重内出血及休克，而腹膜炎较轻，可造成早期死亡。空腔脏器损伤可因内容物污染腹腔而导致严重腹膜炎。注意评估腹痛和腹胀、腹膜炎的范围与程度。腹壁开放性损伤应注意有无腹膜破损及腹内脏器外露等。

（5）泌尿系统损伤：泌尿系统损伤以男性尿道损伤最多见，肾、膀胱次之。大多是腹部、腰部损伤或骨盆严重损伤的合并伤。泌尿系统损伤主要表现为出血、排尿困难和尿外渗。

（6）骨盆骨折：占多发伤的40%~60%，骨盆骨折常有强大暴力外伤史，主要表现为骨盆变形、骨盆分离实验和骨盆挤压征阳性，X线检查可确诊。骨盆骨折常有严重合并症，而且较长骨折本身更为严重，应引起重视。骨盆骨折本身易致低血压、失血性休克，伴有腹内脏器损伤、膀胱破裂、尿道、直肠损伤等更加重了休克，评估时应加以重视。

（7）脊柱骨折与脊髓损伤：脊柱骨折常有严重外伤史，如高空坠落、重物撞击腰背部等。评估的关键是注意有无脊髓损伤。脊髓损伤是脊柱骨折最严重的并发症，表现为损伤以下脊髓平面感觉及运动障碍。颈段脊髓损伤后，出现四肢瘫痪和呼吸困难，胸腰段损伤出现下肢瘫痪。

（8）四肢损伤的评估：多发伤中最多见四肢伤，占60%~90%。大多数骨折一般只引起局部症状，股骨骨折和多发性骨折可导致休克等全身反应。四肢骨折的局部一般表现为疼痛、肿胀、功能障碍，专有体征为畸形、异常活动、骨擦音或骨擦感，同时要注意有无血管和神经损伤。前臂掌侧和小腿的骨折常出现骨筋膜室综合征，长骨的骨折需注意有无脂肪栓塞综合征。

（三）现场救护

1. 现场急救原则 现场急救人员必须迅速到达现场，除去正在威胁病人生命安全的因素。现场急救的关键是开放气道、心肺脑复苏、包扎止血、抗休克、骨折固定及安全地运送，使病人能及时到达医院。

2. 护理措施

（1）脱离危险环境：迅速排除可以继续造成伤害的原因和搬运伤员时的障碍物，使伤员迅速安全地脱离危险环境。搬运伤员时动作要轻柔，尽量避免过快、剧烈的动作。切忌将伤肢从重物下拉出来，以免造成继发性损伤。

（2）解除呼吸道梗阻：窒息是现场和输送途中伤员死亡的主要原因，急救时可用吸引器或用手将呕吐物迅速掏出，向前托起下颌，把舌拉出并将头转向一侧，窒息可以很快解除，否则伤员可在短时间内窒息死亡。

（3）处理活动性出血：体表伤口的出血通常比较明显，及时采用正确的止血措施是减少现场死亡的最重要措施。

（4）封闭开放性气胸：胸部有开放性伤时，应迅速用大型急救包或厚的敷料严密封闭伤口，变开放性气胸为闭合性气胸，但不要用敷料填塞胸腔伤口，以免滑入胸腔内。对于有张力性气胸、呼吸困难、气管明显向健侧移位者，应毫不迟疑地向患侧胸壁第2肋间插入带有活瓣的穿刺针。

（5）伤口的处理：对于有创面的创伤，有条件时可用无菌敷料或暂用洁净的毛巾、衣服覆盖，外用绷带或布条包扎。创面中外露的骨、肌肉、内脏或脑组织都禁忌回纳入伤口内，以免将污染物带入伤口深部。伤口内异物或血凝块不要随意去除，以免再度发生大出血。

（6）保存好断离肢体：伤员断离的肢体应用无菌急救包或干净布包好。如有条件可装入塑料袋内，周围置冰块，低温保藏，以减慢组织的变性和防止细菌滋生繁殖，但应注意切勿使冰水浸入断肢创面或血管腔内。断肢应随同伤员送往医院。

（7）现场观察：了解伤因和暴力情况、受伤的详细时间，而且要注意最初发现时的体位、神志和出血量等，并做好伤情记录，以便向接收伤员的救治人员提供详细的现场情况，以助于判断伤情、估计出血量和指导治疗。

3. 转运和途中救护 对伤员进行认真检查和初步急救护理后，必须迅速转送到医院做进一步检查和尽早接受专科医生的治疗，减少伤残率，降低死亡率。可根据伤情的轻重缓急有计划地进行转运。对于危重伤员可能存活者，首先转送。决定伤员转运的基本条件是在搬动及运送途中，确保伤员不会因此而危及生命或使病情急剧恶化。

三、各部位损伤的救护

（一）颅脑损伤

颅脑损伤是头颅和脑组织遭到暴力打击所承受的伤害。多见于交通、工矿事故、坠落、跌倒和各种锐器、钝器、火器、爆炸及自然灾害等对头部的伤害。常与身体其他部位的损伤合并存在。

【病因及分类】

颅脑损伤是一种常见外伤，可单独存在，也可与其他损伤复合存在。和平时期颅脑损伤的常见原因为交通事故、高处坠落、失足跌倒、工伤事故和火器伤；偶见难产和产钳引起的婴儿颅脑损伤。战时导致颅脑损伤的主要原因包括房屋或工事倒塌、爆炸性武器形成高压冲击波的冲击。

颅脑损伤分类：

1. 按颅脑解剖部位 分为头皮损伤、颅骨损伤与脑损伤，三者可合并存在。

（1）头皮损伤：包括头皮血肿、头皮裂伤、头皮撕脱伤。

（2）颅骨骨折：包括颅盖骨线状骨折、颅底骨折、凹陷性骨折。

（3）脑损伤：包括脑震荡、弥漫性轴索损伤、脑挫裂伤、脑干损伤。

2. 按损伤发生的时间和类型 分为原发性颅脑损伤和继发性颅脑损伤。

3. 按颅腔内容物是否与外界交通 分为闭合性颅脑损伤和开放性颅脑损伤。

4. 根据伤情程度 可分为轻、中、重、特重四型。

【伤情评估】

1. 受伤史 颅脑损伤严重且致命，病史采集应在2min内完成，可向病人或其他在场人员了解病情，应注意了解：①受伤时间；②受伤原因及受伤时头部所处位置，以判断损伤的可能性和严重性；③外力的性质和头部的着力点，如枕部着地，往往产生额及颞叶尖的对冲伤；④外伤后的意识改变和发生的时间，如昏迷 - 清醒 - 再昏迷，为急性硬膜外血肿的典型症状；双侧瞳孔大小的改变常提示脑疝、严重脑挫裂伤或脑干伤；⑤已施行了何种检查和治疗方法。

2. 临床表现

（1）一般表现

1）意识障碍：绝大多数病人伤后即出现意识丧失，时间长短不一。意识障碍由轻到重表现为嗜睡、蒙眬、浅昏迷、昏迷和深昏迷。

2）头痛、呕吐：是伤后常见症状，如果不断加剧，应警惕颅内血肿。

3）瞳孔：如果伤后一侧瞳孔立即散大，光反应消失，病人意识清醒，一般为动眼神经直接原发损伤；若双侧瞳孔大小不等且多变，表示中脑受损；若双侧瞳孔极度缩小，光反应消失，一般为桥脑损伤；如果一侧瞳孔先缩小，继而散大，光反应差，病人意识障碍加重，为典型的小脑幕切迹疝表现；若双侧瞳孔散大固定，光反应消失，多为濒危状态。

4）生命体征：伤后出现呼吸、脉搏浅弱，节律紊乱，血压下降，一般经数分钟及十余分钟后逐渐恢复正常。如果生命体征紊乱时间延长，且无恢复迹象，表明脑干损伤严重；如果伤后生命体征已恢复正常，随后逐渐出现血压升高、呼吸和脉搏变慢，常暗示颅内有继发血肿。

（2）特殊表现

1）新生儿颅脑损伤几乎都是产伤所致，一般表现为头皮血肿、颅骨变形、囟门张力高或频繁呕吐。婴幼儿以骨膜下血肿较多，且容易钙化。小儿易出现乒乓球样凹陷骨折。婴幼儿及学龄前儿童伤后反应重，生命体征紊乱明显，容易出现休克症状。常有延迟性意识障碍表现。小儿颅内血肿临床表现轻，脑疝出现晚，病情变化急骤。

2）老年人颅脑损伤后意识障碍时间长，生命体征改变显著，并发颅内血肿时早期症状多不明显，但呕吐常见，症状发展快。

3）重型颅脑损伤常常可以引起水、盐代谢紊乱、高渗高血糖非酮性昏迷、脑性肺水肿及脑死亡等表现。

3. 神经系统检查 包括：①意识状态：应定时检查，并做详细记录，可使用 GCS 评分法，每次检查应和前次检查的结果相比较；②双侧瞳孔的大小、形态和对光反应；③肢体的肌力、腱反射和病理体征。目前临床上应用较为广泛的判断意识状态的方法为格拉斯哥昏迷分级计分法（Glasgow coma score，GCS），评定睁眼、语言及运动三方面的反应，将三者得分相加后，15 分为意识清醒，8 分以下为昏迷，最低 3 分（表 1-2-4）。

表 1-2-4 Glasgow 昏迷评分法

睁眼反应	言语反应	运动反应			
正常睁眼 4	回答正确 5	遵命动作 6			6
呼唤睁眼 3	回答错误	定位动作 5			5
刺痛睁眼 2	含混不清 3	肢体回缩 4			4
无反应 1	唯有声叹 2	肢体屈曲 3			3
	无反应 1	肢体过伸 2			2
		无反应 1			1

注：定向运动指：能努力移动肢体去除疼痛刺激

【院前救护措施】

1. 保持呼吸道畅通 严重的颅脑损伤病员，由于昏迷、舌向后坠、呕吐物和血块阻塞咽喉部，引起呼吸不畅，以致加重脑组织的缺氧，甚至可窒息死亡。遇到此类病员时，应先清除口腔内呕吐物或血块，拉出舌头，侧卧位，防止舌后坠，以保持呼吸道畅通。

2. 伤口的处理 头部损伤有严重出血时，可用压迫法止血、盖上消毒纱布后加压包扎；对于有脑膨出者，须用消毒碗碟覆盖后包扎；对于头皮撕脱伤创口，可用消毒纱布加压包扎，并将撕脱的头皮用清洁布包好后一同转送医院。

3. 及时有效的心肺脑复苏 如呼吸停止应先作人工呼吸。有心脏停搏时,应在心内注射肾上腺素(1mg),同时做胸外心脏按压,直至心搏恢复。

4. 抗休克处理 对于大出血的伤员,应迅速进行静脉输液、血型测定、配血、输血。

5. 脑脊液漏的护理 对于有脑脊液耳漏、鼻漏的伤员,切忌用水冲洗或用棉球填塞,这样反将引起逆行感染而导致颅内感染,一般采用顺位引流,注意保持局部的清洁或头下垫以消毒的敷料。脑脊液耳漏、鼻漏者在2周至1个月后骨痂形成即可自愈。

6. 病情观察 颅脑损伤的病情特点是多变、易变、突变、难以预测,因此有效、及时的病情动态观察可及时发现疾病变化的先兆,抓紧有利时机,积极治疗,争取最佳的效果。一般颅脑损伤病情观察为72h,以后根据病情和医嘱继续观察。

(二)胸部创伤

【分类】

胸部伤分闭合伤及开放伤两大类。

1. 闭合伤 常由钝性撞击、挤压等原因(如爆震伤、爆炸)引起。一般可发生胸壁挫伤、肋骨骨折、气胸、血胸,严重者可同时发生膈肌破裂、胃肠道穿孔等,导致腹腔内脏脱入胸腔内而出现膈疝等。

2. 开放伤 以胸膜屏障的完整性为标准分为穿透伤与非穿透伤。由锐器如刀、剑、尖锐棍棒、火器伤等引起。

(1)非穿透伤:可无内脏损伤,但火器性弹道伤则可因局部冲击产生内脏损伤。

(2)穿透性伤:随伤道不同,发生肺、心脏或大血管以及腹部等内脏不同的合并损伤,造成血胸、气胸、血气胸、心脏压塞、胃肠道穿孔等,伤情较严重。

【病情评估】

1. 肋骨骨折 肋骨骨折在胸部创伤中最为常见。单纯肋骨骨折对呼吸功能的影响与累及范围和胸内合并伤的严重程度有关。一根肋骨同时有2处或2处以上骨折称为多处肋骨骨折。如2根以上相邻的肋骨有多处骨折,胸壁软化形成“浮动胸壁”,称为“连枷胸”。多根多处肋骨骨折可严重影响伤员的呼吸功能,产生的合并伤可导致伤员在伤后短期内死亡。

(1)临床特点:单纯肋骨骨折的特点为呼吸时引起局部疼痛,随着深呼吸或咳嗽动作而加重。伤员因疼痛而不敢呼吸,因此,呼吸浅而快。由于咳嗽时疼痛,导致呼吸道分泌物潴留而并发肺不张和肺炎,影响呼吸功能。

(2)治疗原则:镇痛、预防及治疗肺部并发症。

1)镇痛:包括药物镇痛、肋间神经封闭以及肋骨骨折固定等。对于肋骨骨折数量少、心肺功能正常的伤员,可应用胶布固定法。由于胶布固定后可限制呼吸功能,故老年人须慎用。

2)胸腔内积血和气体:尽早放置胸腔闭式引流。当出现反常呼吸时应立即予以纠正,方法有局部加压包扎、胸壁牵引固定或手术固定断肋。

3)持续吸氧,保持呼吸道通畅:鼓励并协助伤员进行有效咳嗽是预防肺部并发症的重要措施。对不能有效咳嗽排痰的伤员,可用鼻导管吸痰。

4)适当应用广谱抗生素。

2. 创伤性气胸

(1)临床特点:临床按气胸的特点将创伤性气胸分为闭合性气胸、开放性气胸和张力性气胸。

1)闭合性气胸:小量气胸、肺萎陷在30%以下者,对循环及呼吸功能影响较小,多无明显症状。大量气胸时,病人出现胸闷、胸痛和气促症状,气管向健侧移位,伤侧胸部叩诊呈鼓音,听诊呼吸音减弱或消失,X线检查显示不同程度的肺萎陷和胸膜腔积气,有时伴有少量积液。

2)开放性气胸:伤侧胸腔压力等于大气压,肺受压萎陷,纵隔向健侧移位。同时由于健侧胸腔压力仍可随呼吸周期而增减,从而引起纵隔摆动(或扑动)和残气对流(或摆动气),导致严重的通气、换气功能障碍。

临床表现:病人常有气促,严重者可发生呼吸困难、发绀和休克等,胸壁可见到一个吮吸性伤口,随呼吸气体出入伤口而发"嘶嘶"声。伤侧胸部叩诊呈鼓音,听诊呼吸音减弱或消失,气管、心脏向健侧移位。胸部X线检查示伤侧肺明显萎陷、气胸、气管及心脏明显移位。

3)张力性气胸:胸膜腔内压力不断增高,压迫伤侧肺使之逐渐萎陷,并将纵隔推向健侧,挤压健侧肺,产生呼吸和循环功能严重障碍。甚至形成纵隔气肿,严重时可压迫心脏大血管而危及生命。高压空气还可通过胸壁软组织扩散至皮下组织,形成颈部、面部、胸部等处皮下气肿。

临床表现:极度呼吸困难、大汗淋漓、发绀、烦躁不安、昏迷、休克。气管向健侧偏移、伤侧肋间隙增宽、呼吸幅度减低,可见明显皮下气肿,叩诊呈鼓音,听诊呼吸音消失。胸膜腔穿刺有高压气体冲出,抽气后症状好转,但很快又加重,这种反复有助诊断。

(2)治疗原则

1)开放性气胸:紧急封闭胸壁伤口,使开放性气胸立即变为闭合性气胸,然后按闭合性气胸原则进行治疗。

2)对于少量单纯性气胸,可卧床休息,严密观察,不需特殊处理;对于中等量以上气胸,可做胸腔穿刺抽气,最好放置胸腔闭式引流。

3)发生张力性气胸时:必须迅速排气减压,现场抢救或需后送的伤员宜用活瓣排气法。对于张力性气胸伤员,均应放置胸腔闭式引流,必要时可加负压吸引。若经胸腔闭式引流排气后,仍有大量漏气和肺不张,疑有严重肺、气管、支气管或食管裂伤,或有胸壁活瓣样伤口时,则应尽早做剖胸探查或胸壁清创术。

3. 创伤性血胸

(1)分型及特点

1)小量血胸:积血量 <500ml。X线检查仅见肋膈角消失,无明显症状。

2)中量血胸:积血量为 500~1500ml。X线检查见血胸上界平面达肺门水平。

3)大量血胸:积血量 >1500ml。X线可见血平面上界达肺上野水平。

中量以上的血胸可产生失血性休克。积血压迫肺及纵隔可导致呼吸循环障碍加重,严重缺氧。合并气胸者上胸部叩诊呈鼓音,下胸部呈浊音,呼吸音减弱或消失。继发感染时出现脓胸症状和体征。

(2)治疗原则:抗休克,解除对肺组织的压迫。一般应在 8~12h 后一次将胸腔积血抽除干净。对于少量血胸,应严密观察,不必特殊处理。对于中量以上血胸,必须尽早放置胸腔闭式引流;迅速补充血容量;全身应用抗生素,预防发生肺组织和胸腔感染;鼓励病人咳嗽排痰,促进肺组织复张。

4. 心脏、大血管损伤

(1)穿透性心脏伤:对于有血胸、血气胸性休克者,应在积极抗休克的基础上做急诊开胸手术。对于有心包压塞表现的伤员,做心包穿刺可以帮助诊断和减压,但穿刺常有假阳性,治疗效果亦不确实，故亦应紧急手术，常须在急救室内做紧急开胸手术。切开心包后，迅速清除心包内积血，找到出血的心脏裂口，立即用手指按压，用无损伤缝线做间断或褥式缝合。

（2）闭合性心脏伤

1）心肌挫伤：治疗中要严密观察症状，随时做各项辅助检查及监测。卧床休息，心电图连续监护。对于心肌挫伤而引起的心前区疼痛，早期可吸氧，给予适量镇痛剂。有心力衰竭、心律失常或异位心律时，可用普鲁卡因胺、维拉帕米。对于室性心动过速病人，应给予利多卡因治疗。如发生完全性房室传导阻滞，应使用起搏器。

2）心脏破裂：应紧急手术治疗。心房及上、下腔静脉破裂时，可用手指压迫出血部位，或用心耳钳夹住裂口，用无创伤的合成线连续缝合右室破裂时，在手指压迫出血处的同时，用合成缝线作褥式缝合，或用带垫片的缝针褥式缝合。损伤靠近冠状动脉时，缝针从冠状动脉下通过作 L 褥式缝合；左心室破裂时，由于左心室压力高，在裂口两侧做带垫片的褥式缝合，再在垫片上作连续缝合。

3）心内室间隔、瓣膜、腱索、乳头肌损伤：室间隔破裂多合并其他心内损伤，常迅速致死；破裂孔小者可能自然愈合，受伤后多以心功能不全症状为主，一般采用保守疗法。左向右分流量达 50% 而有心功能不全表现者应手术治疗，体外循环下直接修补。

4）大血管损伤：大血管损伤均应尽早手术治疗，一般采用主动脉直接阻断，全层端端吻合，断裂范围较大时，须做人工血管移植术。

【院前救护措施】

1. 现场急救

（1）心肺复苏：对心搏、呼吸骤停者，立即就地进行心肺复苏。

（2）保持气道通畅：保持气道通畅是胸部外伤急救中的首要任务，抢救必须迅速。舌下坠是阻塞上呼吸道的一种主要原因，预防和处理舌下坠对保证呼吸道通畅非常重要。开放气道时，伤员的头、颈、脊柱必须处于一直线位置。在变动体位前，伤员必须戴上硬质颈托，以防颈椎损伤。在具备气道通畅的条件下，置入合适的通气导管。如条件许可，气管内插管人工呼吸为最有效的供氧方法。

（3）血气胸处理：①开放性气胸：急救原则是变开放性气胸为闭合性气胸。首要的急救措施用无菌闭塞性敷料（如凡士林纱布）加棉垫覆盖伤口，敷料三边用胶布固定，以封闭胸壁创口。②张力性气胸：需要立即排气。初步处理时，应迅速用一枚粗针头，在伤侧第 2 肋间锁骨中线处刺入胸膜腔进行排气减压，如条件许可，可用 14 号或 16 号塑料导管于病侧腋中线第 5、6 肋间隙穿刺置入导管，接水封瓶引流或接单向排气阀门。③大量血气胸的现场处理：包括在高浓度吸氧的同时，开放静脉通路，补充足够血容量，快速输入晶体液或同型血液，或作自体输血，纠正失血性休克。严密观察病人是否出现张力性气胸，必要时现场作胸腔闭式引流。④连枷胸的现场处理：保持呼吸道通畅，氧气吸入。对于小范围的连枷胸，可用厚敷料加压覆盖胸壁软化区。

（4）循环支持：建立两条大口径静脉通路，快速输入适量乳酸钠林格液，测定血型、血常规和生化检查，配血后输入同型血液。

2. 转运途中护理

（1）体位：胸部创伤一般给病人取半卧位，有利于呼吸、咳嗽和引流。如合并休克、昏迷者，则应取平卧位。

（2）病情观察：严重胸部创伤可引起呼吸循环功能的严重紊乱，病情进展快，生命危险大,故应注意观察病人的生命体征变化,注意神志、瞳孔、胸部、腹部情况和肢体活动。尤其要严密观察呼吸功能,病人是否有气促、发绀、呼吸困难等症状,注意呼吸频率、节律、幅度,及时听诊呼吸音,监测脉搏、血氧饱和度。

(3)对症护理:低氧是初始阶段最严重的致命原因,因此对气急、呼吸困难、发绀的胸部损伤病人应立即给予氧气吸入,可采用鼻导管或面罩给氧。必要时气管插管;迅速建立静脉通道,有出血性休克者应快速补血补液;胸部创伤病人常有明显胸痛,有条件者,可使用必要的镇痛措施,当病人咳嗽时,协助用双手按压病人胸壁,以减轻胸廓活动引起的疼痛。

(三)腹部损伤

不论战时或平时,腹部创伤是一种常见的危急疾病,为创伤死亡的常见原因之一,总死亡率约为10%。当发生腹部大血管或实质性脏器的严重损伤导致大出血、腹腔多个脏器严重损伤时,常会直接威胁生命,如诊断和处理不当,将会产生严重的后果。

【病因与分类】

1. 开放伤 以战时最多见,主要是火器伤引起,亦可见于利器伤所致。如为贯通伤,则有入口和出口,盲管伤只有入口没有出口。开放伤又可分为:

(1)穿透伤:指腹膜已经穿通,多数伴有腹腔内脏器损伤。

(2)非穿透伤:指腹膜仍然完整,腹腔未与外界交通,但也有可能损伤腹腔内脏器。

2. 闭合伤 系由挤压、碰撞和爆震等钝性暴力之后等原因引起,也可分为腹壁伤和腹腔内脏伤两类。

与开放伤比较,闭合性损伤具有更为重要的临床意义。因为,开放性损伤即使涉及内脏,其诊断常较明确。闭合性损伤体表无伤口,要确定有无内脏损伤,有时是很困难的。如果不能在早期确定内脏是否受损,很可能贻误手术时机而导致严重后果。

【伤情评估】

1. 受伤史 详细询问受伤原因、时间、部位、受伤姿势、致伤物的性质及暴力的大小和作用方向,以便初步判断有无腹腔脏器损伤的可能。

2. 临床表现

(1)实质性器官(肝、脾、胰、肾或大血管)创伤:主要表现为腹内(或腹膜后)出血。病人出现贫血和休克症状。腹痛呈持续性,腹痛时可伴肌紧张、压痛、反跳痛,但不如空腔脏器破裂时严重,体征明显处常是创伤所在。肝脾破裂疼痛可向肩部放射,头低位时症状更明显。肝脾包膜下破裂或系膜、网膜内出血可出现包块。肾创伤时出现血尿。

(2)空腔脏器(胃肠道、胆道、尿道)创伤:表现为局限性或弥漫性腹膜炎。上、下消化道破裂时漏出液对腹膜的刺激可引起腹膜刺激征。并出现感染和中毒症状,表现为发热、白细胞增高等全身反应,同时腹部肠鸣音减弱或消失。胃肠道破裂后可有肝浊音界缩小或消失。腹膜后十二指肠破裂者可出现右上腹、右腰部疼痛和压痛及阴茎勃起异常等表现。胃、十二指肠创伤可有呕血,直肠损伤常出现新鲜血便。昏迷者不能表达腹部症状;腹部创伤合并严重颅脑伤、胸部伤、脊柱骨折等可能掩盖腹部的症状和体征而延误诊断处理。

【常见的腹部损伤】

1. 肝脏外伤 占各种腹部损伤的15%~20%。有肝硬化等慢性肝病时发生率较高。肝外伤破裂后临床以内出血征象为主,因胆汁外溢,腹膜刺激征较脾破裂明显,有时血液由于通过胆道进入十二指肠而出现黑便及呕血。肝破裂的处理原则是彻底清创、确切止血、通畅引流。

2. 脾脏外伤 脾脏是腹腔内脏中最易受损伤的器官，发生率占各种腹部伤的40%~50%。有慢性病理改变（如血吸虫病、疟疾、黑热病、传染性单核细胞增多症、淋巴瘤等）的脾脏更易破裂。临床所见脾破裂中，约85%是真性破裂，破裂部位较多见于脾上极及膈面。破裂如发生在脏面，尤其是邻近脾门者，有撕裂脾蒂的可能，在这种情况下，出血量大，病人可迅速发生休克，甚至未及时抢救以致死亡。脾破裂一经诊断，原则上应紧急手术处理。

3. 胰腺损伤 胰腺由于位置较深，较隐蔽，损伤机会较小。多合并有周围脏器的共同损伤，临床表现无明显特异性，不易早期诊断。

4. 胆囊和胆总管损伤 胆囊和胆总管单纯损伤极少见，往往与肝、十二指肠、胰腺伤合并存在，损伤时有大量胆汁进入腹腔，引起严重的胆汁性腹膜炎。胆囊或胆道损伤后，可根据伤情作胆囊切除术、胆总管吻合术或胆总管引流术。

5. 胃损伤 胃损伤在闭合性腹部伤中较少见，常合并其他腹腔内脏器损伤。胃的血液供应丰富，处理后容易愈合，胃后壁或贲门胃底部范围较小的破裂易被忽视，手术探查时应切开胃横结肠韧带，对胃后壁进行详细的检查。对于胃裂伤，原则上采用缝合修补，广泛的挫裂伤而修补困难时，可施行胃部分切除术。

6. 小肠破裂 小肠占据着中、下腹的大部分空间，故受伤的机会比较多。小肠破裂后可在早期即产生明显的腹膜炎。小肠破裂后，只有少数病人有气腹，所以，如无气腹表现，并不能否定小肠穿孔的诊断。一部分病人的小肠裂口不大，或穿破后被食物残渣、纤维蛋白素甚至突出的黏膜所堵，可能无弥漫性腹膜炎的表现。小肠破裂的诊断一旦确定，应立即进行手术治疗，手术方式以简单修补为主。

7. 结肠破裂 结肠损伤发生率较小肠为低，但因结肠内容物液体成分少而细菌含量多，故腹膜炎出现得较晚，但较严重。一部分结肠位于腹膜后，受伤后容易漏诊，常常导致严重的腹膜后感染。治疗可以考虑一期修补或一期切除吻合外，大部分病人均需先采用肠造口术或肠外置术处理，待3~4周后病人情况好转时，再行关闭瘘口。

8. 直肠损伤 如损伤在腹膜反折之上，其临床表现与结肠破裂是基本相同的。如发生在反折之下，则将引起严重的直肠周围感染，但并不表现为腹膜炎。直肠损伤后，直肠指检可发现直肠内出血，有时还可扪到直肠破裂口。直肠上端破裂应剖腹进行修补，同时施行乙状结肠双筒造口术，2~3个月后闭合造口。下段直肠破裂时，应充分引流直肠周围间隙以防感染扩散。对于这种病人，也应施行乙状结肠造口术，使粪便改道直至伤口愈合。

【院前救护措施】

1. 现场急救

（1）迅速进行全身检查，首先处理危及生命的呼吸道的窒息和全身的多发性伤，如有呼吸道梗阻或呼吸循环紊乱，应尽快纠正呼吸道梗阻和处理呼吸循环紊乱，必要时作气管内插管，进行辅助人工呼吸。

（2）迅速建立静脉通道，特别是腹腔实质性脏器损伤，必须建立两条以上静脉通道，防治休克，可快速滴入血浆代用品或平衡盐液，适当给予血管活性药物。

（3）若存在明显的出血，尽可能采取有效的止血措施，如静脉应用有效的止血药物、明胶海绵填塞、止血钳等，现场急救不主张做任何扩创和探查。

（4）给氧，密切观察生命体征变化，快速送往医院。

（5）贯通伤的处理：清理脱出伤口的内脏，不要将其送回腹腔，以免加重污染。先用灭菌湿纱布覆盖，然后用清洁饭碗或换药碗覆盖，并在碗外加以包扎，防止内脏继续外脱及受压。如腹壁缺损过大、肠管大量脱出、不易保护或过多肠管脱出牵拉肠系膜血管影响血供,或脱出肠管嵌顿等情况下,则可将肠管送回腹腔,包扎腹部伤口。如果脱出的肠管已破,则直接用钳子将穿孔处钳夹后一起包扎在敷料内,随后转送伤员。刺入腹部的刀和其他凶器,不要立即拔除,在转送途中需小心保护,并避免移动。

2. 转运途中护理

(1)体位:不宜搬动病人,以免加重病情,可采用半卧位,减轻腹壁张力。对于合并休克者,需采用抗休克体位。

(2)病情观察:密切观察病人的神志、皮肤黏膜色泽、脉搏、呼吸、血压、尿量等,注意有无休克征象。观察病人的腹部体征,空腔脏器的破裂致急性腹膜炎,可出现压痛、反跳痛和肌紧张等腹部体征。

(3)对症处理:建立静脉通道,补充血容量;对于腹痛者,禁忌使用镇痛措施,以免掩盖病情。

(四)骨与关节损伤

四肢损伤很容易发现,一般很少会立即危及生命。现场救护处理中首先应进行抗休克、复苏和致命伤的处理,保持呼吸道通畅、维持正常呼吸功能和循环血容量,而不应先进行四肢伤的检查和治疗,但骨盆或股骨骨折常可引起失血性休克,成人股骨骨折、骨盆骨折和多发性创伤伴有大血管撕裂时,局部失血甚多,如股骨干骨折出血量可达500~1500ml,严重骨盆骨折出血量可达3000~4000ml,血可进入后腹膜。

【病因与分类】

1. 骨盆部损伤病因 直接挤压或冲撞和肌肉撕脱间接性损伤。前者多为骨盆环骨折,可单处、多处或骨盆粉碎性骨折,如高楼坠落伤、挤压性损伤常合并有盆腔内器官伤和腹膜后巨大血肿,多伴有髂血管的断裂、撕裂大出血。对于单纯骨损伤的渗血,若腹内器官和盆壁血管无外伤,多可非手术治疗,而合并髂血管或盆内脏器如子宫、膀胱、直肠、小肠损伤,多需手术治疗。

2. 四肢损伤病因

(1)直接暴力:暴力直接作用于四肢部位的软组织如肌肉、皮肤等。遭受打击后因其组织弹性,伤后有软组织挫伤、撕裂、断裂、缺损,着力部位如在骨干,因其坚硬,则可发生骨折并使其对应部位的软组织发生继发性损伤。

(2)间接暴力:暴力通过杠杆、扭转、挤压作用或促使肌肉猛然收缩的强大牵拉而造成间接损伤,以致骨折,但其软组织损伤较轻,骨折线为斜形、螺旋形或压缩形。如跌倒时手掌撑地致桡骨远端骨折、肱骨骨折、锁骨骨折;足部固定,全身突然旋转致小腿骨折,突然跪地股四头肌猛力收缩致髌骨骨折,用力投掷手榴弹引起肱骨骨折等。

3. 骨折类型 骨折可分为开放性骨折和闭合性骨折两类。

(1)开放性骨折:骨折的断端突出刺破皮肤。

(2)闭合性骨折:肢体表面完整。由于神经和动脉经常贴近骨骼走行,穿过关节的屈肌侧,或非常接近体表,因此神经和动脉常受到损伤。血管、神经的损伤由撕脱的骨折片造成,也可因血肿压迫造成。因被损伤的软组织经常伴有大量的出血,致使闭合性骨折与开放性骨折具有同样的危险性。刺破皮肤表面的任何骨折,都应考虑有污染的可能。

【伤情评估】

1. 疼痛、压痛和传导痛 骨折疼痛情况与骨折类型和移位程度有密切关系,有些不完全性骨折和嵌插性骨折疼痛较轻,易被忽视,应加以重视,以免漏诊。骨盆骨折检查时,常用间接挤压法,从而确定诊断和排除某些伴随的假体征。

2. 局部肿胀及瘀斑 早期肢体肿胀系骨折端出血所致,多数于伤后数小时至十余小时后,局部肿胀逐渐显著,严重者皮肤可出现水疱,甚至可影响肢体血液循环,形成筋膜间隙综合征。

3. 功能障碍 骨折后由于伤肢疼痛,肌肉发生挛缩,骨折失去肌肉附着处的联系,因而使肢体活动受限。这种功能障碍使伤肢向任何方向活动均受到限制,且与骨折的类型和移位程度有密切关系。

4. 畸形 骨折后伤肢发生畸形,均系骨折移位引起,发现伤肢畸形是骨折诊断的主要体征之一。常见的骨折移位有骨折缩短移位、旋转移位、成角移位及分离移位等。

5. 异常活动和骨摩擦音 伤肢的非关节部位发生异常活动,或听到骨折断端相互摩擦产生的摩擦音,均是诊断骨折的重要体征。但此两项检查均可引起伤员的痛苦,加重骨折处周围组织的损伤,故不论骨折诊断明确与否,都不能故意或粗暴地做此项检查。

6. 筋膜间隙综合征 骨筋膜室是由深筋膜与骨、骨间膜、肌间隙所围成的容量有限的软组织间室。由于骨折形成的血肿和严重软组织水肿,间室内压力升高,使软组织的血液循环障碍,肌肉神经急性缺血而出现一系列症状,常见于前臂掌侧和小腿。主要表现为:①疼痛,伸展受累的肌肉疼痛加剧;②受累范围内的神经感觉减弱;③明显肿胀;④严重时可出现远端动脉搏动减弱或消失。

【院前救护措施】

1. 救护原则

(1)整体观念:首先尽快地对伤员进行全面检查,注意可能合并的颅脑、胸腹腔内脏及盆腔损伤,不能只关注骨折局部及软组织伤口。对神志不清的伤员,更应提高警惕,以免漏诊误诊,优先处理致命伤,遇有休克要及时防治。

(2)止血:如有伤口出血,应迅速判明出血性质,选择有效的暂时止血方法。如为一般开放伤口,可用无菌棉垫或干燥洁净的布单局部加压包扎,既可止血,又可防止伤口再被污染;如有大血管活动性出血时,可用止血带止血。

(3)包扎伤口:伤口用无菌敷料包扎。如骨断端外露,应在其原位用无菌敷料包扎,不应立即将其复位,以免被污染的骨端再污染深部组织。应待清创后再将骨折端还纳。

(4)临时固定:为减少伤员痛苦、防止骨折断端活动增加周围软组织、血管、神经损伤以及诱发休克的发生,对其患肢需给予有效的临时固定。一般可使用夹板等固定。固定范围应超过骨折部位上、下各一个关节。原则上骨折未经固定时,不应随意搬动伤员或移动伤肢,如必须搬动而当时又确无适当的外固定物,应利用躯干或对侧肢体固定。

(5)转运:经上述必要处理后,应及时转运,转运力求迅速、舒适、安全。转运途中应继续注意伤员全身情况,必要时可行静脉输注,并适当应用抗生素。

2. 救护程序

(1)尽早彻底清创:彻底细致清创是防止伤口感染的关键。清创包括整个肢体的刷洗、伤口内用大量无菌等渗盐水冲洗、皮肤灭菌、清除异物及切除失去活力的组织等。清创的时间越早越好,一般应在伤后6~8h进行。个别情况下全身和局部没有明显感染,在有效抗生素的保护下,虽超过时限,仍可进行。清创术手术简要步骤如下:刷洗及冲洗→皮肤灭菌→清创及鉴别健康和坏死组织→洗涤伤口。

（2）开放性骨折的固定：在早期彻底清创和合理使用抗生素的条件下，伤情和技术条件可能时，可以对骨折施行复位和给予牢固的内固定。对一般开放性骨折，易于手法整复的稳定性骨折，无需内固定治疗。经过清创后使开放骨折成为闭合性，然后按闭合性骨折处理。术后可应用骨牵引、皮肤牵引或石膏外固定。

（3）开放性骨折合并血管神经损伤的处理：开放骨折，若合并重要血管损伤，即应紧急处理，按照受伤动脉情况决定手术方式，即进行血管缝合修补、对端吻合、自体静脉移植或人工血管移植及一期神经修补术。

（4）开放性骨折的创口闭合：在彻底清创的基础上，运用现代成形技术，一般在伤后6h或8h以内争取一期闭合伤口，使开放骨折变为闭合骨折，是治疗开放骨折总的原则。

（5）合理使用有效的抗生素。

3. 特殊损伤的处理

（1）骨盆：骨盆损伤常伴有肢体的损伤，多见于交通事故或坠落伤等。在对伤员进行检查时，可以通过按压髂嵴、髋骨及耻骨确诊。骨盆骨折常伴有腹腔内出血，有时出血量很大，可伴有休克，急救时应采取预防休克或抗休克措施。骨盆损伤的伤员应放置在脊椎托板上转送。

（2）股骨：股骨骨折易发生在股骨干中部，股骨周围肌肉丰满，大腿的软组织能包容很多血液。双侧股骨骨折可以使循环血量减少50%。现场抢救时尽可能让伤员使用抗休克裤，以防止骨折断端移动和减少疼痛。

（3）断肢：断肢也称肢体离断，是肢体损伤中最严重的一种，最新技术可以使断肢再植和功能恢复。对于断肢病人，需及时判断，及时止血并注意防止断端的污染。如果病人需要再植，应该谨慎地将断肢保存好，及早将病人护送到再植中心。断肢在室温下可存活4~6h，低温下可存活18h。断肢必须保持清洁，去掉碎片，随病人一起转送。再植中心应做好行断肢再植的手术准备工作。

（4）异物刺入：遇到刺入伤时，不要急于在现场拔掉刺入的异物。首先应固定好受伤部位和刺入的异物，才能安全转送病人，避免造成更严重的创伤。相反，面部损伤时要及时拔掉异物。

（五）脊柱损伤

脊柱、脊髓损伤常发生于工矿、交通事故，战时和自然灾害时可成批发生。伤情严重复杂，多发伤、复合伤较多，并发症多，合并脊髓伤时预后差，甚至造成终生残疾或危及生命。

【病因与分类】

1. 根据受伤时暴力作用的方向可分为屈曲型、伸直型、屈曲旋转型和垂直压缩型。

2. 根据骨折后的稳定性可分为稳定型和不稳定型。

3. Armstrong-Denis分类是目前国内外通用的分类，分为压缩骨折、爆裂骨折、后柱断裂、骨折脱位、旋转损伤、压缩骨折合并后柱断裂、爆裂骨折合并后柱断裂。

4. 按部位分类可分为颈椎、胸椎、腰椎骨折或脱位。按椎骨解剖部位又可分为椎体、椎弓、椎板、横突、棘突骨折等。

【伤情评估】

1. 健康史 详细询问受伤原因、时间、部位、受伤姿势、致伤物的性质及暴力的大小和作用方向，询问受伤后肢体感觉、运动情况，以及现场施救情况。

2. 临床表现

(1) 脊柱骨折:有严重外伤史,如高空落下、重物打击头颈或肩背部、塌方事故、交通事故等。病人感受伤局部疼痛,颈部活动障碍,腰背部肌肉痉挛,不能翻身起立。骨折局部可扪及局限性后突畸形。由于腹膜后血肿对植物神经刺激,肠蠕动减慢,常出现腹胀、腹痛等症状,有时需与腹腔脏器损伤相鉴别。

(2) 合并脊髓和神经根损伤:脊髓损伤后,在损伤平面以下的运动、感觉、反射及括约肌和自主神经功能受到损害。

1) 感觉障碍:损伤平面以下的痛觉、温觉、触觉及本体觉减弱或消失。

2) 运动障碍:在脊髓休克期,脊髓损伤节段以下表现为软瘫、反射消失。休克期过后,若是脊髓横断伤,则出现上运动神经元性瘫痪、肌张力增高、腱反射亢进,出现髌阵挛和踝阵挛及病理反射。

3) 括约肌功能障碍:脊髓休克期表现为尿潴留,系膀胱逼尿肌麻痹形成无张力性膀胱所致。休克期过后,若脊髓损伤在骶髓平面以上,可形成自动反射膀胱,残余尿少于100ml,但不能随意排尿。若脊髓损伤平面在园锥部骶髓或骶神经根损伤,则出现尿失禁,膀胱的排空需通过增加腹压(用手挤压腹部)或用导尿管来排空尿液。大便也同样出现便秘和失禁。

4) 不完全性脊髓损伤:损伤平面远侧脊髓运动或感觉仍有部分保存时称之为不完全性脊髓损伤。临床上有以下几型:①脊髓前部损伤:表现为损伤平面以下的自主运动和痛觉消失。由于脊髓后柱无损伤,病人的触觉、位置觉、振动觉、运动觉和深压觉完好。②脊髓中央性损伤:在颈髓损伤时多见。表现为上肢运动丧失,但下肢运动功能存在或上肢运动功能丧失明显比下肢严重。损伤平面的腱反射消失而损伤平面以下的腱反射亢进。③脊髓半侧损伤综合征:表现为损伤平面以下的对侧痛温觉消失,同侧的运动功能、位置觉、运动觉和两点辨觉丧失。④脊髓后部损伤:表现损伤平面以下的深感觉、深压觉、位置觉丧失,而痛温觉和运动功能完全正常。多见于椎板骨折伤员。

【现场救护】

1. 正确搬运病人 病人由救护车送到医院时,根据其受伤部位分别给予上颈托、围腰等,应用脊柱板进行搬运。搬运前向病人及家属说明方法,以避免搬动过程中对病人造成不必要的二度损伤。移动时由2~3人用手同时将病人平托至脊柱板上,禁止搂抱或2人上下各抬一端导致病人脊柱屈曲扭转。移动前后均要询问病人双下肢感觉有无差异、肌力有无变化。

2. 初步检查、协助诊断 迅速、准确地按A(呼吸道是否通畅、呼吸节律、频率)、B(循环状态、血压、脉搏)、C(意识、瞳孔)、D(四肢活动度)、S(有无脊柱脊髓损伤)顺序进行检查评估,对伤情作出初步判断,协助医生进行诊断。对伤情不重或无明显出血征象者,可采用一看(神志、面容)、二摸(脉搏、肢体)、三测(血压)、四量(尿量)进行综合分析。

3. 急救护理 病人入院后应选择健肢大静脉用16-18号静脉留置针迅速建立静脉输液通路,维持有效循环血量;对于有口腔异物者,给予清除,吸痰、给氧,必要时行气管插管,保持呼吸道通畅;密切观察病人意识、瞳孔、血压情况,动态监测生命体征变化;对有合并症的病人按先重后轻、先急后缓的原则给予处置。合并颅脑外伤时,要严密观察意识和瞳孔的变化,及时遵医嘱给予脱水药物以降低颅内压,严格掌握合适的补液量、补液速度及时机,兼顾抗休克与脱水治疗之间的矛盾。合并胸部外伤时,要密切观察有无反常呼吸及血氧饱和度的变化,协助医生安置胸腔闭式引流装置,密切观察引流液的性状、颜色和量。对于合并腹部损伤病人,观察腹痛和腹部体征的变化及病人意识、面色、皮肤黏膜、尿量、生命体征,及时发现病情变化及时处理,以免延误病情。对于合并四肢骨折病人,仔细观察肢体的肿胀程度、肢端温度、皮肤及甲床的颜色、足背动脉搏动情况,及早发现骨筋膜综合征,及时给予处理。

4. 心理护理 脊柱损伤病人病发突然,创伤所致的后遗症使病人备受打击,以至于无法面对,病人紧张、恐惧、焦躁、不配合治疗,从而影响抢救工作的顺利进行。因此,在进行抢救的同时,应积极对病人进行心理辅导,给予心理支持,用温和的语言、热情的态度与病人进行交谈,进行心理疏导,安抚激动的情绪,及时提供必要的救治信息;进行各项操作时动作准确敏捷,给病人安全感。引导病人保持良好的心态,鼓励病人树立战胜疾病的信心,使其积极配合治疗护理。

能力检测

一、选择题

1. 病人,女性,被汽车撞伤 10min 后入院,昏迷,面色苍白,血压测不到,呼吸慢,心搏微弱,诊断为腹腔内出血、骨盆骨折、阴道出血,请判断她属于

A. 多处伤　　B. 联合伤
C. 多发伤　　D. 复合伤

2. 创伤性休克病人到达急诊室后,下列哪项为首选

A. 立即行 X 线、B 超检查,明确伤情　　B. 建立静脉通路,补足血容量
C. 剖腹探查,了解有无腹腔脏器损伤　　D. 应用血管活性药物

3. 院内评分的特点不包括

A. 以解剖指标为主　　B. 通常伤情越重得分越高
C. 主要评价伤势　　D. 可作为比较研究的依据

4. 病人,男性,被汽车撞伤 30min 后入院,神志清,血压 140/90mmHg,诊断为骨盆骨折、左股骨骨折,据此可以确定他属于

A. 多处伤　　B. 联合伤
C. 多发伤　　D. 复合伤

5. 在没有血压计的事故现场,下面哪项不是诊断休克的依据

A. 体温　　B. 脉搏
C. 毛细血管再充盈试验　　D. 意识状态

6. 多发伤伤员出现下列情况,应首先抢救

A. 开放性气胸　　B. 休克
C. 四肢开放性骨折　　D. 昏迷

7. 以下哪种情况不属于多发伤

A. 颅骨骨折 + 颈椎损伤　　B. 腹腔内出血 + 肾破裂
C. 骨盆骨折 + 股骨干骨折　　D. 肋骨骨折 + 右臂骨折

8. 对于创伤伤员的伤口处理原则,不正确的是

A. 伤口内的异物不能随意去除　　B. 创面中外露的骨折端不能回纳
C. 清创要仔细,小心擦去血凝块　　D. 骨折要临时固定

9. 有一创伤病人同时出现下列几种病情,首先采取的紧急救护措施应纠正哪一项

A. 休克　B. 伤口渗血　C. 窒息　D. 内脏脱出

10. TI 得分为多少时，抢救价值最大

A. 1~3　B. 4~9　C. 10~16　D. >17

二、简答题

1. 对多发伤伤员如何进行现场急救？
2. 简述院前评分的两种方法及相应的指标。
3. 复合伤有何特点？
4. 多发伤有何特点？
5. ISS 评分有何优缺点？
6. 创伤的现场处理包括哪些方面？

参考答案

1. D　2. B　3. B　4. C　5. A　6. A　7. D　8. C　9. C　10. C

（张　路　张胜凯）

任务三　创伤现场救护技术

学习目标

知识目标：掌握多发伤的临床特点、救治与护理；颅脑损伤、胸腹部损伤及骨折病人的临床表现、救治与护理措施。熟悉创伤的分类和评估方法；多发伤的伤情评估方法；颅脑损伤、胸腹部损伤及骨折的病因及分类。了解创伤的病理生理。

能力目标：能对创伤病人进行伤情评估；能熟练配合医生进行创伤病人的救护。

素质目标：具备珍惜生命，爱护生命的责任意识，形成“时间就是生命”急救意识。

案例导入

120 接到指令，某路段发生一起车祸，有人员受伤。车祸后 10min，120 急救车赶到车祸现场。发现病人，男性，23 岁，神志清楚，自觉气紧、腰背部疼痛；查体：BP 90/48mmHg，HR 124 次 /min，R 28 次 /min；全身未见开放性伤口，气管左移，左侧呼吸音消失；骨盆两侧不对称，尿道口有少量鲜血。如果你是一名救护员，在现场如何实施抢救？

发生创伤时急救人员首先应迅速了解伤员生命体征，包括呼吸、脉搏、血压及机体各部位伤情。处理：首先如有心肺功能障碍，应立即施行有效心肺复苏；其次对昏迷病人应保证开放气道；对休克病人，积极抗休克；同时及时止血、包扎、固定，然后再考虑搬运等措施。止血、包扎、固定、搬运是创伤急救的四大技术。

一、止血术

大的外出血如不及时处理，短时间内可致病人休克死亡，因此必须首先做好临时止血措施。识别不同类型的出血有助于对出血的处理：动脉出血呈鲜红色，常随心脏收缩呈间歇性喷射状；静脉出血多为暗红色，持续涌出；毛细血管损伤多为渗血。常用止血法：

（一）指压动脉止血法

用手指压迫出血血管的近心端，阻断血流。此法仅适用于急救，压迫时间不宜过长。为临时应急措施，要求指压部位及方法正确。

1. 头颈部出血　常用指压血管部位见图 1-3-1。

（1）颞动脉：用拇指在耳前对着下颌关节上用力加压，可将颞动脉压住。

（2）面动脉：用拇指压迫下颌角处的面动脉，面部的大出血，常需压住双侧才能止血。

（3）颈动脉：在颈根部及气管外侧与胸锁乳突肌前缘交界处，拇指摸到搏动的颈动脉向内向后向第五颈椎横突施压。

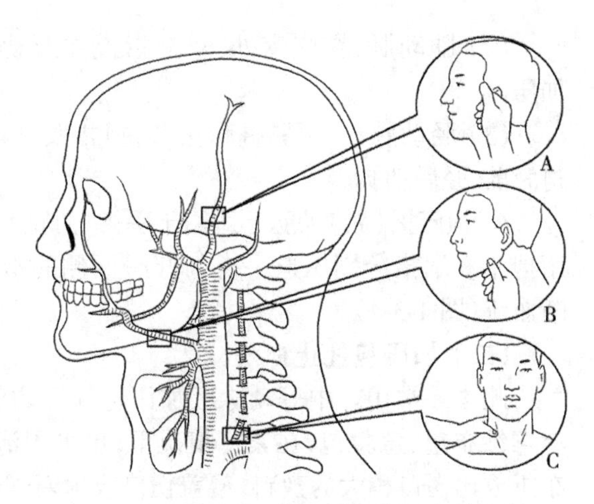

图 1-3-1　头颈部出血，常用指压血管部位
上：颞动脉；中：面动脉；下：颈动脉

2. 上肢出血　常用指压血管部位见图 1-3-2。

（1）锁骨下动脉：在锁骨上窝胸锁乳突肌锁骨头外侧，拇指向下向后摸到搏动处向第一肋骨加压（压迫锁骨下动脉）。

（2）肱动脉：上臂肱二头肌内侧，拇指摸到搏动的肱动脉处加压。

（3）肘动脉：肘关节前，拇指摸到搏动的肘动脉处加压。

（4）桡、尺动脉：双手拇指分别压住腕关节前面的桡、尺侧（桡侧即摸脉搏处）。

3. 下肢出血　常用指压血管部位见图 1-3-3。

（1）股动脉：髋关节稍屈曲、外展、外旋，双手拇指向后压按搏动的股动脉。

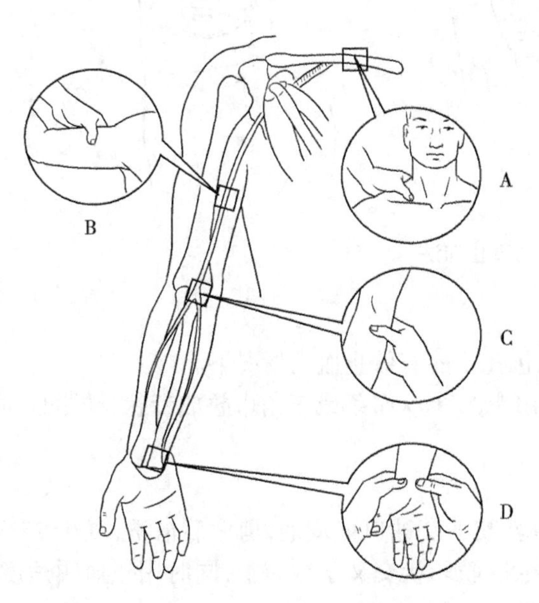

图 1-3-2　上肢出血，常用指压血管部位
A. 锁骨下动脉；B. 肱动脉；C. 肘动脉；D. 桡、尺动脉

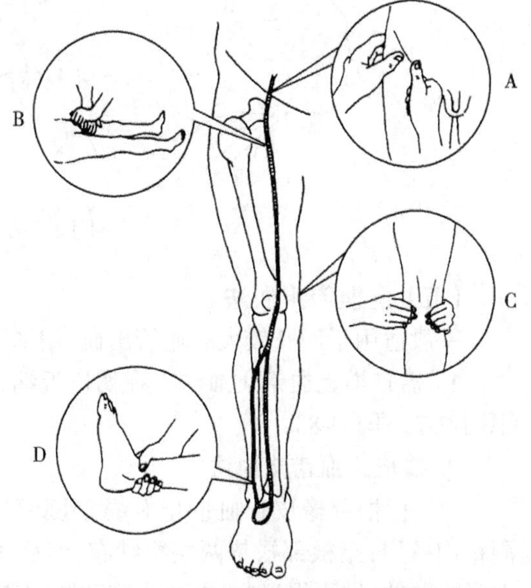

图 1-3-3　下肢出血，常用指压血管部位
A. 股动脉；B. 股动脉；C. 腘动脉；D. 胫动脉

（2）腘动脉：在腘窝处，双拇指摸住搏动的动脉，向下加压。

（3）胫动脉：一手紧握踝关节，拇指及其余四指分别压迫胫前、胫后动脉。

4. 指压指（趾）动脉 适用于手指（脚趾）大出血，方法：用拇指和示指分别压迫手指（脚趾）两侧的指（趾）动脉，阻断血流（图1-3-4）。

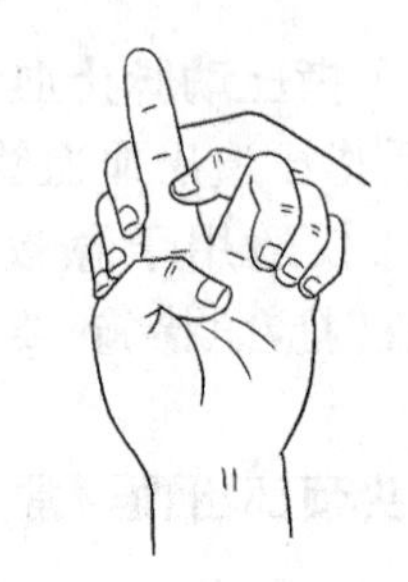

图1-3-4 指（趾）大出血，指压指（趾）动脉

（二）加压包扎止血法

此法最常用。中等动脉经加压包扎后均能止血。用已消毒纱布垫、急救包，在紧急情况下，也可用清洁的布类、纱布折成比伤口稍大的敷料，覆盖伤口或填塞于伤口内。再用绷带、三角巾、多头带做加压包扎（详见包扎术）松紧度以达到止血目的即可。

（三）强屈关节止血法

在肢体关节弯曲处加垫（纱布卷或棉垫卷），然后用力弯曲关节并用三角巾或绷带环形或8字形扎（图1-3-5）。

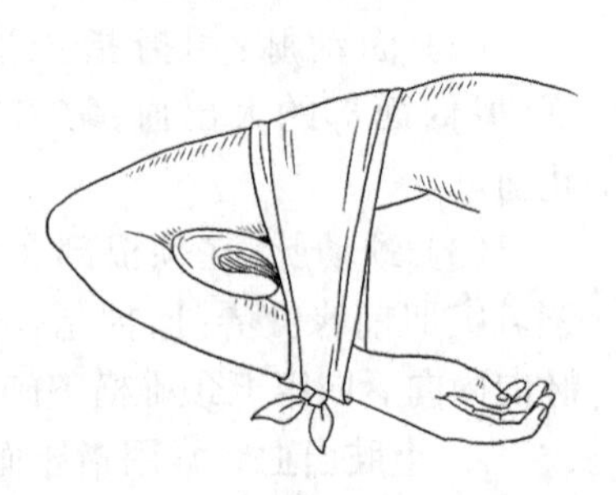

图1-3-5 强屈关节止血法

（四）填塞止血法

适用于颈部和臀部较大而深的伤口，方法见图1-3-6。先用镊子夹住无菌纱布塞入伤口内，如一块纱布止不住出血，可再加纱布，最后用绷带或三角巾绕颈部至对侧臂根部包扎固定。

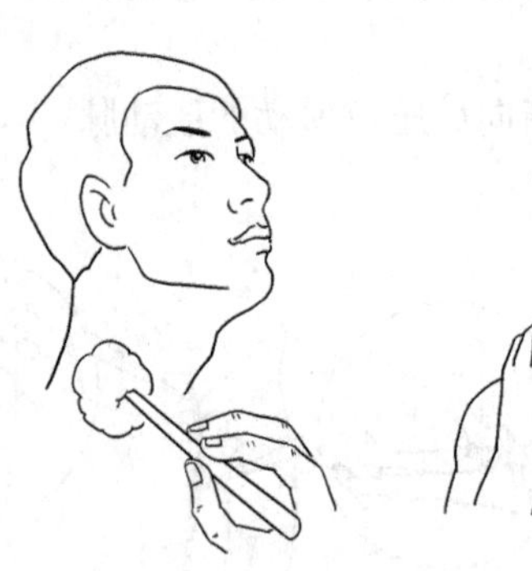
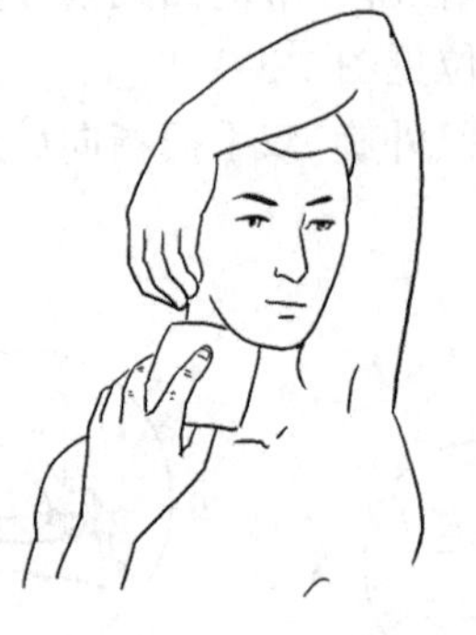
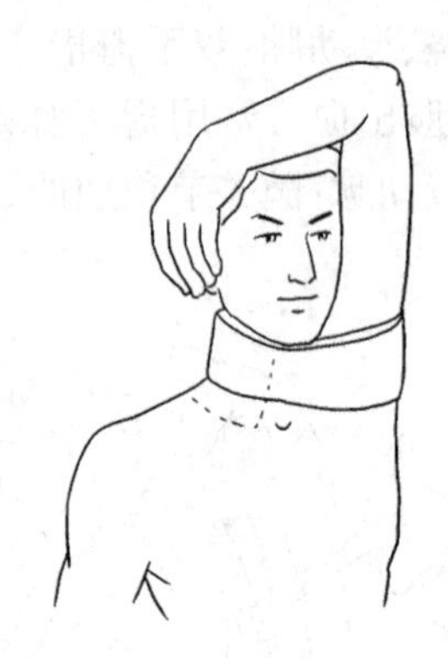

图1-3-6 填塞止血法

（五）止血带止血法

一般适用于四肢较大的血管出血，用加压包扎不能有效止血的情况下。

1. 棉布类止血带止血法 在伤口近端，用绷带、带状布条或三角巾叠成带状，勒紧止血（图1-3-7，图1-3-8）。

2. 橡皮止血带止血法

（1）指根部橡皮止血带止血法：用废手术乳胶手套袖口处皮筋，剪取后清洗，置于75%酒精内备用；指根部衬垫两层窄纱布，然后用橡皮筋环状交叉于纱布上，同时用止血钳适度夹紧交叉处，但不得过紧，以免影响动脉血流（图1-3-9）。

（2）上、下肢橡皮止血带止血法：将橡皮止血带适当拉紧、拉长绕肢体2~3周。橡皮带

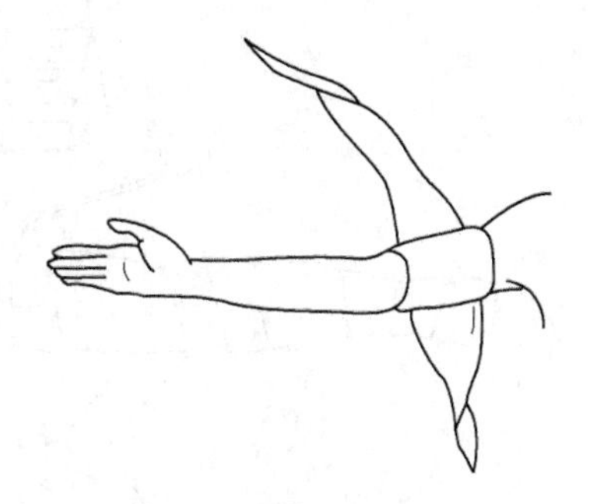

图 1-3-7 紧扎止血带止血法
第一道缠绕为衬垫

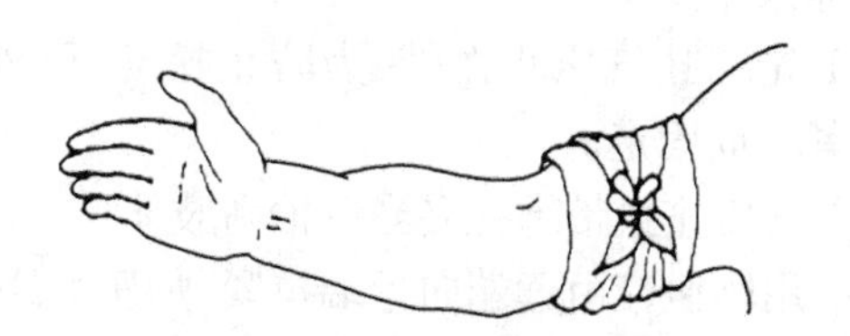

图 1-3-8 紧扎止血带止血法
第二道压在第一道上面，适当勒紧

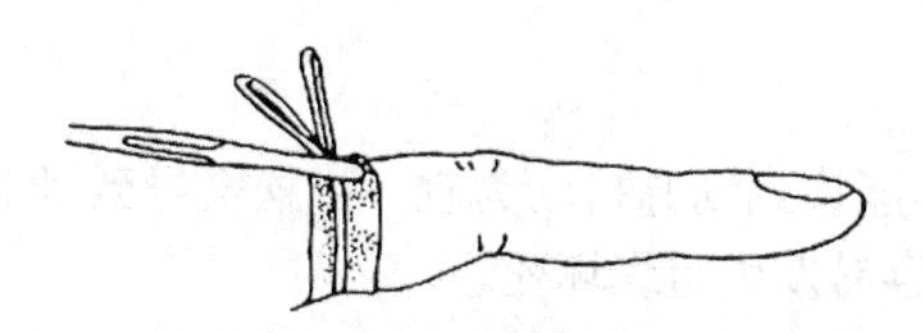

图 1-3-9 指根部橡皮止血带止血法

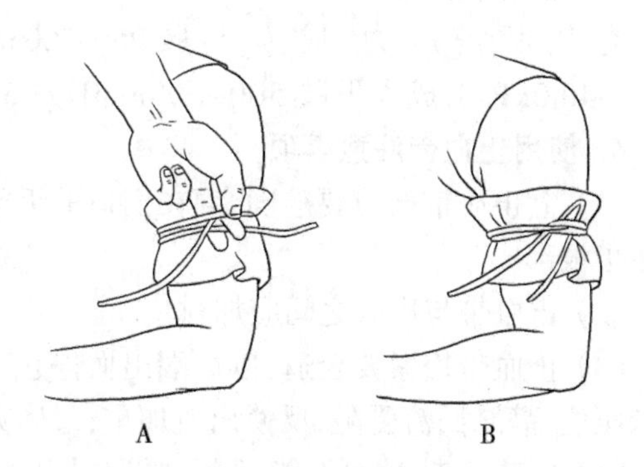

图 1-3-10 上、下肢橡皮止血带止血法
A. 将橡皮止血带中的一段适当拉紧拉长，绕肢体 2~3 周；B. 橡皮带末端紧压在橡皮带下面

末端紧压在橡皮带的另一端上（图 1-3-10）。

3. 上、下肢充气式气压止血袋止血法

器械：

（1）气压止血带：气压止血袋类似血压计袖袋，可分成人气压止血带及儿童气压止血带、上肢气压止血带及下肢气压止血带。气压止血带还可分成手动充气与电动充气止血带。（图 1-3-11，图 1-3-12）。

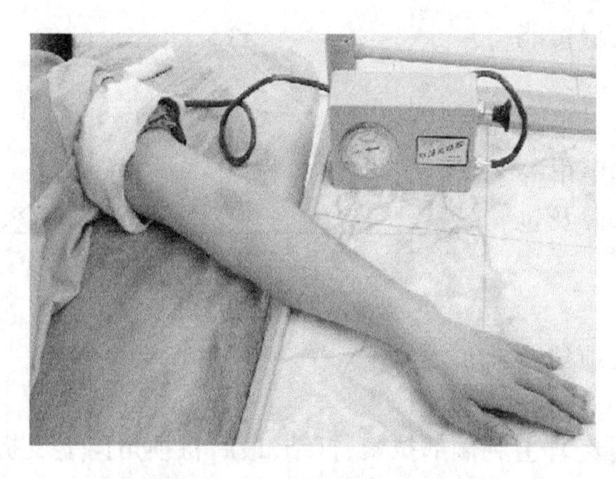

图 1-3-11 手动气压止血带

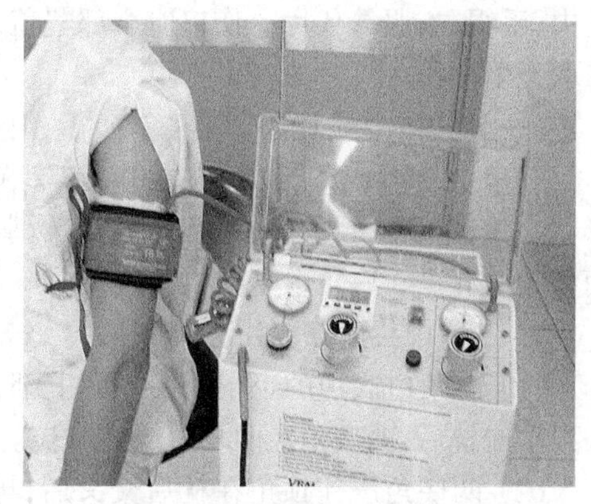

图 1-3-12 电动气压止血带

（2）驱血带：驱血带由乳胶制成，厚 1mm、宽 10~12cm、长 150cm（图 1-3-13）。

具体操作步骤：

（1）先绑扎气压止血带，为防止松动，可外加绷带绑紧一周固定。

（2）气压止血带绑扎妥当后抬高肢体。

（3）用驱血带由远端向近端拉紧、加压缠绕。

（4）缠绕驱血带后向气压止血带充气并保持所需压力。

（5）松开驱血带。

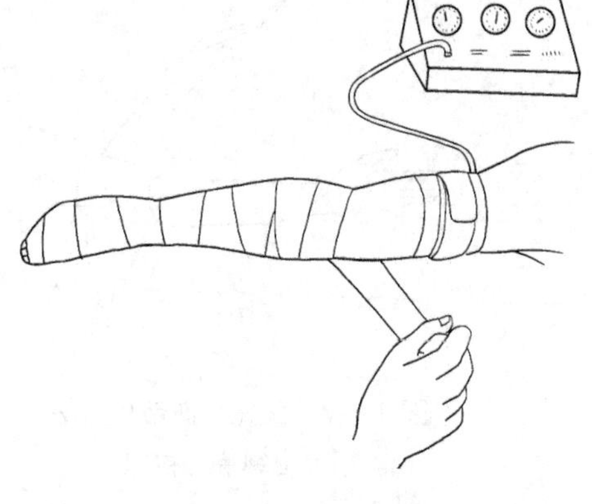

图 1-3-13 驱血带驱血

充气所需压力：成人上肢 250~300mmHg（32.3~40.0kPa）；成人下肢 500~600mmHg（64.6~80.0kPa）；儿童根据年龄酌减。

4. 使用止血带注意事项

（1）上止血带部位要准确，缠在伤口的近端。上肢在上臂上 1/3、下肢在大腿中上段、手指在指根部。

（2）止血带与皮肤之间应加衬垫。

（3）止血带松紧要合适，以远端出血停止、不能摸到动脉搏动为宜。过松会导致动脉供血未压住，静脉回流受阻，反使出血加重；过紧则容易发生组织坏死。

（4）用止血带时间不能过久，要记录开始时间，上肢一般不超过 1h，下肢一般不超过 1.5h，到时放松一次，使血液流通 5~10min。

（六）止血钳钳夹结扎止血法

止血钳钳夹出血血管后丝线结扎或缝扎止血。此法止血确切，适用于上述方法不易奏效或有明显喷血时。用止血钳钳夹血管时应避免损伤正常血管，尽可能保留血管长度，以利修复。结扎时要考虑结扎后其所属肢体与器官有无足够的侧支循环，有无缺血可能。

二、包扎术

包扎是创伤急救技术中最常用的技术之一，其目的为：①止血；②保护创面，防止进一步污染；③固定的作用；④止痛；⑤心理保护。包扎常使用的材料是绷带、三角巾和多头带。如现场缺乏绷带、三角巾或多头带时，可就地取材，用毛巾、手绢、衣服等代用。伤口应全部覆盖，尽可能采取无菌操作。

（一）三角巾包扎法

三角巾可折成条带状、燕尾巾、连双燕尾巾等形状。该法有制作简单、使用方便、容易掌握及包面积大的优点。三角巾见图 1-3-14。

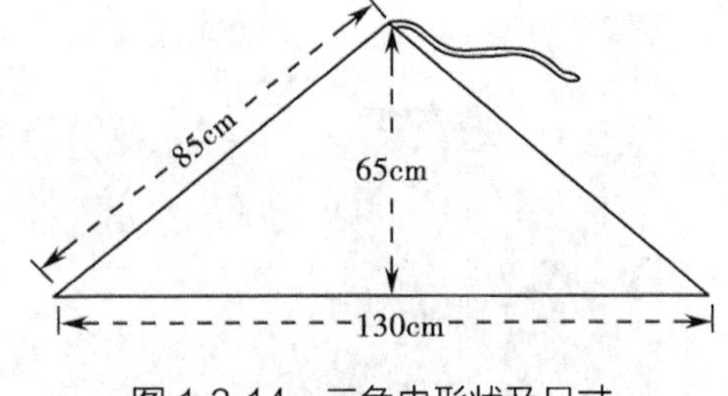

图 1-3-14 三角巾形状及尺寸

1. 三角巾头顶部包扎法

（1）三角巾底边的正中放在眉间上部，顶角经头顶垂向枕后，两底角经两耳上缘向后拉。（图 1-3-15）

（2）两底角压住顶角在枕后交叉后，再经耳上到额部拉紧、打结，最后将顶角向上反折嵌入底边或用安全针固定（图 1-3-16）。

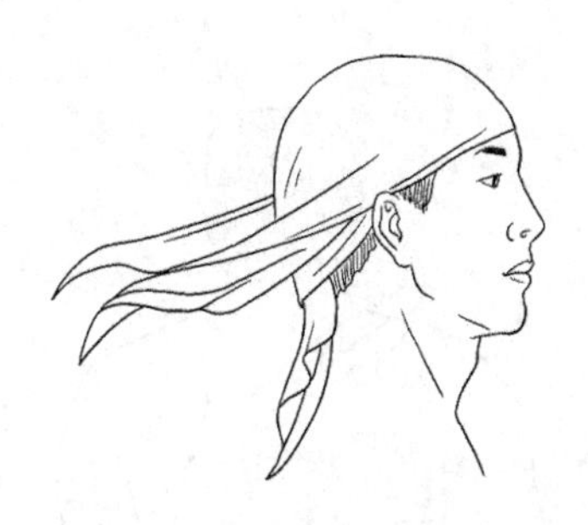

图 1-3-15 三角巾头顶部包扎法 1

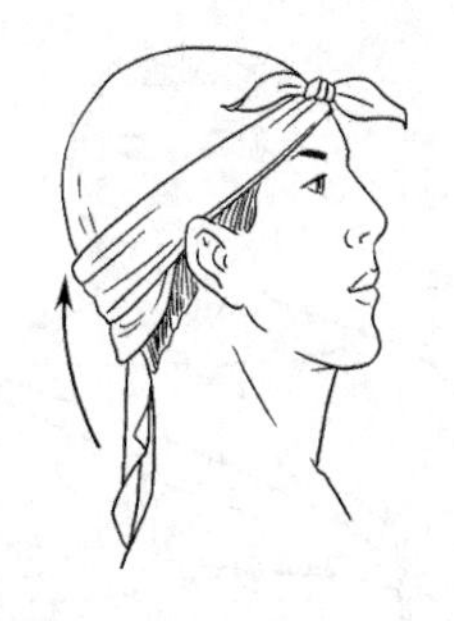

图 1-3-16 三角巾头顶部包扎法 2

2. 三角巾面部包扎法

（1）三角巾顶角打结，套住下颌，底边拉向头后，两底角向后上拉紧（图 1-3-17 A）。

（2）底角左右交叉压住底边，再经两耳上方绕到前额打结，包扎完后在眼、鼻、口处提起布巾剪洞口（图 1-3-17 B）。

3. 三角巾颈部包扎法 适用于颈部外伤。方法：嘱伤员健侧手臂上举抱住头部，将三角巾折叠成带状，中段压紧覆盖的纱布，两端在健侧手臂根部打结固定（图 1-3-18）。

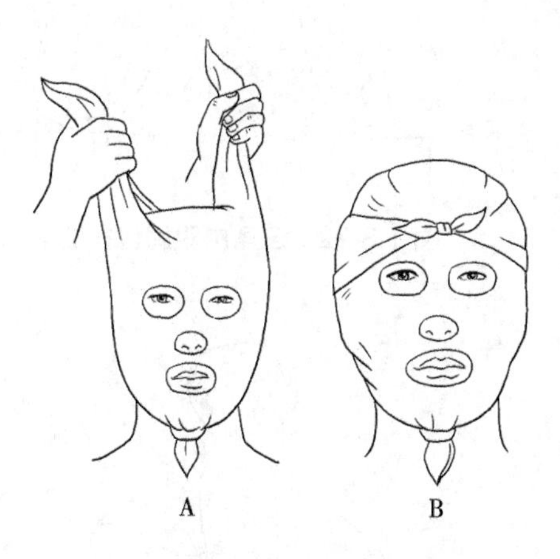

图 1-3-17 三角巾面部包扎法

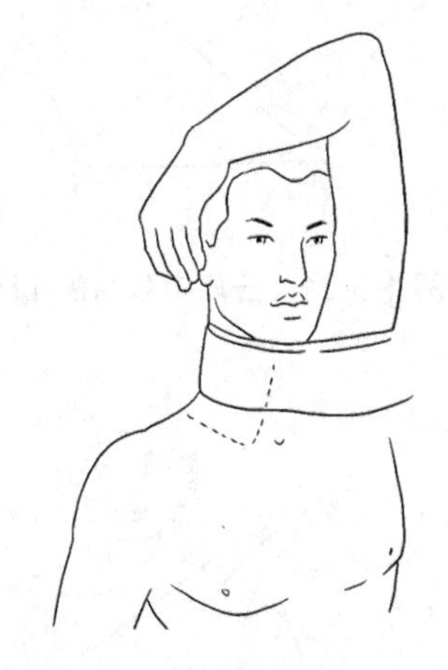

图 1-3-18 三角巾颈部包扎法

4. 三角巾单肩包扎法

（1）正面观三角巾折成燕尾，夹角朝上放在肩部，向后一角稍大于向前一角并压住向前一角，燕尾底边包绕上臂上半部打结，两燕尾分别经胸前后拉到对侧腋下打结（图 1-3-19）。

（2）背面观（图 1-3-20）

5. 三角巾双肩包扎法

（1）三角巾折成燕尾、燕尾角等大，夹角朝上，对准颈后正中，披在双肩上（图 1-3-21）。

（2）燕尾过肩由前往后包肩至腋下，与燕尾底边相遇打结（图 1-3-22）。

6. 三角巾胸部包扎法

（1）三角巾盖在伤侧，顶角绕过伤肩到背后（图 1-3-23）。

（2）底边包胸到背后，两角相遇打结，再与顶角相连（图 1-3-24）。

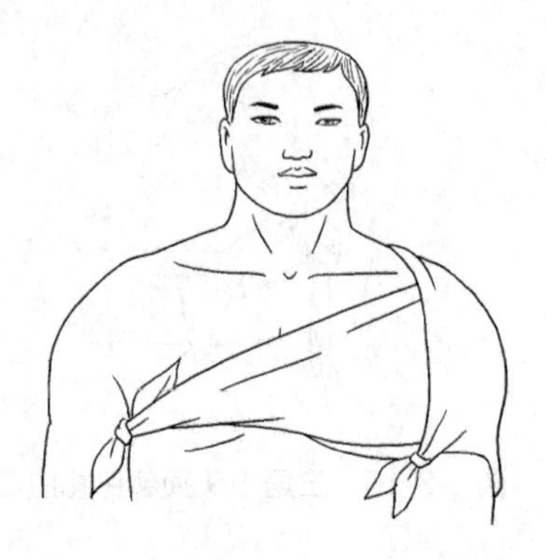

图 1-3-19 三角巾单肩包扎法

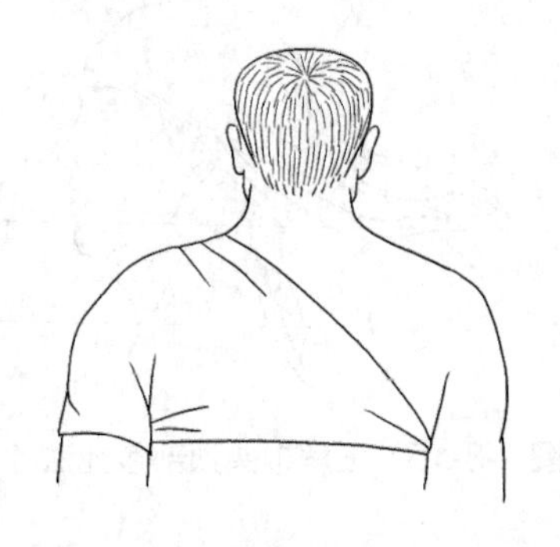

图 1-3-20 三角巾单肩包扎法（背面观）

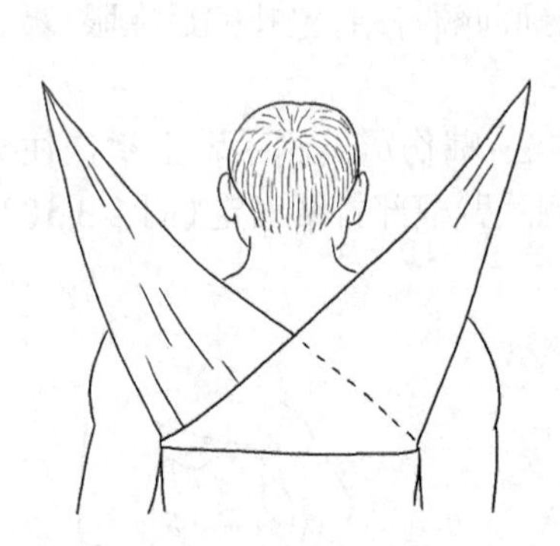

图 1-3-21 三角巾双肩包扎法 1

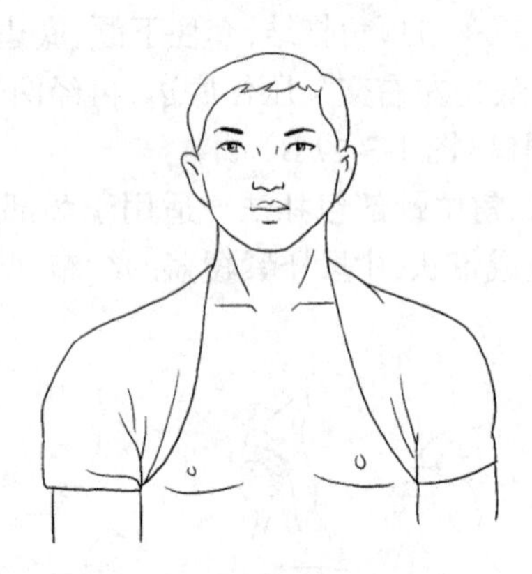

图 1-3-22 三角巾双肩包扎法 2

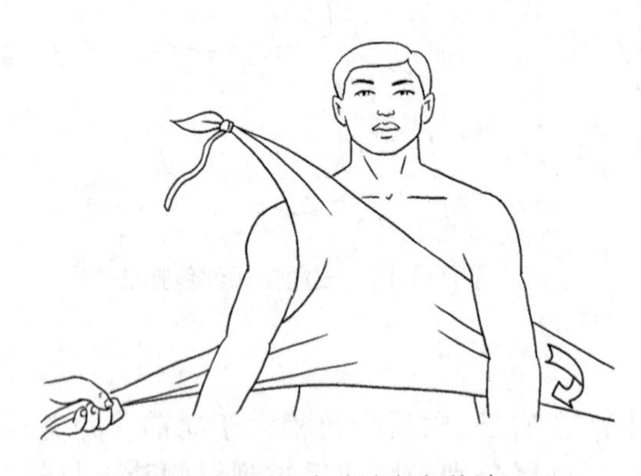

图 1-3-23 三角巾胸部包扎法 1

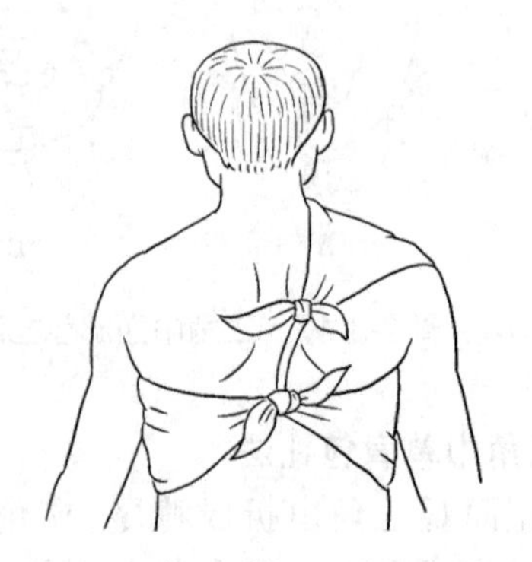

图 1-3-24 三角巾胸部包扎法 2

7. 三角巾腹部包扎法

（1）三角巾折成燕尾，前角大于后角并压住后角，夹角朝下，底边系带围腰打结（图 1-3-25）。

（2）前角经两腿之间向后拉，两角包绕大腿根部打结（图 1-3-26）。

8. 三角巾单臀包扎法

（1）三角巾折成燕尾，底边包绕伤侧大腿打结（图 1-3-27）。

（2）两燕尾分别过腹腰到对侧髂骨上打结（图 1-3-28）。

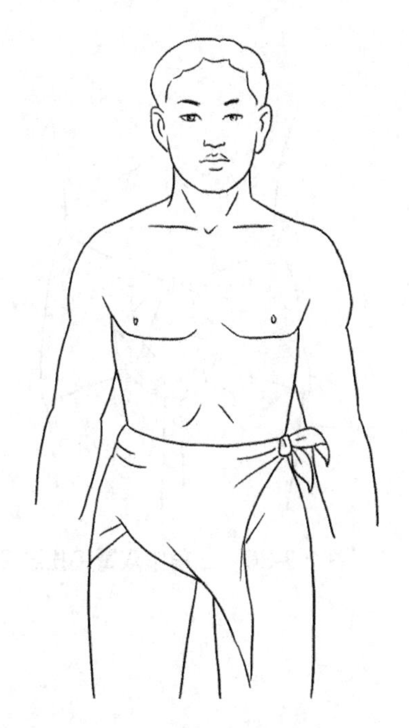

图 1-3-25 三角巾腹部包扎法 1

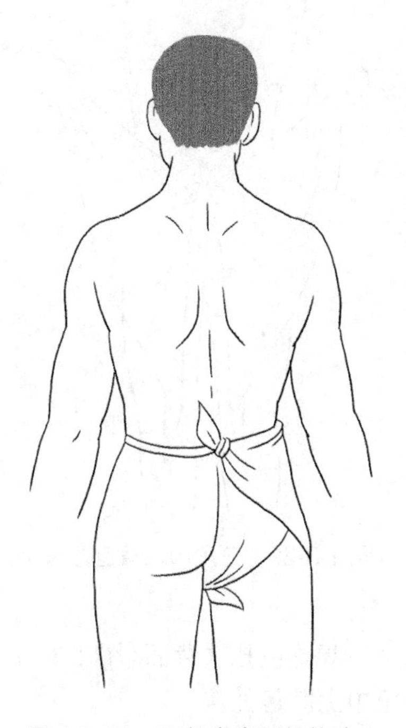

图 1-3-26 三角巾腹部包扎法 2

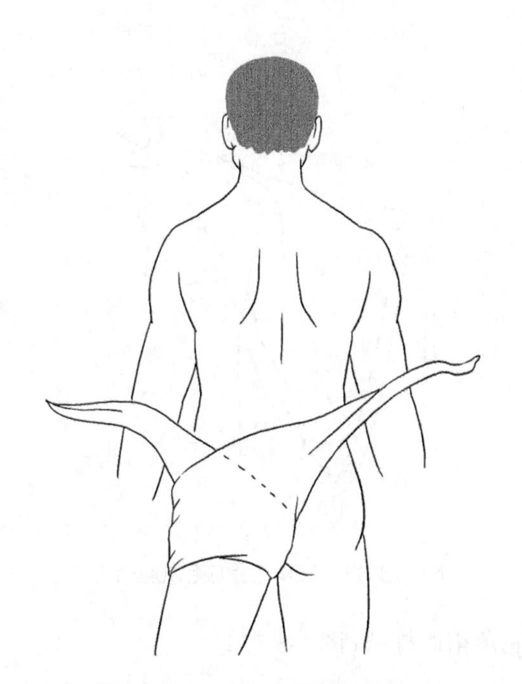

图 1-3-27 三角巾单臀包扎法 1

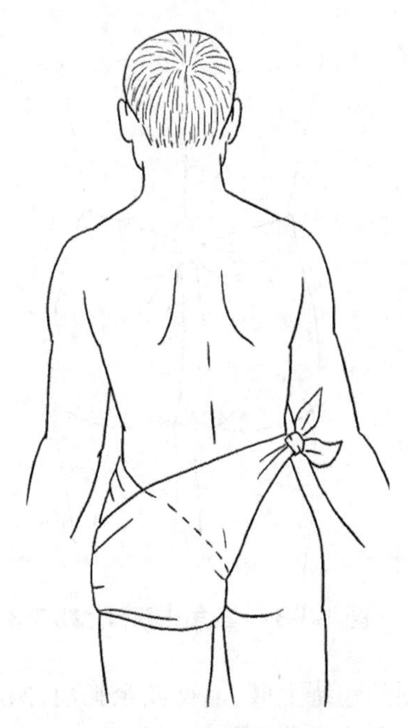

图 1-3-28 三角巾单臀包扎法 2

9. 三角巾双臀包扎法

（1）两条三角巾顶角打结，放在腰骶部正中。（图 1-3-29）

（2）上面两底角从后绕到腹部打结，下面两底角从大腿内侧向前拉，在腹股沟处与三角巾底边打纽扣结（图 1-3-30）。

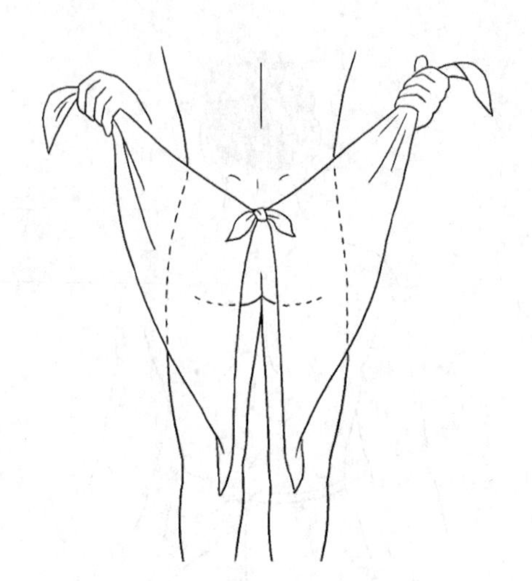

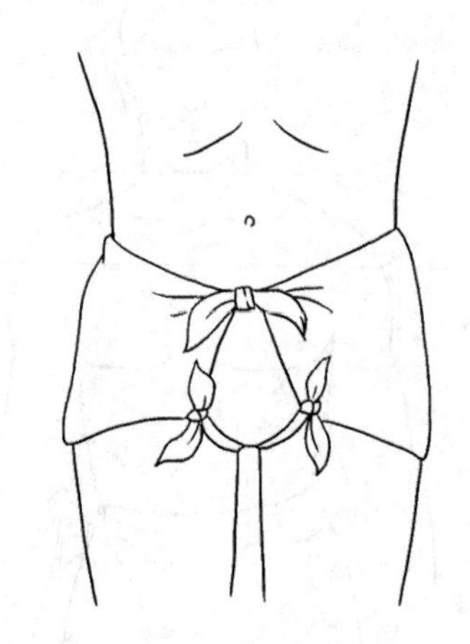

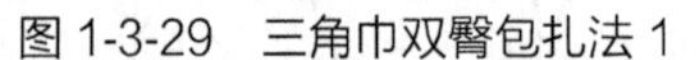

图 1-3-29 三角巾双臀包扎法 1

图 1-3-30 三角巾双臀包扎法 2

（3）三角巾双臀包扎法背面（图 1-3-31）。

10. 三角巾上肢包扎法

（1）三角巾一底角打结后套在伤手上，另一底角经后背拉到对侧肩上（图 1-3-32）。

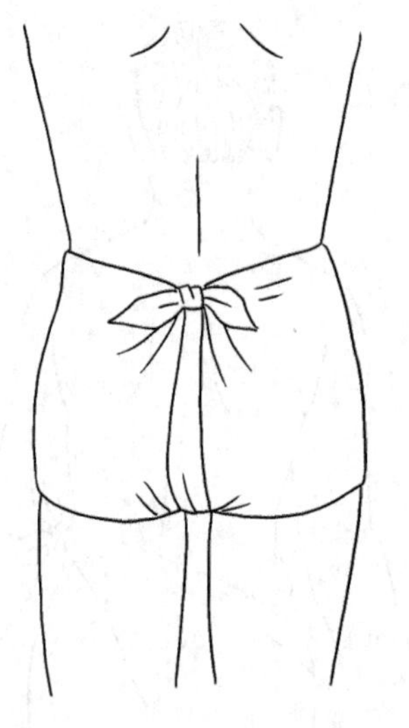

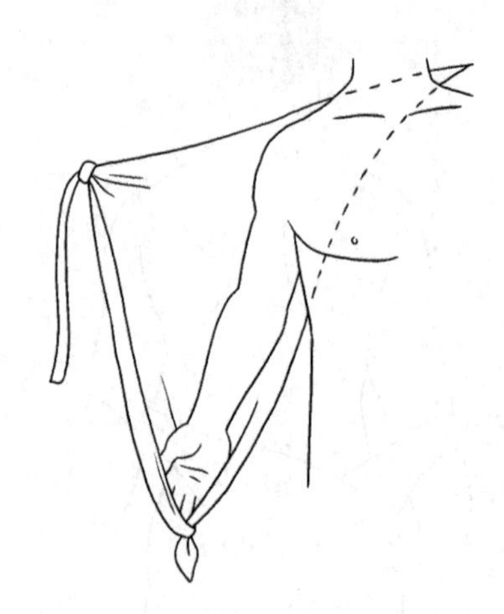

图 1-3-31 三角巾双臀包扎法 3

图 1-3-32 三角巾上肢包扎法 1

（2）顶角包绕上肢，前臂屈至胸前，两底角相遇打结（图 1-3-33）。

11. 三角巾手足包扎法

（1）手（足）心放在三角巾上，指（趾）指向顶角，顶角翻折盖住手（足）背（图 1-3-34）。

（2）两底角拉向手（足）背，左右交叉后压住顶角，绕手腕（足踝）部打结（图 1-3-35）。

（二）绷带包扎法

用绷带包扎时，应从远端缠向近端，绷带头必须压住，即在原处环绕数周，以后每缠一周要盖住前一周 1/3~1/2，常用绷带包扎法有以下几种：

1. 环形绷带包扎法 在肢体某一部位环绕数周，每一周重叠盖住前一周。主要用于手、

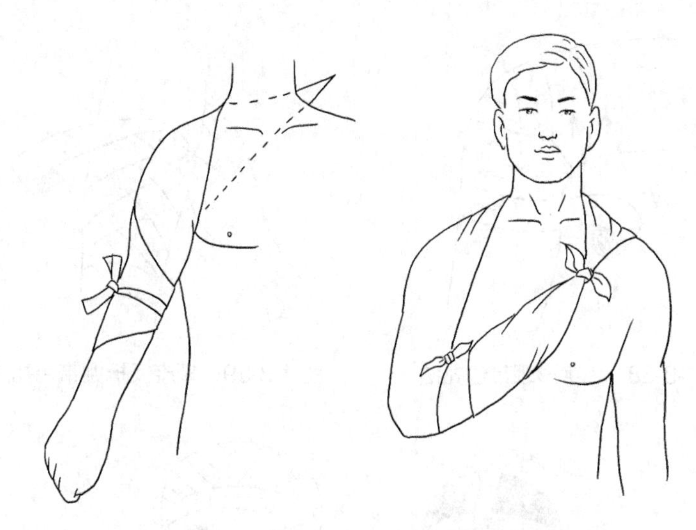

图 1-3-33　三角巾上肢包扎法 2

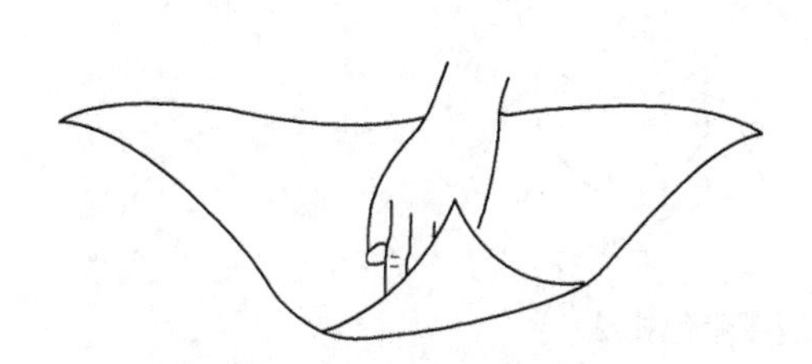

图 1-3-34　三角巾手足包扎法 1

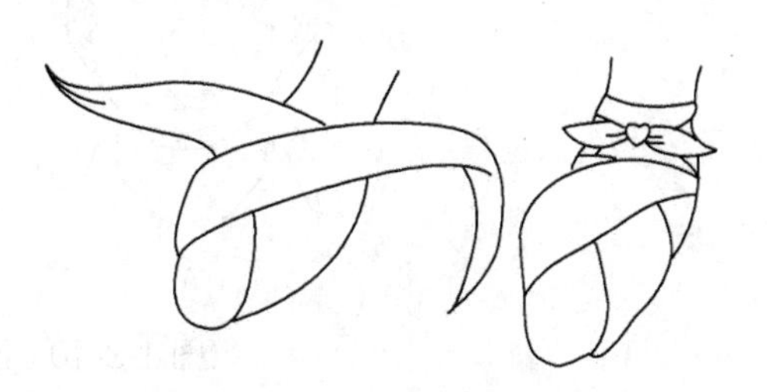

图 1-3-35　三角巾手足包扎法 2

腕、足、颈、额部包扎（图 1-3-36）。

2. 螺旋形绷带包扎法　包扎时，作单纯的螺旋上升，每一周压盖前一周的 1/2。主要用于肢体、躯干等处（图 1-3-37）。

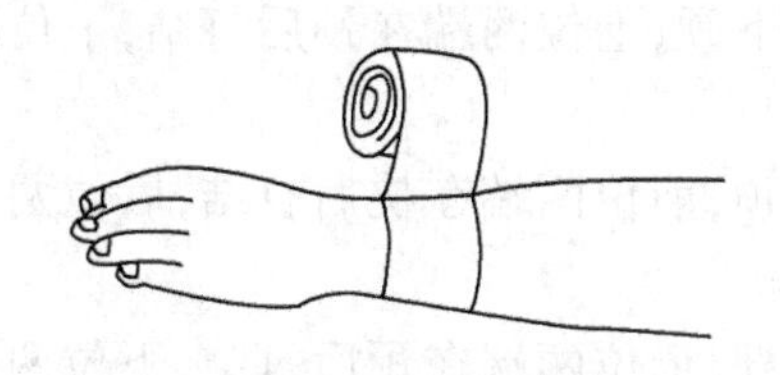

图 1-3-36　环形绷带包扎

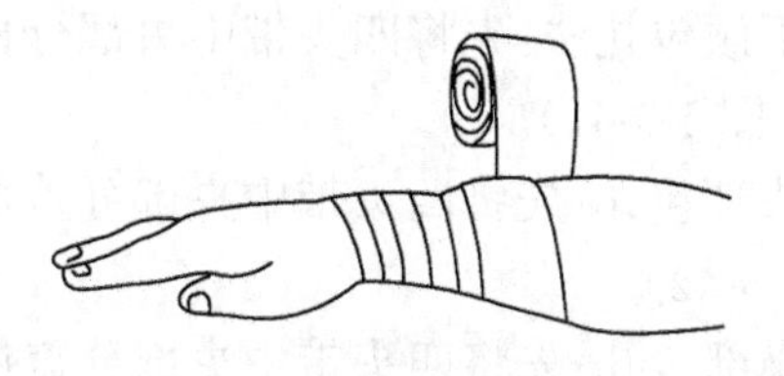

图 1-3-37　螺旋形绷带包扎法

3. 8 字形绷带包扎法　本法是一圈向上一圈向下的包扎，每一周在正面和前一周相交，并压盖前一周的 1/2。主要用于肘、踝、肩、膝等处（图 1-3-38）。

4. 螺旋反折绷带包扎法　开始先用环形法固定一端，再按螺旋法包扎，但每周反折一次，反折时以左手拇指按住绷带上面正中处，右手将绷带向下反折，并向后绕，同时拉紧。主要用于粗细不等部位，如小腿、前臂等处（图 1-3-39）。

5. 回返绷带包扎法　第一周常在中央开始，来回反折，直到该端全部包扎后，再做环形固定。主要用于头部、断肢残端包扎（图 1-3-40）。

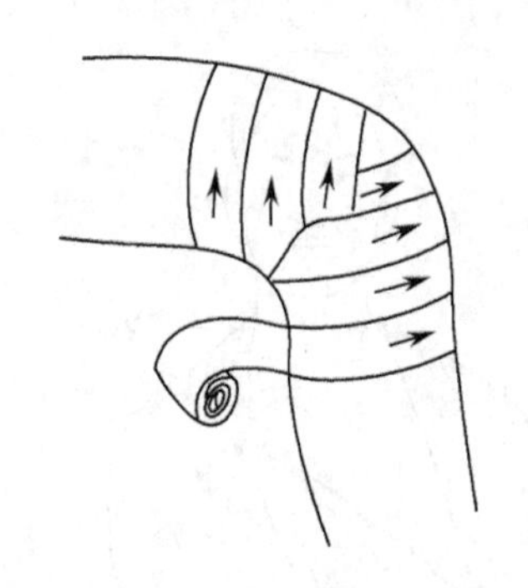

图 1-3-38 8 字形绷带包扎法

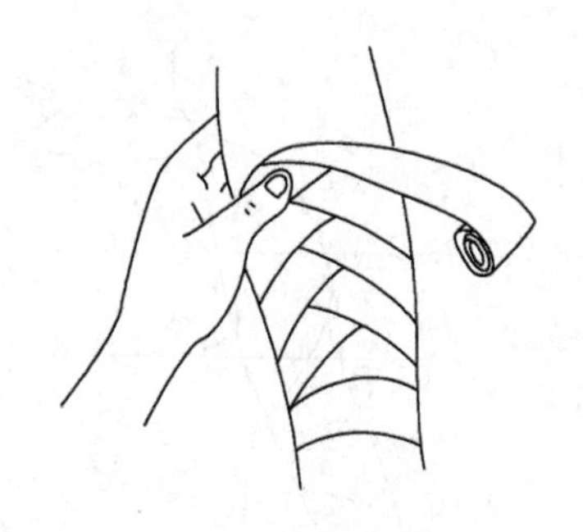

图 1-3-39 螺旋反折绷带包扎法

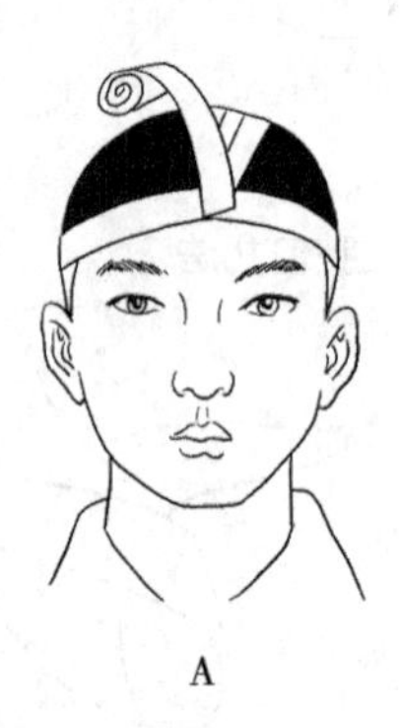

A

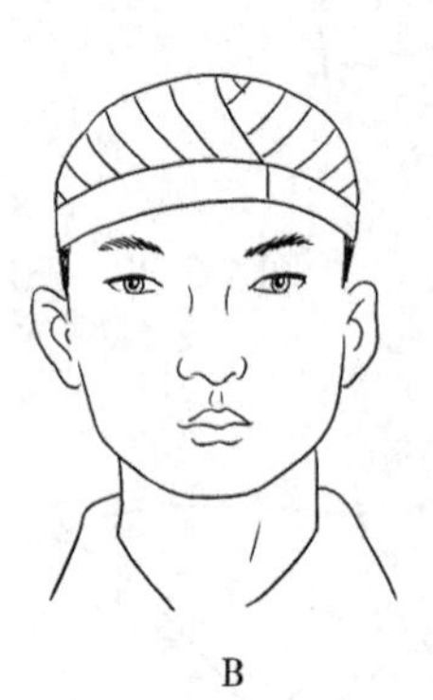

B

图 1-3-40 回返绷带包扎法

（三）多头带包扎法

用于人体不易包扎和面积过大的部位，常用包扎法有：四头带包扎法、腹部包扎法、胸部包扎法及几种严重损伤的特殊包扎法。现分述如下：

1. 四头带包扎法 用长方形布料一块，大小视需要而定。将长的两端剪开到适当部位，经消毒处理后制成。常用部位有：

（1）下颌包扎法：先将四头带中央部分托住下颌，上位两端在颈后打结，下位两端在头顶部打结（图 1-3-41）。

（2）头部包扎：先将四头带中央部分盖住头顶，前位两端在枕后打结，后位两端在颌下打结（图 1-3-42）。

（3）鼻部包扎：先将四头带中央部分盖住鼻部，上位两端在颈后打结，下位两端亦在颈后打结（图 1-3-43）。

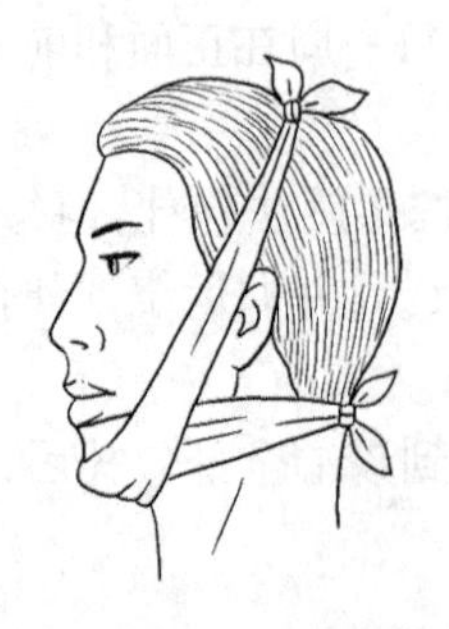

图 1-3-41 下颌包扎法

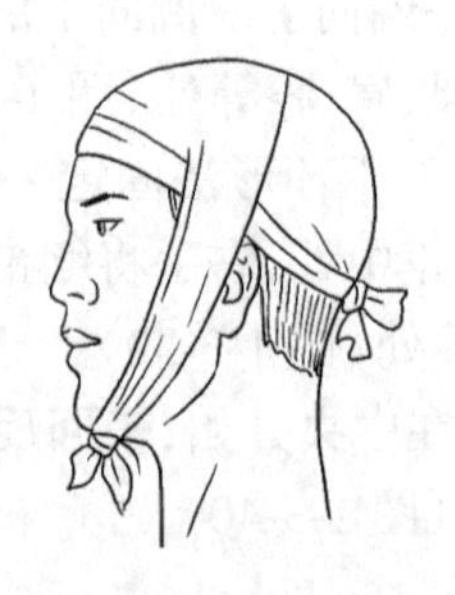

图 1-3-42 头部包扎

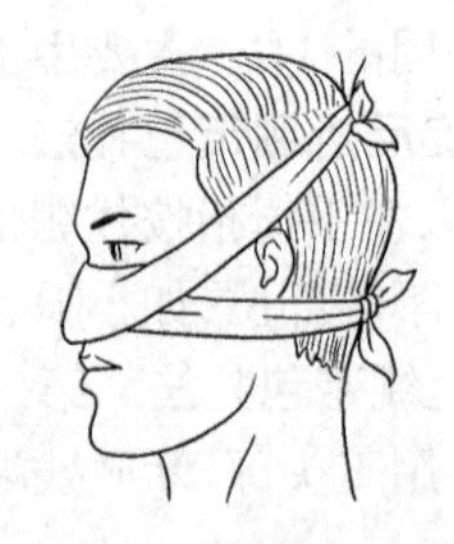

图 1-3-43 鼻部包扎

(4) 眼部包扎:先将四头带中央部分盖住眼部,两端分别在颈后打结(图 1-3-44)。

2. 腹部包扎法 腹带,用布料缝制腹带,大小视需要而定。中间为包腹带,两侧各有 5 条相互重叠之带脚(图 1-3-45)。

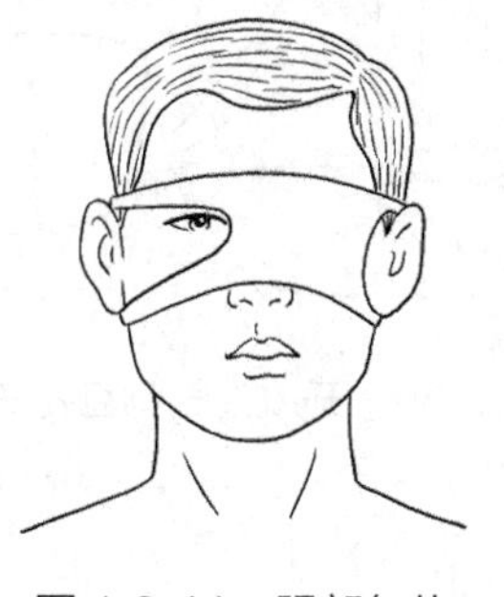

图 1-3-44 眼部包扎

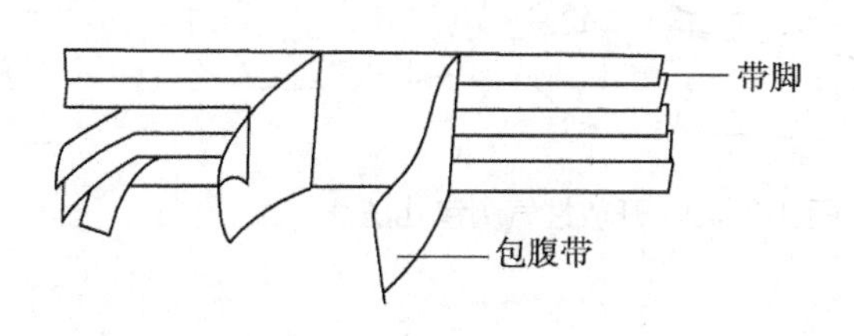

图 1-3-45 腹带

操作方法:①病人平卧,术者将一侧带脚卷起,从病人腰下递至对侧,第二术者由对侧接过,将带脚拉直;②将包腹布紧贴腹部包好,再将左右带脚依次交叉重叠包扎,创口在上腹部时,应由上而下包扎,创口在下腹部时应由下向上包扎,最后在中腹部打结或以别针固定(图 1-3-46)。

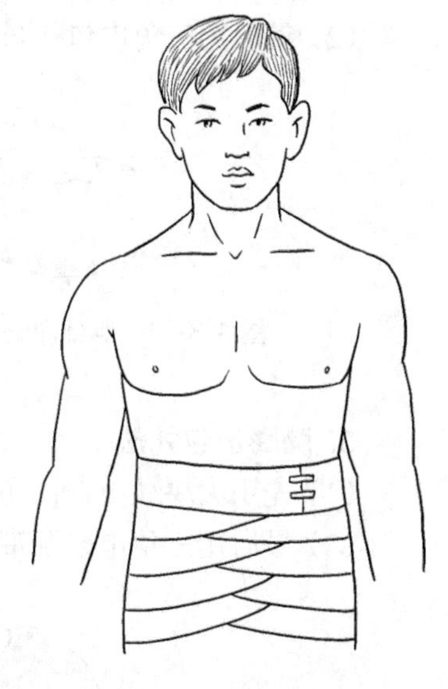

图 1-3-46 腹部包扎法

3. 胸部包扎法 胸带,材料同腹带但比腹带多两条竖带(图 1-3-47)。

操作方法:先将两竖带从颈旁两侧拉下置于胸前,再包胸带与带脚(图 1-3-48)。

(四) 几种严重损伤包扎法

1. 胸部开放性气胸包扎法

(1) 用不透气材料(胶布、塑料皮)盖住伤口,再用纱布或毛巾垫盖住(图 1-3-49)。

(2) 最后用三角巾或绷带加压包扎(图 1-3-50)。

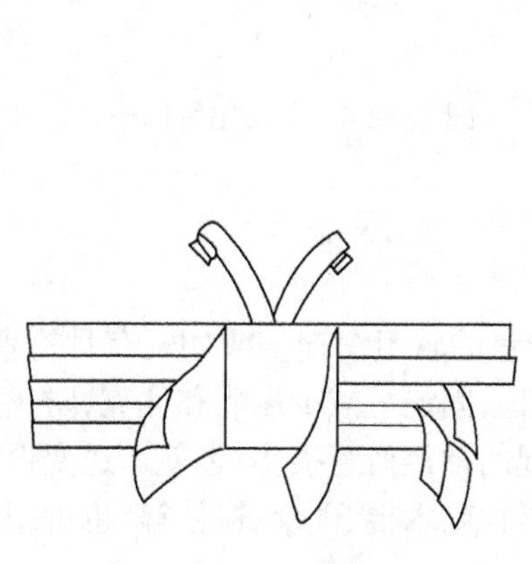

图 1-3-47 胸带

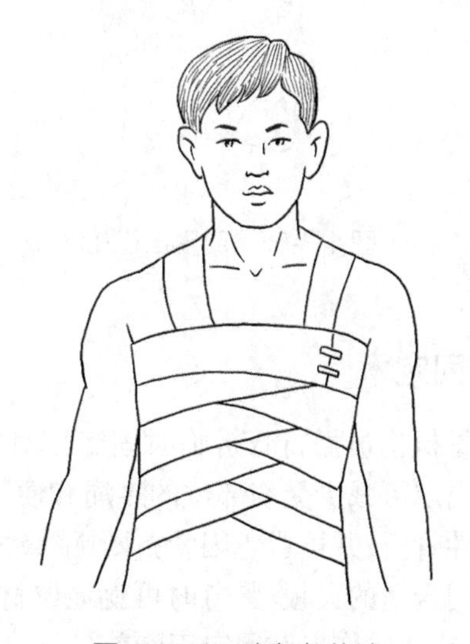

图 1-3-48 胸部包扎法

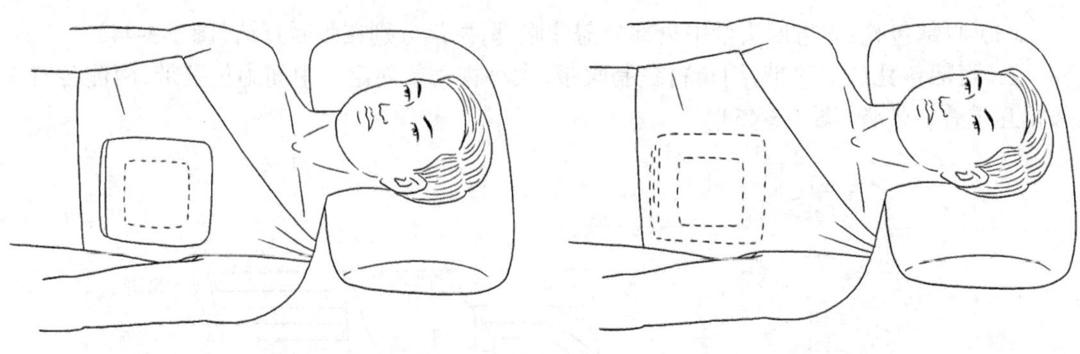

图 1-3-49 开放性气胸包扎法 1　　图 1-3-50 开放性气胸包扎法 2

2. 腹部内脏脱出包扎法

(1) 先用大块消毒纱布盖好，再用饭碗罩住或用纱布卷制成保护圈套好（图 1-3-51）。

(2) 最后用三角巾包扎（图 1-3-52）。

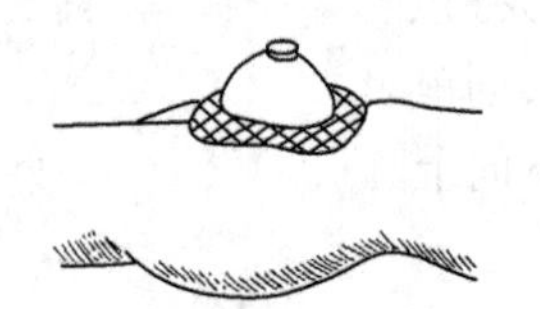

图 1-3-51 腹部内脏脱出包扎法 1

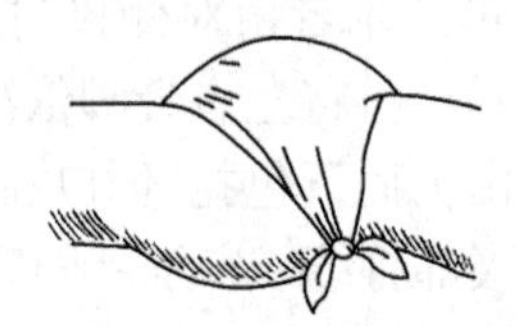

图 1-3-52 腹部内脏脱出包扎法 2

3. 脑膨出包扎法

(1) 先用大块纱布盖住伤口，再用纱布卷成保护圈，套住膨出脑组织（图 1-3-53）。

(2) 最后用三角巾或绷带小心包扎头部（图 1-3-54）。

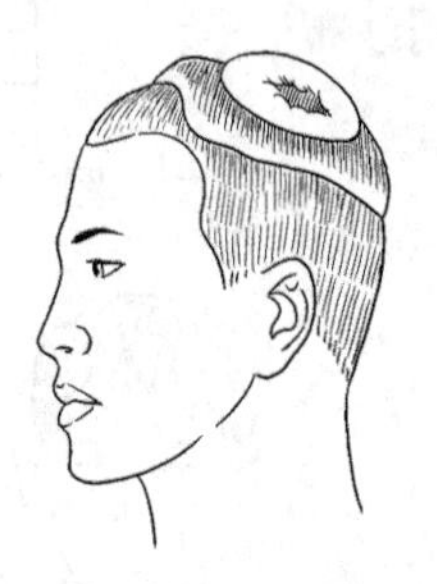

图 1-3-53 脑膨出包扎法 1

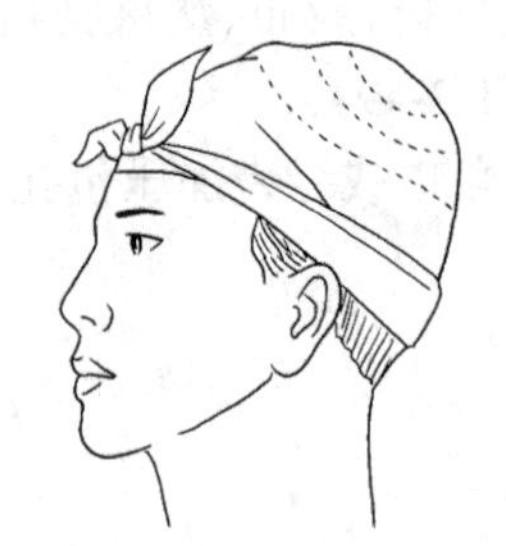

图 1-3-54 脑膨出包扎法 2

三、固定术

多数骨折伤员需行骨折临时固定。对于严重的软组织挫伤或怀疑有骨折者，也应行临时固定。固定可减少受伤部位的疼痛和便于搬运；固定可减少疼痛和休克，防止闭合性骨折变成开放性骨折；并可避免因骨折断端移动引起的神经血管损伤；也使运送变得方便。固定材料可采用合适的夹板，紧急时可就地取材，如竹竿、木棍、雨伞、树枝等，也可用健肢来固定受伤下肢，或将受伤上肢固定于胸前。

器械及材料：夹板、绷带、三角巾等。四肢骨折脱位需特制的木夹板，如临时没有特制的木夹板可就地取材，使用硬纸板、木板条，甚至书本、树枝等。

操作方法：

1. 锁骨骨折固定

（1）三角巾固定法：将两条四指宽的带状三角巾分别环绕两个肩关节，于背部打结；再分别将三角巾的底角拉紧，在两肩过度后张的情况下，在背部将底角拉紧打结（图 1-3-55）。

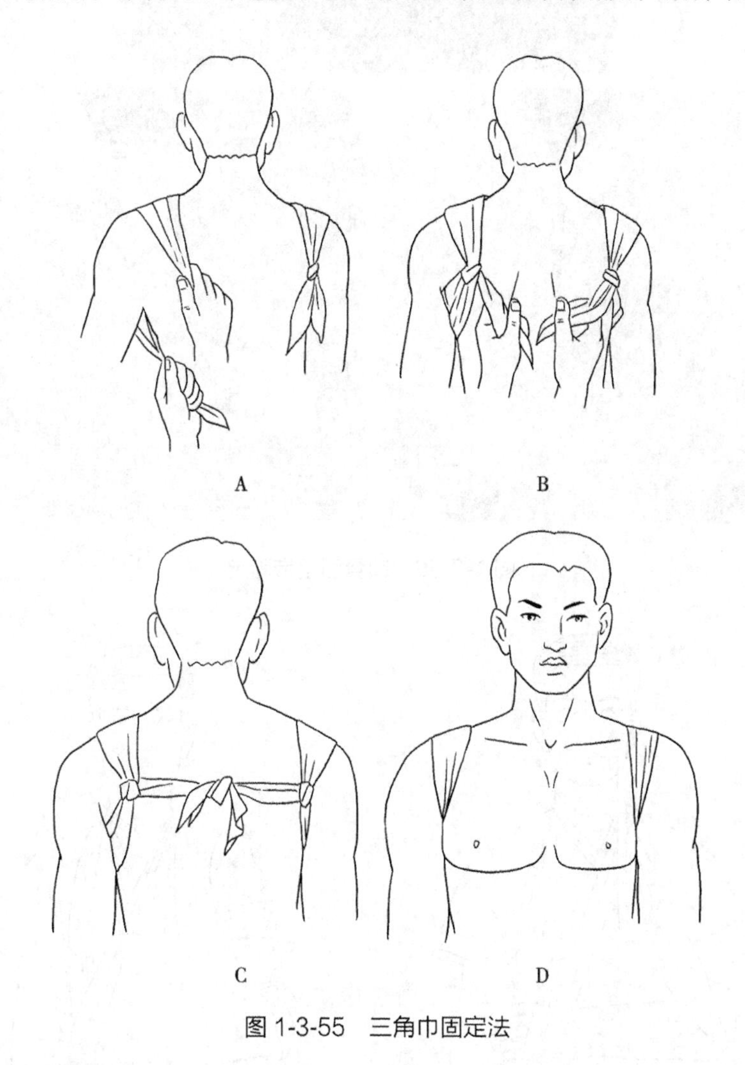

图 1-3-55 三角巾固定法

（2）锁骨固定带固定：锁骨固定带使用方便，病人比较舒适，应提倡院前使用。应用方法见图 1-3-56。

2. 前臂骨折临时固定术 先用两块相应大小的夹板置于前臂掌、背侧，绑扎固定。然后用三角巾将前臂悬吊于胸前（图 1-3-57）。

3. 上臂骨折临时固定术 用两块相应大小的夹板置于上臂内外侧，绑扎固定。然后用三角巾将前臂悬吊于胸前（图 1-3-58）。

4. 大腿骨折临时固定术 用一块从足跟到腋下的长夹板，置于伤肢外侧。另一块从大腿根部到膝下的夹板，置于伤肢内侧，绑扎固定（图 1-3-59）。

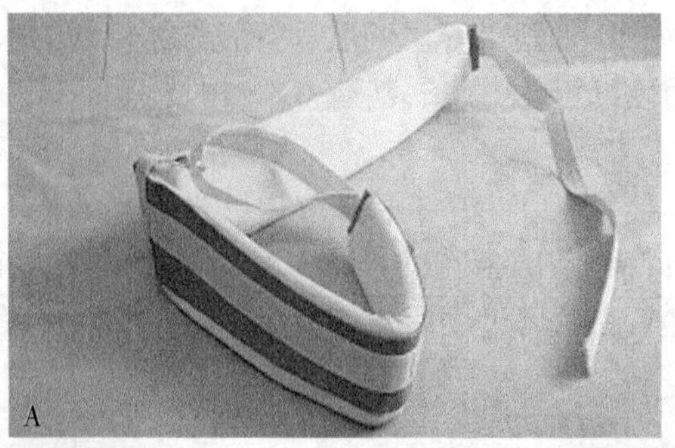

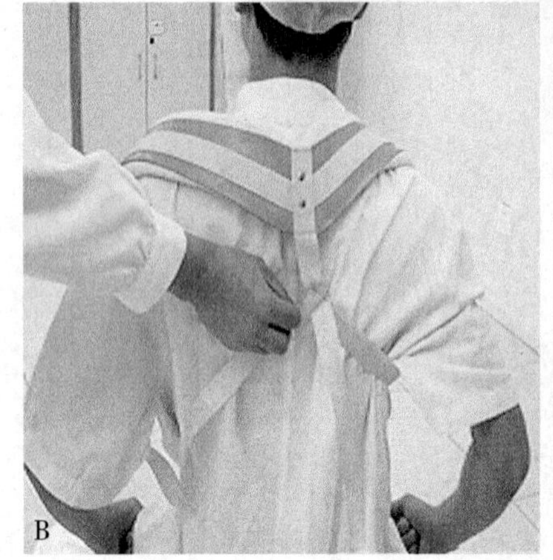

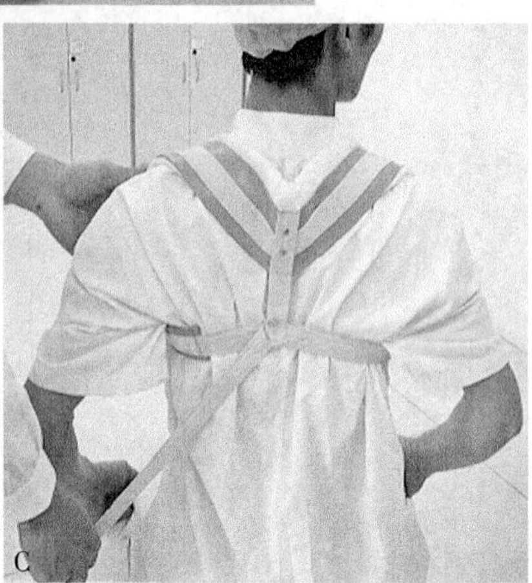

图 1-3-56 锁骨固定带固定

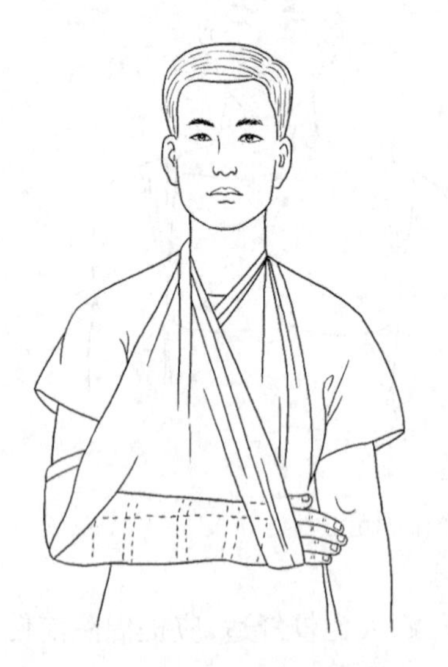

图 1-3-57 前臂骨折临时固定术

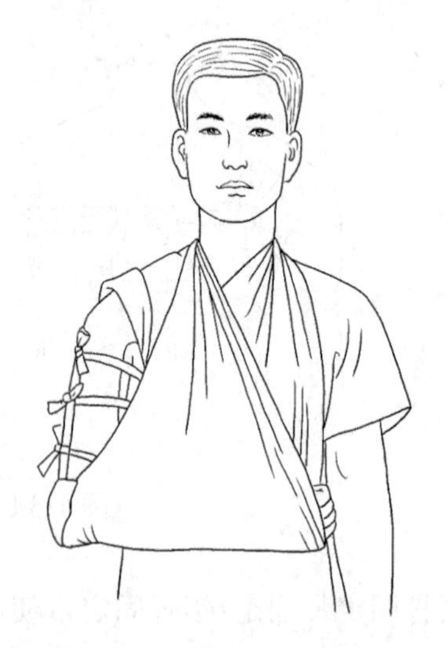

图 1-3-58 上臂骨折临时固定术

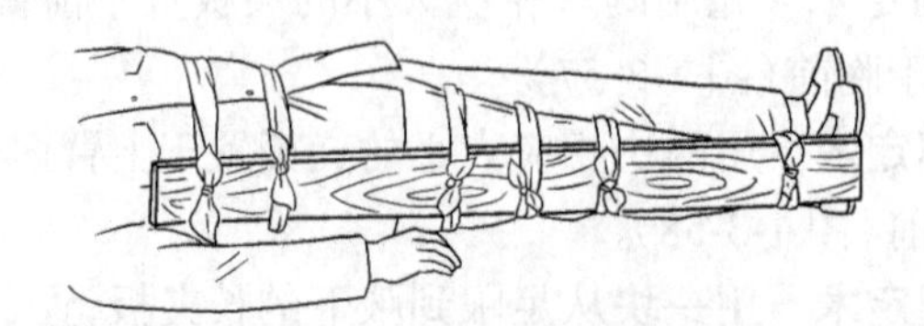

图 1-3-59 大腿骨折临时固定术

5. 小腿骨折临时固定术

（1）用两块等长夹板从足跟到大腿内、外侧绑扎固定（图 1-3-60）。

（2）现场无夹板亦可将伤肢同健侧绑扎在一起（图 1-3-61）。

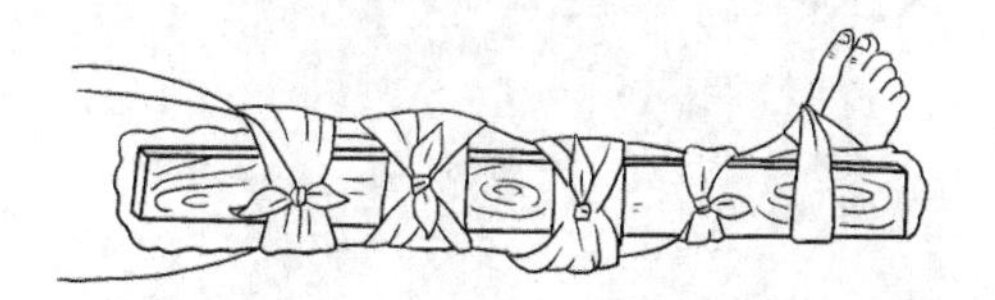

图 1-3-60　小腿骨折临时固定术 1

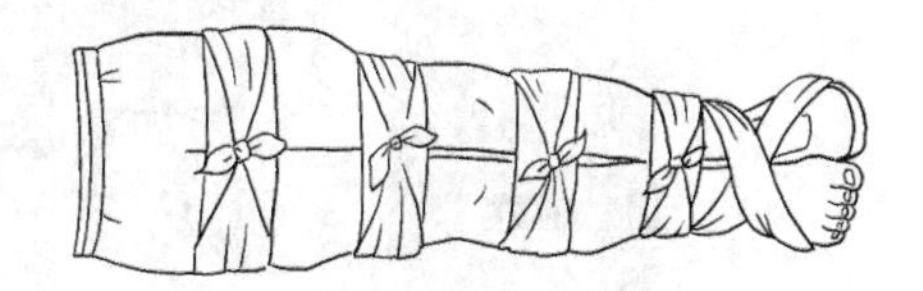

图 1-3-61　小腿骨折临时固定术 2

6. 骨盆骨折固定　将一条带状三角巾的中段放于腰骶部，绕髋前至小腹部打结固定，再用另一条带状三角巾中段放于小腹正中，绕髋后至腰骶部打结固定（图 1-3-62）。

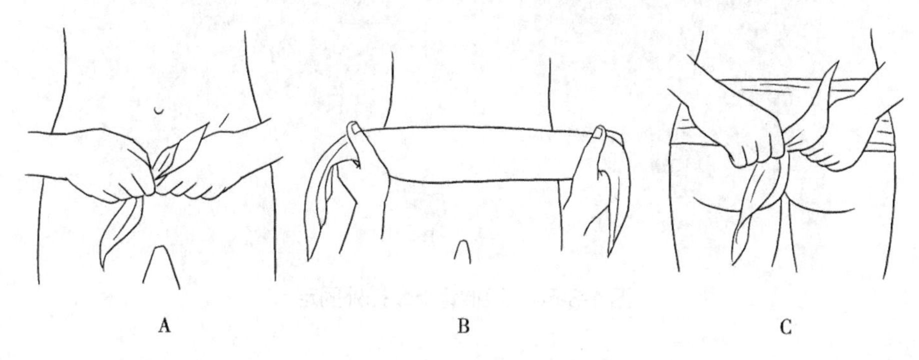

图 1-3-62　骨盆骨折固定

7. 颈椎骨折固定术临时固定术

（1）颈椎骨折临时固定术：先于枕部轻轻放置薄软枕一个，然后再用软枕或沙袋固定头两侧。头部再用布带与担架固定。有条件时用钢丝夹板固定颈部，或用颈托固定，可使搬运更加安全（图 1-3-63）。

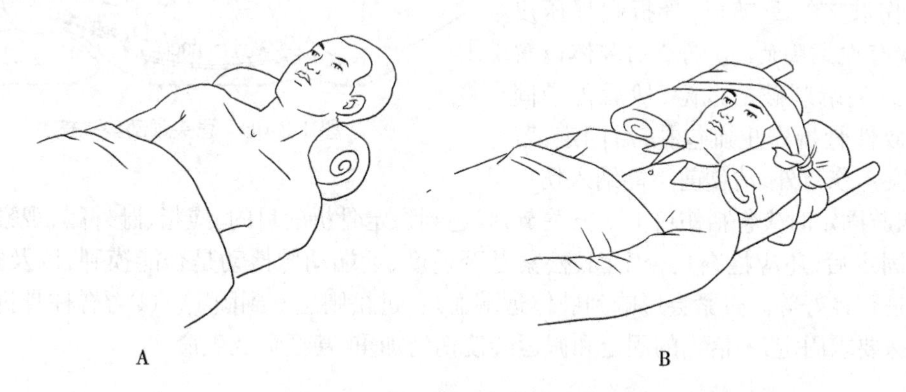

图 1-3-63　颈椎骨折临时固定术

（2）颈椎骨折颈托外固定：颈托由硅胶制成，根据人体颈部生理曲线而制作，使用简单方便，外固定比较可靠，病人比较舒适，怀疑颈椎骨折时，院前尽可能应用。其外形及使用方法见图 1-3-64。

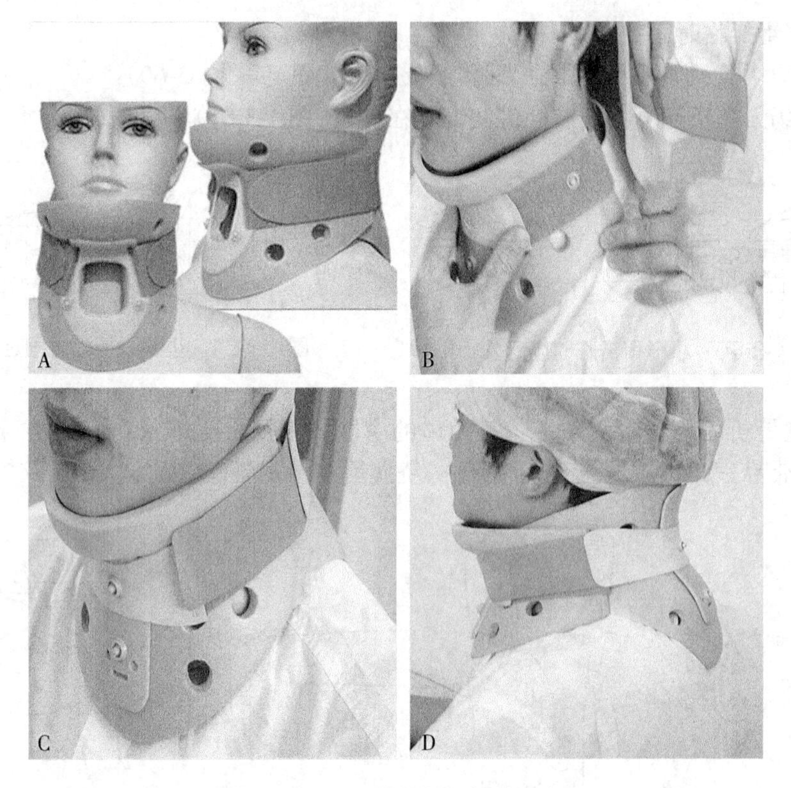

图 1-3-64 颈椎骨折颈托外固定

8. **胸腰椎骨折临时固定术** 将伤肢平卧于软枕的板床上。腰部骨折在腰部垫软枕。若需长距离运送最好先以石膏固定(图 1-3-65)。

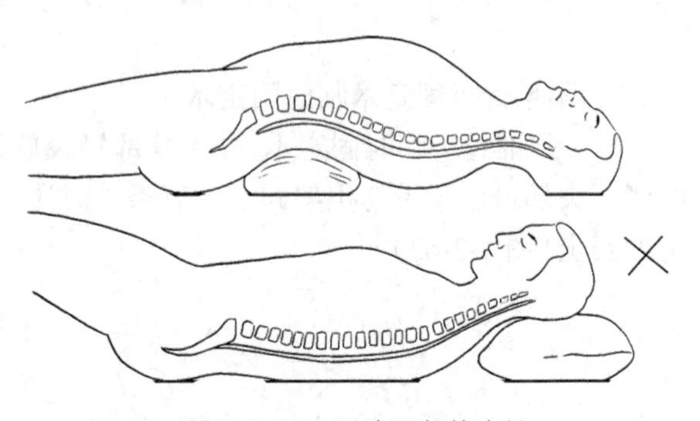

图 1-3-65 忌头颈部垫高枕

注意事项:①闭合性骨折在固定前,若发现伤肢有严重畸形,骨折端顶压皮肤,远端有血运障碍,应先牵引肢体以解除压迫或尖端刺破的危险,然后再予固定。开放性骨折先止血包扎,后固定,若骨折端突出伤口外,清创前不能纳入伤口内。②四肢固定时应包括伤口上下方关节,以达到稳定骨折的目的。应指、趾外露,观察血运。③夹板固定后,还应检查是否牢固、松紧是否适度、远端动脉搏动是否能摸到,以及指(趾)端血运是否良好等。过紧会影响到肢体远端血运,过松则达不到固定。④对脊柱骨折病人,应按特殊要求固定,不恰当的固定和搬运会使伤情加重,甚至危及生命。

四、搬运术

经现场处理后的伤员,需被转送到医院做进一步的检查和治疗。搬运转送伤员时,应根据具体的病情及条件选择合适的搬运方法和工具。

1. **单人搬运法** 有扶持法、抱持法、背负法、肩法(图 1-3-66),临床少用。战时现场可用。

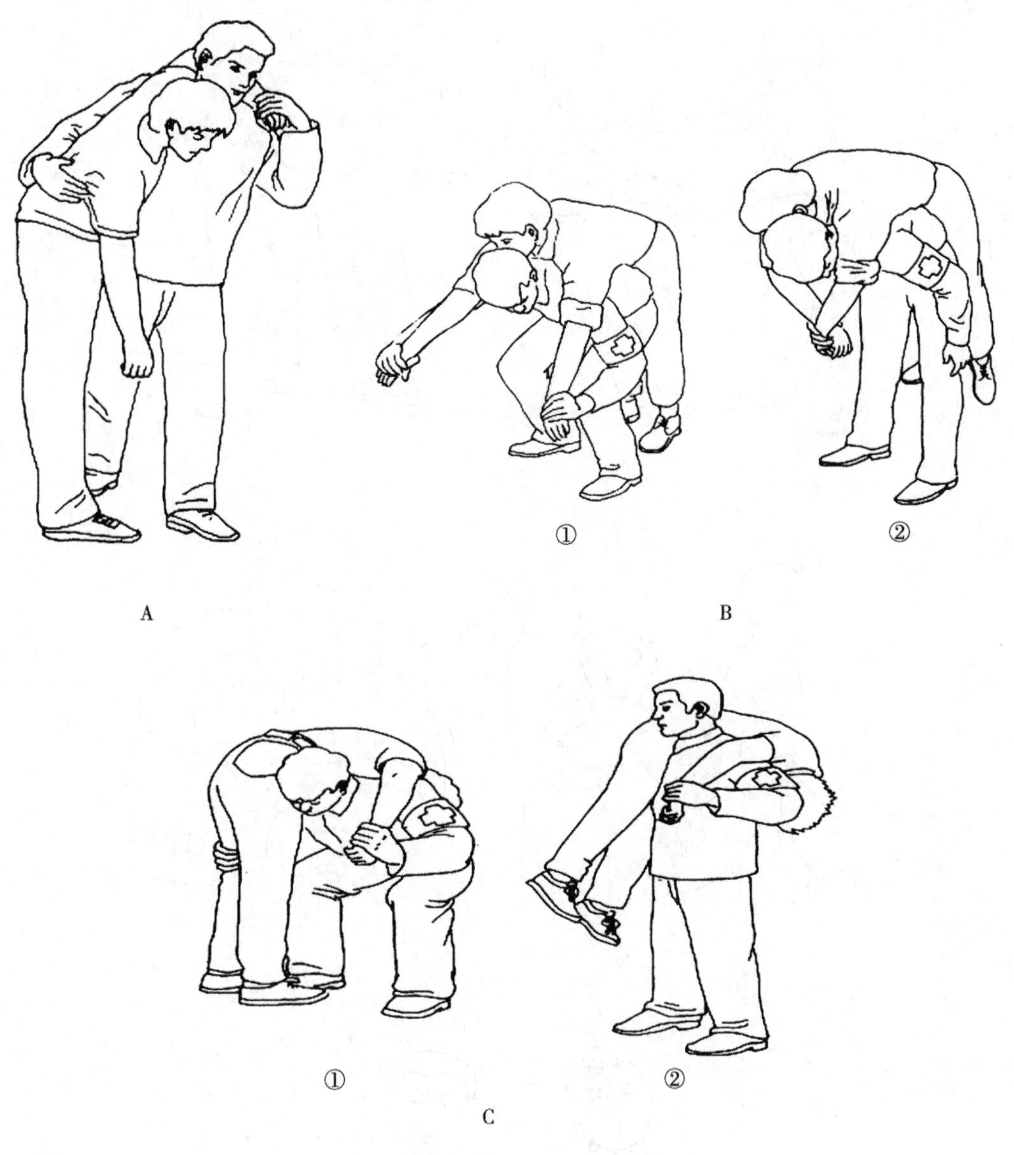

图 1-3-66 单人搬运法

A. 单人扶持法;B. 背法;C. 手托肩掮

2. 双人搬运法 有椅式搬运法、平托式搬运法等(图 1-3-67)。

3. 担架搬运法 是搬运伤员最佳方法,重伤员长距离运送应采用此法。没有担架可用椅子、门板、梯子、大衣代替;也可用绳子和两条竹竿、木棍制成临时担架。

运送伤员应将担架吊带扣好或固定好。伤员四肢不要太靠近边缘,以免附加损伤。运送时,头在后、脚在前。途中要注意呼吸道通畅及严密观察伤情变化。

4. 多功能担架床搬运法 担架床具有担架抬着能走、平地时车推着可行的功能,一人即可操作上急救车,节省人力。同时能摆出多种体位,利于急救。其使用注意事项参考担架搬运法(图 1-3-68)。

5. 脊柱骨折搬运法 对疑有脊柱骨折伤员,应尽量避免脊柱骨折处移动,以免引起或

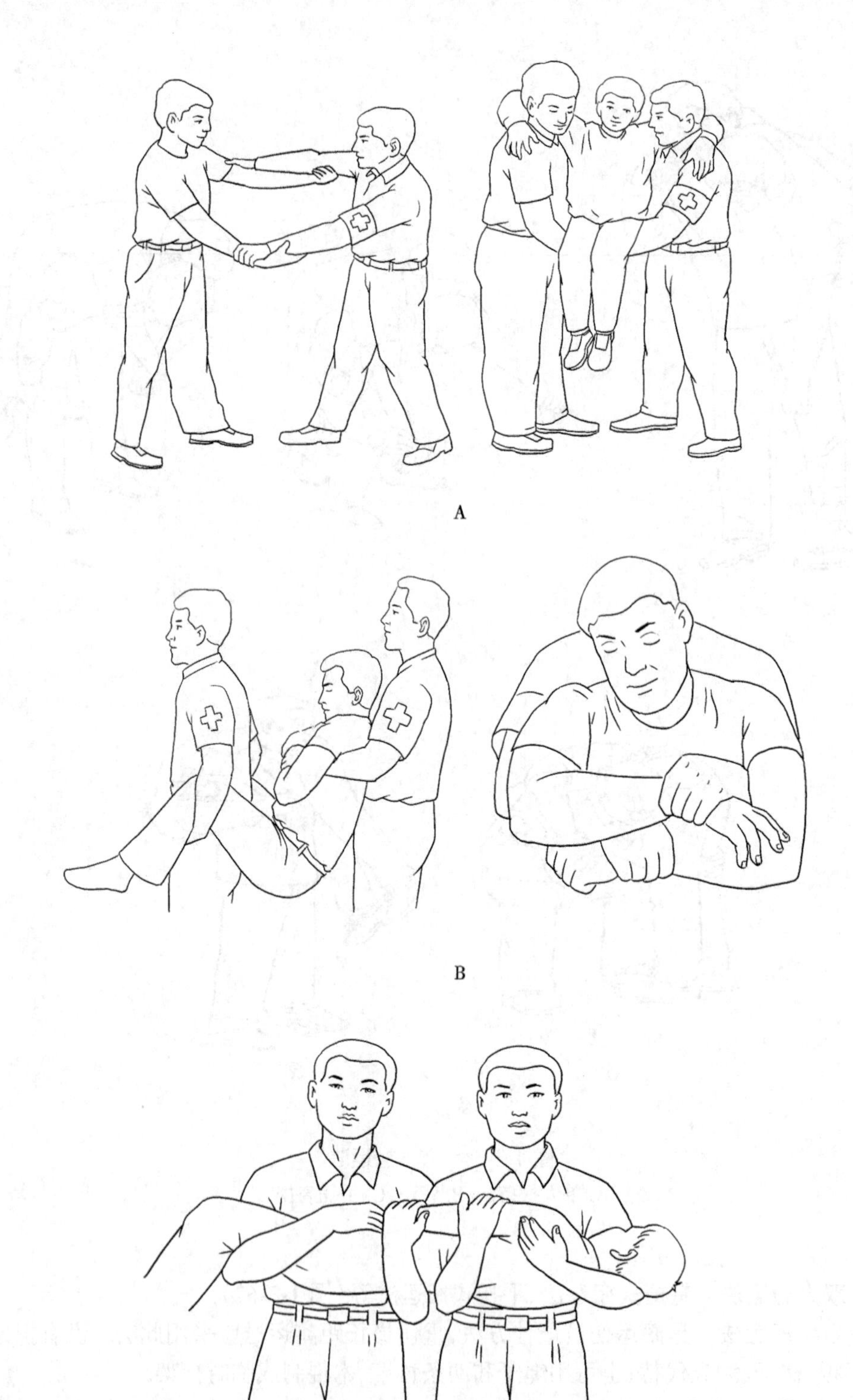

图 1-3-67 双人搬运法

A. 双人搭椅；B. 拉车式；C. 脊柱骨折双人平托搬运法

加重脊髓损伤。搬运时应准备硬板床置于伤员身旁，保持伤员平直姿势，由 2~3 人将伤员轻轻推滚或平托到硬板上。对于疑有颈椎骨折的伤员，需平卧于硬板床上，头两侧用沙袋固定，搬动时保持颈项与躯干长轴一致。不可让头部低垂、转向一侧或侧卧（图 1-3-69~图 1-3-71）。

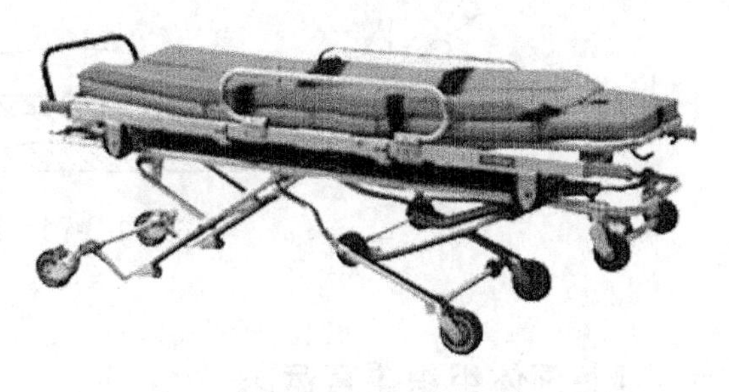

图 1-3-68 多功能担架床

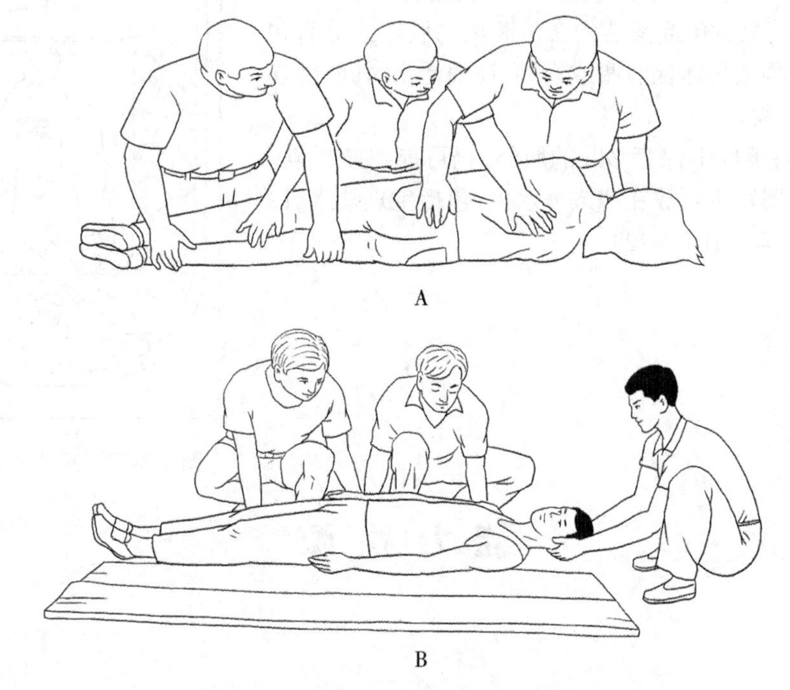

A

B

图 1-3-69 脊柱骨折——推滚式搬运法

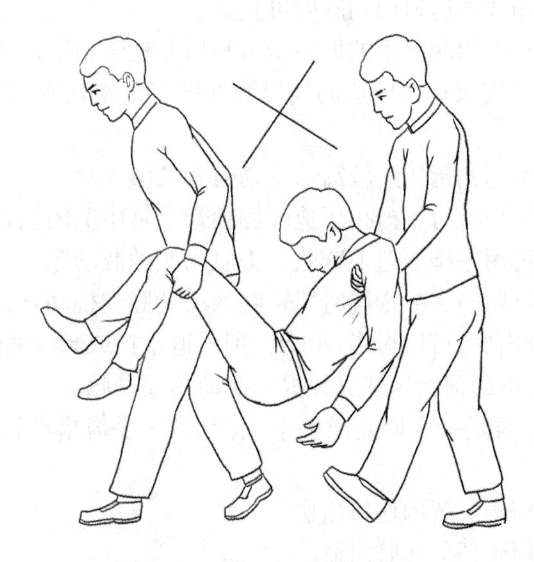

图 1-3-70 错误的搬运法

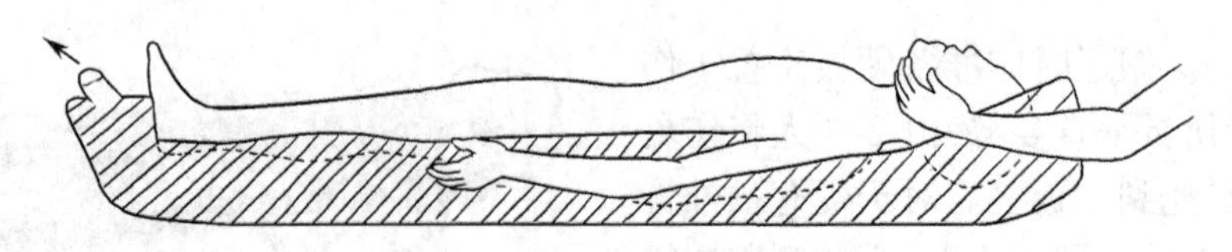

图 1-3-71 正确的搬运法

附:离体组织器官运送

1. 以干燥冷藏方法保存伤肢,以最快速度转运。

2. 用灭菌急救包或清洁的布将断离的肢体或器官包好,装入塑料袋放加冰保温瓶或容器,注明受伤时间,随伤员一同送往医院。

3. 在 4℃条件下保存 24h 的肢体,仍可能再植成功。应注意断肢、器官不可放在冰或冰水内,包括生理盐水,以防冻坏或浸泡坏(图 1-3-72)。

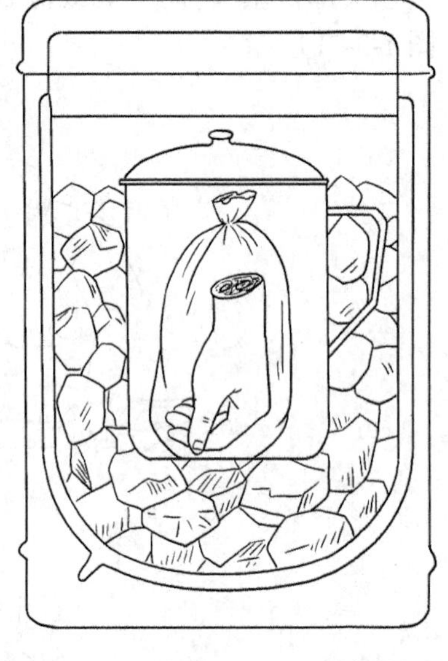

图 1-3-72 离体组织器官运送

能 力 检 测

判断题

1. 骨折固定的范围应包括骨折远近端的两个关节。

2. 对于面部出血,用拇指压迫面动脉即可止血。

3. 对于头后部出血,可用两只手的拇指压迫耳后与枕骨粗隆之间的枕动脉搏动处。

4. 对于颈部出血,可用大拇指压迫同侧气管外侧与胸锁乳突肌前缘中点强烈搏动的颈总动脉。

5. 对于上肢出血,可用四指压迫腋窝部搏动强烈的腋动脉。

6. 对于腋窝和肩部出血,可用拇指压迫同侧锁骨上窝中部的锁骨下动脉。

7. 对于前臂出血,可用手指压迫上臂肱二头肌内侧的肱动脉。

8. 对于手部出血,可用两手拇指同时压迫腕的尺动脉和桡动脉。

9. 对于手指或脚趾出血,可用拇指、示指分别压迫手指或脚趾两侧的动脉。

10. 对于下肢出血,可用拇指压住大腿根部跳动的股动脉。

11. 对于小腿出血,可用一手固定膝关节正面,另一手拇指摸到腘窝处跳动的腘动脉,用力压迫即可止血。

12. 压迫包扎法常用于一般的伤口出血。

13. 止血带止血适用于任何四肢出血。

14. 填塞法的缺点是止血不够彻底且增加感染机会。
15. 现场可用铁丝代替止血带进行止血。
16. 止血带能有效地控制四肢出血，而且损伤最小。
17. 扎止血带时间越长越好。
18. 缚扎止血带松紧度要适宜，以出血停止、远端摸不到动脉搏动为准。
19. 在松止血带时，应快速松开。
20. 螺旋包扎法适用于头部、腕部、胸部及腹部等处的包扎。
21. 螺旋反折包扎法主要用于粗细不等的四肢受伤包扎。
22. 8 字形包扎法多用于关节处的包扎及锁骨骨折的包扎。
23. 三角巾包扎法适用于身体各部位。

参考答案

1. √ 2. √ 3. √ 4. √ 5. √ 6. √ 7. √ 8. √ 9. √ 10. √
11. √ 12. √ 13. × 14. √ 15. × 16. × 17. × 18. √ 19. × 20. √
21. √ 22. √ 23. √

（张 路 才艳红）

任务四 气道异物梗阻急救

学习目标

知识目标：掌握气道异物梗阻的临床表现；熟悉气道异物梗阻常见的病因；了解气道异物梗阻的辅助检查方法。

能力目标：能正确实施气道异物自救及他救方法。

素质目标：建立“时间就是生命”急救意识，能对所在社区人群进行 Heimlich 手法急救普及。

案例导入

患儿，3 岁。在医院门诊静脉输液时吃花生不小心引起剧烈呛咳而就诊。体检：T 36℃，P 150 次 /min，R 32 次 /min。神志模糊，极度烦躁，面色青紫，鼻翼扇动，口唇发绀。三凹征阳性，呈吸气性呼吸困难。作为值班护士，你该怎么办？

（一）认识气道异物梗阻

气道异物梗阻（airway foreign body obstruction）是指异物不慎被吸入喉、气管、支气管所产生的一系列呼吸道症状，多发生于小儿和老年人。病情严重程度取决于异物性质和气道阻塞的程度，重者可造成窒息甚至死亡。

（二）病因

引起呼吸道异物的病因很多，根据异物来源可分为以下几种。

1. 内源性异物 多为病人自身的组织器官或分泌物外，常见的有：病人的牙齿、血液、呕吐物、浓稠痰液或其他黏稠分泌物、息肉、脓液等。

2. 外源性异物 多由体外进入，常见的异物有花生米、糖果、米粒、药片、瓜子、鱼刺、纽扣、果冻等。根据其进入机体的情形可以分为以下几种情况。

（1）饮食不慎：如因进食过快、急促，尤其是在说话或大笑时摄食大块需咀嚼的固体食物，如鸡块、排骨，以致食物被卡在喉部造成呼吸道阻塞，甚至窒息。

（2）婴幼儿口含异物嬉戏时：常因深呼吸而将口腔中物品吸入呼吸道，往往情况紧急，如不能将异物咳出，严重者可导致生命危险。

（3）在大量饮酒时：酒精作用可使咽喉部肌肉松弛，而致吞咽动作失调，易使食物团块进入呼吸道。

（4）个别老年人因吞咽功能差、咳嗽或不慎等原因而将义齿或牙托误送入呼吸道。

（5）昏迷病人因舌根后坠，胃内容物和血液等反流入咽喉，可阻塞呼吸道。

（6）企图自杀或精神病病人，故意将异物送入口腔而误入呼吸道。

（三）临床表现

通过观察病人是否有呼吸、咳嗽、说话，以及气体交换是否充足等，以估计呼吸道是否完全阻塞。其表现有以下几种：

1. 特殊体征 当异物吸入气管时，病人突然出现痛苦表情、刺激性咳嗽、反射性呕吐、声音嘶哑、呼吸困难。由于异物吸入气管时感到极度不适，病人常常不由自主地以一手呈V字状地紧贴于颈部，以示痛苦和求救。这成为一个特殊典型的体征（图 1-4-1）。

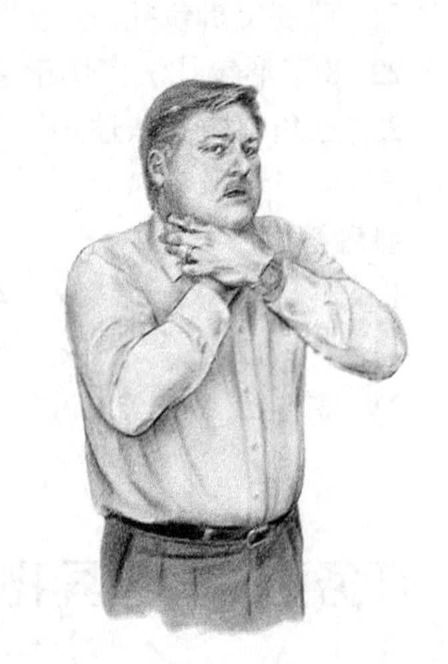

图 1-4-1 气道异物梗阻的特殊体征

2. 部分气道阻塞表现 病人有咳嗽、喘气或咳嗽弱而无力，呼吸困难，吸气时可以听到异物冲击性的哮鸣音或有鸡鸣、犬吠样的喘息，面色青紫、皮肤、甲床和口腔黏膜发绀。

3. 完全气道阻塞表现 突然不能说话和咳嗽，有挣扎的呼吸动作，但无呼吸音。面色立即出现苍白、灰白和发绀等。神志很快丧失，出现昏迷，随即出现心搏骤停。

（四）急救方法

如果病人尚有较好的呼吸通气，为非完全梗阻，这时应鼓励病人缓慢吸气，然后强力向外咳嗽，力争自行将异物咳出；如果出现明显气体交换不足，有可能为完全梗阻，应尽快将异物去除。腹部手拳冲击法又称 Heimlich（海姆立克）急救法，手拳冲击腹部时，使腹部内压升高，膈抬高，胸腔内压瞬间增高后，迫使肺内空气排出，用气流冲击异物，使呼吸道的异物上移或驱出。

1. 成人救治法（清醒病人）

（1）自救腹部冲击法：自己一手握空心拳，拳眼置于腹部脐上两横指处，另一手紧握此拳，双手同时快速向内、向上冲击 4~6 次（图 1-4-2）。还可将上腹压在桌边、椅背或其他硬物上，然后做迅猛向前倾压的动作 4~6 次，直到异物排出（图 1-4-3）。

（2）互救腹部冲击法：适用于不完全或完全气道梗阻者。病人意识清醒可用立位腹部冲击法；对于意识不清者，可用仰卧式腹部冲击救治法。

1）立位腹部冲击法：使病人呈站位或坐位，救护人员站在病人的背后，双臂环绕病人腰部，一手握拳，将拇指侧方放在病人胸廓下和脐上腹部，另一只手紧握该拳，快速向上重复冲击直至异物排出，病人应低头张口，以便异物的排出（图 1-4-4）。

2）卧位腹部冲击法：病人仰卧位，救护人员面对病人采用骑跨髋部法，将一手掌根放在

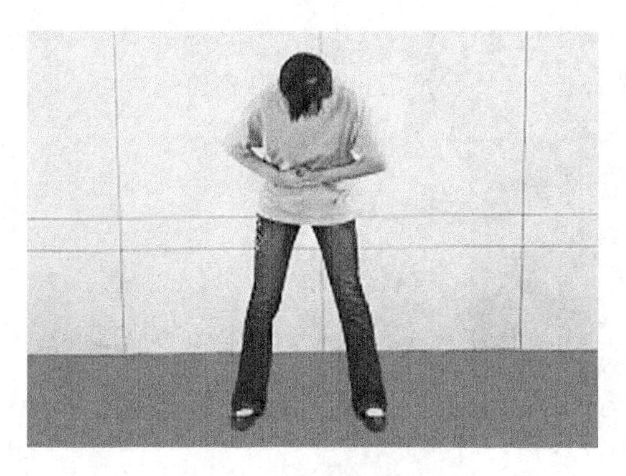

图 1-4-2 自救腹部冲击法 1

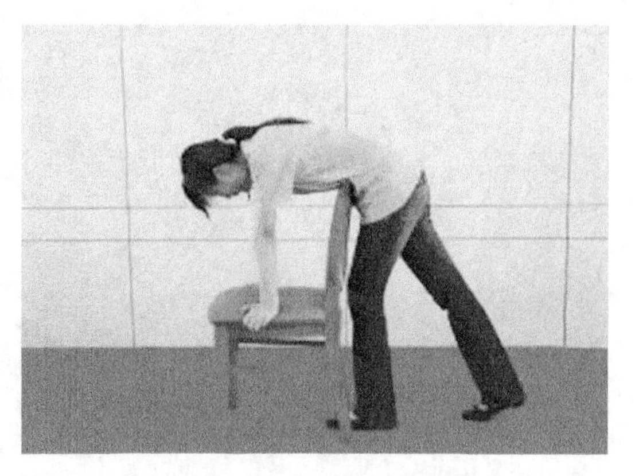

图 1-4-3 自救腹部冲击法 2

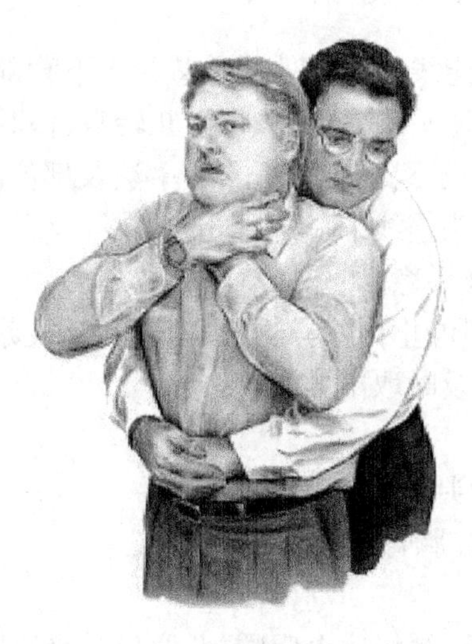

图 1-4-4 立位海姆立克手法

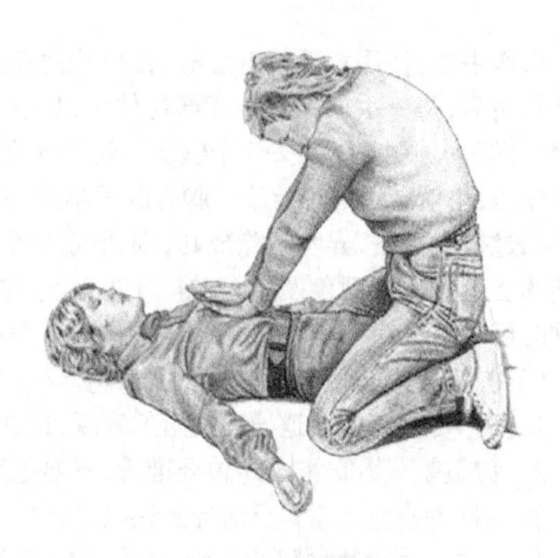

图 1-4-5 卧位海姆立克手法

病人腹部正中线、脐上方两横指处，不要触及剑突，另一只手放在第一只手背上，两手掌根重叠，用身体的重量压迫病人腹部，快速、重复向上冲击，直至异物排出（图 1-4-5）。

（3）胸部冲击法：适用于十分肥胖的病人或孕妇。

1）意识清醒的病人：可使取病人坐位或立位，救护人员站在病人背后，用双臂经病人腋下环抱其胸部，一手握拳将拳眼置于病人胸骨中下部，另一只手紧握此拳向内、向后连续做 6~8 次快速冲击，重复进行，直至异物排出。注意不要将手拳顶着病人剑突，以免造成胸部骨折或内脏损伤。

2）意识不清的病人：可使病人取仰卧位，屈膝，开放气道，救护人员骑在病人髋部两侧，以两手掌根重叠于其胸骨中下 1/3 处，快速有节奏冲击 6~8 次，干脆利落，间歇清楚，重复进行，直至异物排出。

2. 婴儿救治法 可使用背部拍击及胸部冲击法（图 1-4-6）。使用背部拍击法时，应将患儿面朝下俯卧于抢救者前臂上，抢救者一手轻扣患儿下颌以支持患儿头部。使用胸部冲击法时，应将患儿仰卧于抢救者前臂上，操作者一手支托婴儿头部。注意始终保持婴儿头低于躯干。为节约体力并确保安全，抢救者前臂可放于自己大腿上获得支撑。

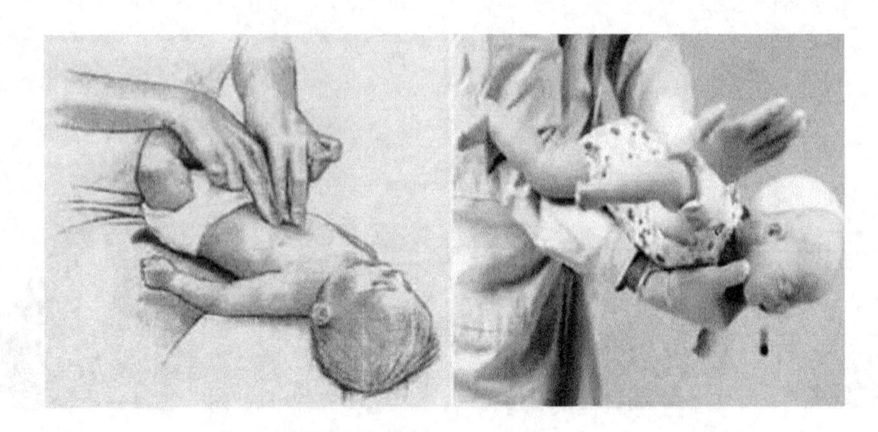

图 1-4-6 婴儿背部拍击及胸部冲击法

操作手法：使用背部拍击法时，在患儿两肩胛骨连线的中点处用手掌行5下背部拍击。背部拍击后，将一手放在患儿背部托住头，另一手支持头颈、下颌。将患儿转身，使其仰卧，将手支撑于大腿上，患儿头低于躯干。给予5次快速向下的胸部冲击，其手法及部位同胸外心脏按压，也就是用两手指放于胸骨的下半段即两乳头连线下一横指处。

通过抢救方法，异物清除成功，则通气畅通，呼吸平稳，如异物清除失败，病人由意识清晰转为昏迷或出现面色发绀、心搏、呼吸停止，应立即停止排除异物，迅速做心肺复苏术，有条件时可采用气管穿刺、气管切开，或用喉镜、气管镜及时取出异物。

（五）气道异物梗阻急救的注意事项

1. 尽早尽快识别气道异物梗阻的表现，迅速作出判断。

2. 实施胸骨腹部冲击，定位要准确，不要把手放在胸骨剑突上或肋缘下。

3. 腹部冲击要注意胃反流导致误吸。

4. 预防气道异物梗阻的发生，如将食物切成小条、缓慢完全咀嚼、儿童口含食物时不要跑步或玩耍。

5. 在抢救过程中，要密切观察病人的意识、面色、瞳孔等变化，如病人的意识由清楚转为昏迷、面色发绀进行性加重、颈动脉搏动消失、呼吸停止，应立即停止排除异物，迅速进行心肺复苏。

能 力 检 测

简答题

1. 什么是海姆立克急救法？

2. 成人海姆立克急救法操作要点有哪些？

3. 婴幼儿海姆立克急救法操作要点有哪些？

（张 路 郭 强）

任务五 心搏呼吸骤停病人的现场急救救护

学习目标

知识目标：掌握心肺脑复苏的概念、基础生命支持的救护重点；了解心肺复苏的发展和意义、人工呼吸的基本知识、胸外按压的原理。

能力目标：能在模型上熟练、准确地进行徒手心肺复苏操作。能根据具体情况在现场对心搏呼吸骤停病人进行正确的心肺复苏。

素质目标：具备珍惜生命、爱护生命的责任意识，形成“时间就是生命”急救意识，逐步提高反应能力，培养良好的心理素质。

案例导入

金秋的一个下午，在某大学的运动场上，学院田径运动会正在紧张有序地进行着。男子3000m决赛的冠军即将产生，一名冲刺的男生突然摔倒在地，面色苍白，不省人事。一阵剧烈的抽搐后，心脏停止了跳动。如果你是一名救护员，在现场如何实施抢救？

一、认识心肺脑复苏

凡是抢救生命的措施都可以称为复苏，狭义的复苏是指针对呼吸、心搏骤停所采取的抢救措施，称为心肺复苏术（cardiopulmonary resuscitation，CPR）。心肺复苏的最终目的是恢复病人的脑功能，即恢复意识，故现代复苏概念已外延为“心肺脑复苏术（cardiopulmonary cerebral resuscitation，CPCR）。即对心搏、呼吸骤停病人采取连续的、多层次的生命支持措施，最终恢复病人循环、呼吸和大脑功能。CPCR的过程和成功率反映了整个急诊医疗体系三个组成部分（院前急救 - 医院急诊室 - 危重病监护病房）之间的协调程度和工作效率。CPCR基础生命支持阶段的现场CPR，是面向社会公众普及的初级救生技术。随着社会文明的发展，对生命的关爱已成为社会进步的重要标志。在突发事件应对过程中，常需要于第一时间在事故现场实施CPR以挽救生命。作为一名医务工作者，负有重大的社会责任，要熟练掌握操作技术，准备随时参与现场急救。

（一）呼吸心搏骤停的原因

1. 呼吸骤停的原因 呼吸骤停的原因很多，有溺水、脑血管意外、呼吸道异物阻塞、烟雾吸入、会厌炎、药物过量、窒息、创伤、心肌梗死、雷击，以及任何原因引起的昏迷等。

2. 心搏骤停的原因 心搏骤停是指任何原因导致心脏突然停搏，有效泵血功能消失，引起全身严重缺血缺氧的临床急症。导致心搏骤停的病理生理机制最常见为室性快速性心律失常（室颤和室速），其次为缓慢性心律失常。

（1）心源性心搏骤停：因心脏本身的病变所致。多见于各种器质性心脏疾病，如冠状动脉粥样硬化性心脏病（冠心病）、高血压心脏病等导致心肌供血不足、心肌缺氧引起心肌收缩力减弱，心室颤动、心搏停止；心肌炎、心肌病等引起心肌损伤并发室性心动过速、房室传导阻滞等严重心律失常。其中冠心病是最常见的原因。

（2）非心源性心搏骤停：因其他疾病或因素影响到心脏所致。

1）呼吸道梗阻：如气道异物、呼吸道烧伤导致窒息。

2）血容量严重不足：大出血可引起血容量严重不足、心输出量降低导致心脏停搏。

3）意外事故：溺水、电击、创伤、麻醉意外或某些操作意外。

4）严重的电解质紊乱与酸碱平衡失调：可见于高钾血症、低钾血症、低镁血症、高钙血症以及酸中毒或碱中毒。

5）药物中毒或过敏。

6）中枢神经系统病变：如脑血管意外、颅脑损伤等影响呼吸中枢功能引起呼吸停止，导致全身细胞、组织、器官特别是心肌的严重缺氧进而发生心搏骤停。常见心搏骤停的原因如图 1-5-1 所示。

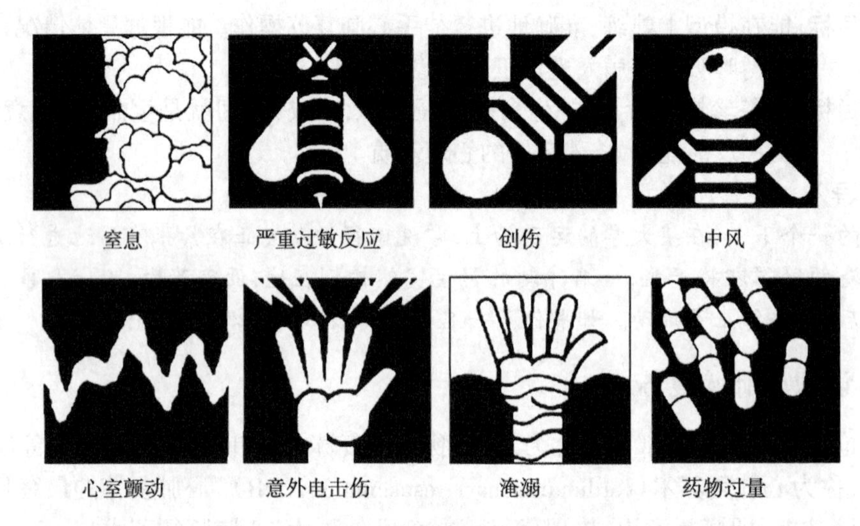

图 1-5-1 心搏骤停常见原因

（二）心搏骤停心电图变化的类型

1. 心室颤动（ventricular fibrillation，VF） 又称室颤。是心搏骤停时最常见的心律失常。心室肌发生极不规则的快速而又不协调的颤动。心电图表现为 QRS 波群消失，代之以大小不等、形态各异的颤动波，频率为 200~400 次 /min。若颤动波波幅高且频率快，较容易复律；若波幅低且频率慢，则复律可能性小，多为心脏停顿的先兆（图 1-5-2）。

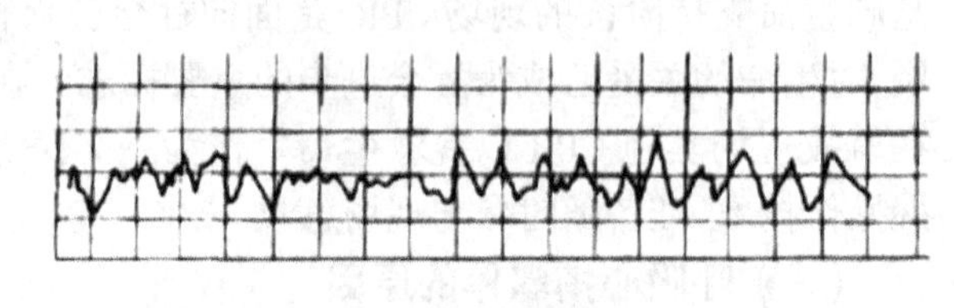

图 1-5-2 心室颤动

2. 无脉性室性心动过速（ventricular tachycardia，VT） 是心搏骤停时常见的心律失常。心电图表现为宽大畸形的 QRS 波群，ST-T 波方向与 QRS 波群主波方向相反，频率 150~300 次 /min（图 1-5-3）。

3. 心脏停搏 又称心室静止。心房、心室肌完全失去电活动能力，心电图上房室均无激动

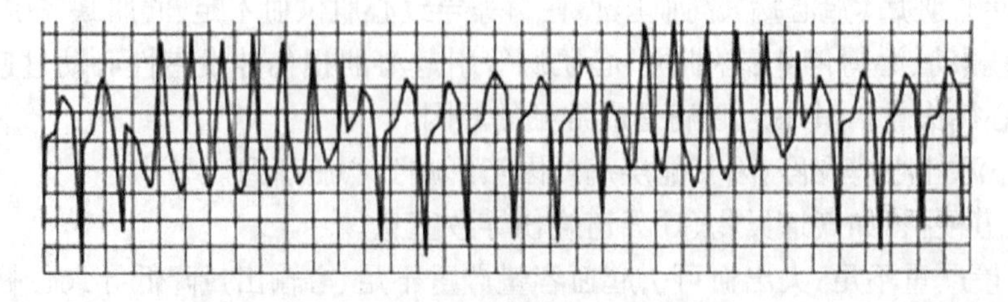

图 1-5-3 无脉性室性心动过速

波可见，呈一直线，或偶见P波（图1-5-4）。

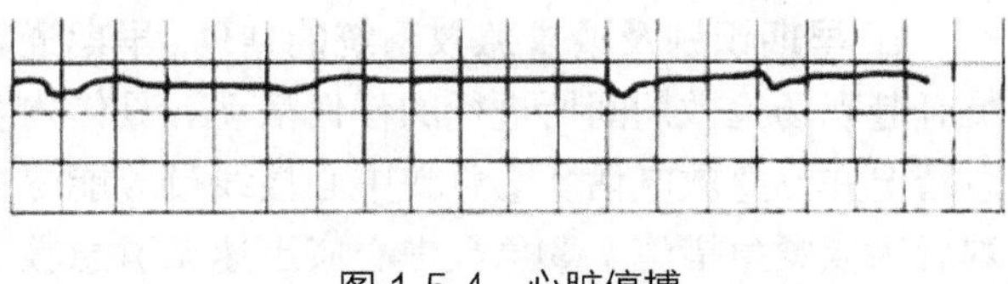

图 1-5-4 心脏停搏

4. **无脉性电活动（pulseless electricalactivity，PEA）** 又称“心电 - 机械分离”。指心肌仍有生物电活动，而无有效的机械功能，断续出现慢而极微弱且不完整的“收缩”情况，心电图上有间断出现的宽而畸形、振幅较低的 QRS 波群，频率多在每分钟 20~30 次以下。此时心肌无收缩排血功能，心脏听诊时听不到心音，周围动脉扪不到搏动（图 1-5-5）。

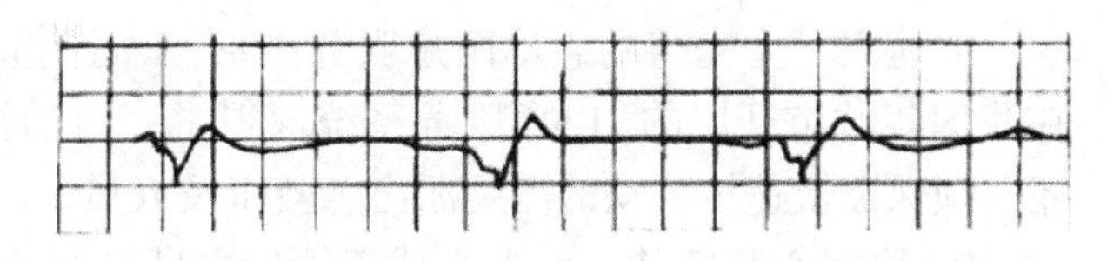

图 1-5-5 无脉性电活动

以上四种类型的心搏骤停心电图变化，虽在心电和心脏活动方面各有其特点，但共同的结果是心脏丧失有效收缩和排血功能，使血液循环停止而引起相同的临床表现。

（三）心搏骤停诊断

突然意识丧失，伴有大动脉搏动消失，特别是心音消失，是心搏骤停的主要诊断标准。对心搏呼吸骤停的诊断必须在很短的时间内作出，在不同场合应采用不同方法。

1. **现场** 心搏呼吸骤停可以发生在任何场合，绝大多数情况下，现场没有专门的诊断工具，只能徒手进行。目前专业医务人员常用的两个诊断指标是突然意识丧失和大动脉搏动消失。非医务人员触诊大动脉搏动有困难，可直接通过意识消失、呼吸停止、面色苍白或青紫等作出心搏骤停的诊断。

2. **医院内** 听心音是一个很好的方法，心前区听诊 5s 没有心音，可诊断心搏停止，听心音比触摸大动脉更可靠、准确。

3. **心电监护时** ICU、手术中、专科病房的医院内危重病人常进行心电监护，这些设备具有自动报警功能，如听到报警声，看到显示屏上正常的心电波消失成为直线或室颤波形，即可诊断为心搏骤停。不但诊断及时明确可靠，而且类型判断准确，对指导复苏很有价值。对于未接有心电监护的心搏骤停病人，可边抢救边接上心电监护仪，为复苏创造条件。

（四）生存链

近几年来，许多临床工作者、管理者和研究人员都意识到改进急诊救护系统的工作对提高生存率有着极其重要的作用。即抢救心搏骤停者的生命必须依赖一系列紧急措施的有效实施，任何一项措施被忽视或延搁，病人的生命就无法挽救。美国心脏协会在 1992 年正式用“生存链”（chain of survival）一词描述这一系列措施。生存链包括：立即识别并启动急救系统（早期通路）、尽早心肺复苏、快速除颤、有效的高级生命支持及综合的心搏骤停后治疗（图 1-5-6）。有效的急救取决于生存链五个部分的有力配合。

图 1-5-6 心肺复苏的生存链

1. 早期识别及请求急救系统的帮助(早期通路) 包括病人发生紧急情况后到急救人员赶赴现场抢救期间所进行的任何活动。具体内容包括:①旁观者能尽早识别病人处于危急情况并打急救电话。②急救中心接线员应能尽快识别潜在的心搏骤停的情况,并指导旁观者采取紧急措施。③急救中心应迅速派遣急救人员携带抢救必需的物品,包括除颤仪和进一步心脏生命支持的设备,以最快速度赶赴现场。

应建立一个完善的急诊医疗服务体系,从而使上述措施能及时有效地付诸实施。现今在我国各城市开展的"120"服务系统取得了一定的社会效益,但还需不断完善。急救系统还必须保证快速按公众的需要派出急救车及人员。

2. 早期心肺复苏 病人心搏骤停后立即开始心肺复苏是非常重要和有效的。许多临床研究表明心搏停止 4min,脑组织开始损伤,心搏停止 10min 脑组织死亡。越早采取 CPR 及进一步的心脏生命支持(ACLS),病人生存率越高(表 1-5-1)。

表 1-5-1 心搏骤停病人采取 CPR 及 ACLS 措施的及时性与生存率的关系

开始 CPR 的时间(分)	开始 ACLS 的时间(分)	生存率(%)
0~4	0~8	43
0~4	16	10
8~12	8~16	6
8~12	16	0
12	12	0

旁观者及时进行 CPR,对提高心搏骤停病人的生存率有着非常显著的积极效果。进行基础生命支持能有效地提高院外心搏骤停者的生存率,还有助于提高市民的急救意识,使其能更迅速地获得急救医疗体系的帮助,从而提高心搏骤停病人抢救的成功率。因此,应在社会上进行 CPR 的普及培训,范围包括警察、消防、学校、军队、工厂、旅馆、饭店等工作区域或公共场所以及家庭等。政府和社区、公司、单位、学校应尽可能提供市民或公众学习 CPR 的条件,从而使心肺复苏这项能挽救生命的技术得到广泛普及。

尽管旁观者进行 CPR 有着重要的作用,但它只是个暂时性措施。若不尽快进入下一个环节(早期除颤及早期高级生命支持),它将失去本身的价值。因此旁观者必须意识到及早通知急救系统的重要性,从而使急救人员能及时赶到现场进行进一步的抢救。

3. 早期除颤 早期除颤是生存链中对提高病人生存率最有帮助的一环。院外心搏骤停者提高生存率最为关键的措施是:广大受过培训的复苏者能及时获取体外自动除颤仪(automated external defibrillator,AED)进行除颤。据美国心脏协会(American heart association,AHA)的统计,在心搏骤停的成人病人中,85% 是由心室颤动或无脉搏性室性心动过速所引起,而其最有效的治疗方法就是除颤。除颤进行得越早,病人的预后越好,生存的机会也就越大。如果能在火车站、体育场、剧院、工作区域以及公寓楼等人群聚集的公共场所放置 AED,就可缩短心搏骤停到除颤的时间间隔。美国心脏协会要求每一辆救护车均需配备除颤仪,每位救护车上的医务辅助人员都应掌握除颤的操作并允许其进行除颤。在医院的所有区域和救护车上,救援人员应有能力对室颤的病人提供早期除颤的措施。即在高危人群发生心搏骤停时的(3±1)min 内实施除颤。

4. 早期高级生命支持(advanced life support,ACLS) 早期高级生命支持由到达现场的医生、护士或医务辅助人员来提供。它是心搏骤停急救管理中又一个非常重要的环节。急救人员应携带抢救设备以支持呼吸，建立静脉通路，使用急救药物，控制心律失常，并使病人相对平稳以利及时转送。除此以外，ACLS 小组成员还提供许多其他用于治疗非心脏原因所致的心脏、呼吸骤停的评估和措施。

5. 综合的心搏骤停后治疗 心搏骤停病人自主循环恢复后，经常会出现心血管和血流动力学的紊乱，为提高存活率，使病人恢复到正常的功能状态，应到重症监护病房按综合计划进行治疗。包括优化心肺和重要器官灌注；识别并治疗急性冠脉综合征和其他可逆病因；控制体温以促进神经功能恢复；预测、治疗和防止多器官功能障碍。

"生存链"定义了第一目击者（第一反应人）、急救调度、急救服务人员、急救医生和护士作为团队，共同为抢救生命进行有序工作。该项工作普及实施得越早越广泛，急危重病人获得的救治成功率越高。

（五）CPCR 程序

根据《心脏紧急救治和 2010 年心肺复苏国际指南》和我国急救学界的意见，CPCR 的程序可以分为三个阶段，即基础生命支持（basic life support，BLS）、高级生命支持（advanced life support，ALS）、延续生命支持（prolonged life support，PLS）。各期之间是紧密衔接的，不能截然分开，并应不间断地进行。

知识拓展

胸外心脏按压机制

1. 心泵学说　在对胸腔按压时，位于胸骨和脊柱之间的心脏被挤压，并推动血液向前流动。而当胸腔按压放松时，心室恢复舒张状态，产生吸引作用，使血液回流，充盈心脏。

2. 胸泵学说　在对胸部按压时，心脏仅是一个被动的管道。按压胸部增加了胸腔内静脉、动脉以及胸腔外动脉的压力，但胸腔外静脉的压力依然是低的，从而形成周围动静脉压力梯度，使血流从动脉流入静脉。当放松时，胸骨由于两侧肋骨和肋软骨支持，回复原来位置，胸廓容量增大，胸内压减小且低于静脉压，静脉血回流至心脏，心室得到充盈。如此反复，可建立有效的人工循环。

不论用何种学说阐明，国内外大量的实践和研究资料表明，只要尽早应用胸外心脏按压，方法正确，同时配合有效的人工呼吸，胸外心脏按压的效果十分可靠，为全世界绝大多数学者所接受，现已成为标准。

二、成人基础生命支持

基础生命支持（basic life support，BLS）又称初期复苏或现场急救。是指由专业或非专业人员（第一反应人）在事发现场对病人所实施的徒手救治，迅速建立人工的呼吸和循环，其目的是尽早供给心、脑等重要脏器氧气，维持基础生命活动，为进一步复苏创造有利条件。为专业急救人员制定的成人 CPR 指南适用于青春期（12~14 岁，出现第二性征）后的病人，为非专业急救人员制定的成人 CPR 指南适用于≥8 岁的病人。

基础生命支持（BLS）是心肺脑复苏最初而且也是最关键的方法和阶段。BLS 是由一系列连续的操作技术组成，BLS 有 CABD 四个步骤：① C（circulation）：即循环支持或建立人工循环，让机体血液流动起来，把携有氧气的红细胞带向全身，并促使自主心搏呼吸恢复；② A（airway）：开放气道，使气道保持通畅以保证空气能进入肺中；③ B（breathing）：呼吸支持或人工呼吸，把空气吹入病人肺中，把大气中的氧送入肺泡，使肺内气体氧分压升高，氧气可以弥散到肺泡壁的毛细血管内；④ D（defibrillation）：除颤，利用除颤器将高能量电脉冲作用于心脏，消除病人室颤。快速采取 BLS 是心肺脑复苏成功的关键，也是保护脑的先决条件。在实施 CABD 前需要完成：快速识别呼吸或循环停止；启动 EMSS；复苏的体位摆放。

【成人 BLS 操作程序】

（一）评估与判断

救援者到达现场后，必须快速判断现场是否安全，判断病人是否有意识。意识判断采取"轻拍重喊"的方法，即大声呼唤病人的同时轻拍病人肩膀观察病人有无反应。绝不能摇动病人头部或轻易搬动病人，以免引起脊髓损伤而导致病人截瘫。救护者在判断意识后应快速判断病人呼吸，通过观察胸部运动检查呼吸是否缺失或异常（无呼吸或仅有喘息），呼吸评估的时间为 5~10s。病人无反应且没有呼吸或呼吸异常（或仅有喘息），立即启动 EMSS，尽快开始胸外按压。

（二）启动 EMSS

1. 立即由"第一反应人"（专业或非专业人员）实施 CPR。

2. 由现场的第二人寻求救援

（1）院外现场：应该快速接通当地急救电话"120"，通知急救机构，并报告事发地点（街道名称、就近建筑物醒目标志）、正在使用的电话号码、发生了什么事件、多少人需要救治、发病者的情况、正给予什么样的处置等信息。

（2）院内：应在救治的同时，接通院内的紧急呼救系统，或大声呼叫以寻求帮助。

（三）体位安置

救护时，病人及救护者应采取正确体位，以利救护。

1. 复苏体位 现场复苏必须将病人就地仰卧于坚硬的平面上（地上或垫有硬板的床上）。如果病人呈俯卧或侧卧位，则应立即将其翻转成仰卧位。翻身方法：①将病人双上肢向头部方向伸直；②将病人离救护者远侧的小腿放在近侧小腿上，两腿交叉；③救护者一只手托住病人颈部，另一只手托住离救护者远侧病人的腋下或胯部，使头、颈、肩和躯干同时翻向救护者；④最后将病人两上肢放于身体两侧，解开病人衣领、裤带、女性胸罩。对疑有颈髓损伤病人的搬动一定要做好头颈部的固定，防止颈部扭曲（图 1-5-7）。如果病人躺卧在软床上，可将一块宽度不小于 70cm 的木板置于病人背部，以保证复苏的效果。

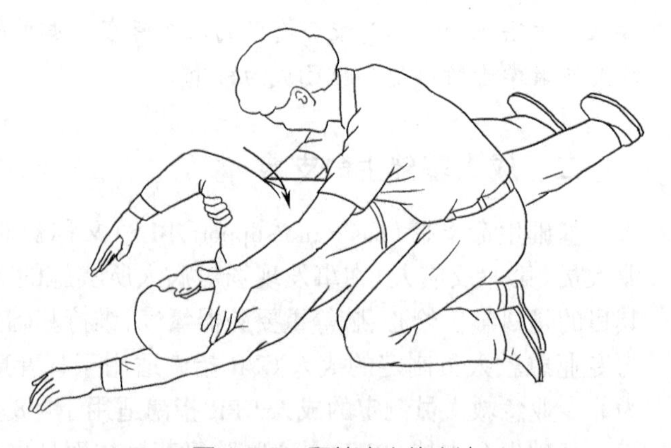

图 1-5-7 翻转病人的方法

2. 侧卧体位（康复位） 病人无意识，但有心搏和呼吸；或病人经过心肺复苏后，心搏呼吸恢复但意识仍不清，为防止舌后坠，或分泌物、呕吐物阻塞呼吸道，应将病人置于侧卧体位。方法:①将靠近救护者侧的上肢向头部侧方伸直,另一上肢肘弯曲于胸前;②将病人救护者远侧的小腿弯曲;③救护者一只手扶住救护者远侧的病人的肩部,另一只手扶住病人救护者远侧的膝部或胯部,轻轻将病人侧卧向救护者;④最后将病人上方的手放置于面颊下方,保持头后仰并防止面部朝下。

3. 救护者体位 救护者应双腿跪于(或立于)病人一侧。单人抢救时,救护者两膝分别跪于病人的肩和腰的旁边,以利于吹气和按压,应避免来回移动膝部。双人抢救时,两人相对,一人跪于病人的头部位置负责人工呼吸,另一人跪于胸部负责胸外心脏按压。

(四)建立人工循环

1. 评估循环(circulation,C) 医务人员判断是否心脏停搏应先检查有无大动脉搏动。主要选择浅表的大动脉进行检查。颈动脉易暴露,便于迅速触摸,检查极为方便,能节省宝贵的时间,是成人最常选用的部位。颈动脉搏动最明显处位于喉头平面,方法是用左手扶住病人的头部,右手的示指、中指先触及颈正中部位(甲状软骨)中线,男性可先触及喉结,向旁滑移与胸锁乳突肌之间的凹陷,稍加力度触摸(图 1-5-8)。检查时用力不可过大,时间至少达到 5s,但不能超过 10s。如无搏动就可判定为心搏骤停。

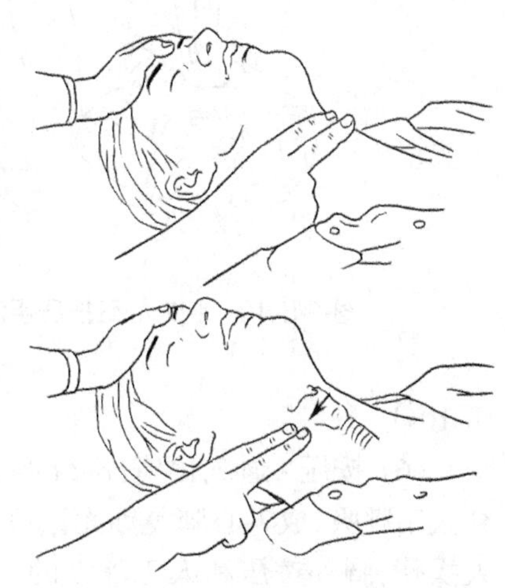

图 1-5-8 颈动脉搏动触摸

非医务人员触诊大动脉搏动有困难,根据病人突发意识丧失、呼吸停止、面色苍白或发绀等作出心搏骤停的判断,并立即实施胸外心脏按压,而无需检查大动脉搏动。

2. 胸外心脏按压 一旦诊断为心搏骤停,应立即进行胸外心脏按压,以维持循环功能。

(1)病人体位:置病人去枕平卧于地面或硬板上,头部位置低于心脏,以避免按压时呕吐物反流至气管,也可防止因头部高于心脏水平而影响脑部血液供应。

(2)按压部位:施救者移开或脱去病人胸前的衣服,按压的部位为病人胸骨的下 1/2。救护者跪或立于病人一侧,两手掌平行重叠,十指相扣翘起,掌根置于病人两乳头连线的胸骨上,手指与肋骨平行(图 1-5-9)。

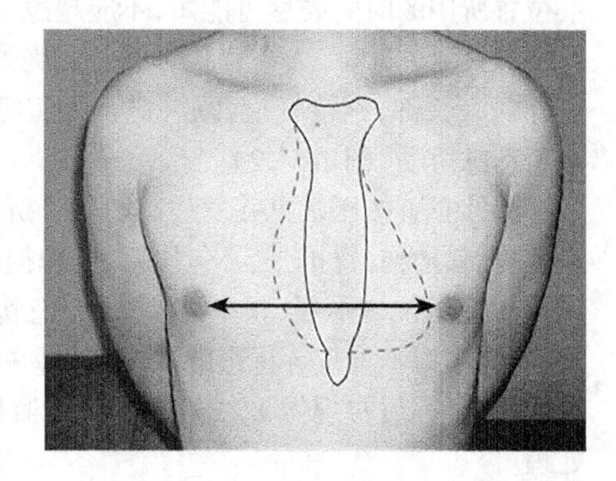

图 1-5-9 胸外心脏按压位置

(3)按压的姿势:复苏者应根据病人位置高低,分别采取跪、站、踩脚凳等姿势,以保证按压力垂直并有效地作用于病人胸骨。急救人员的上半身前倾,双肩位于双手的正上方,两臂伸直(双肘伸直),垂直向下用力,借助自身上半身的体重和肩臂部肌肉的力量进行操作(图 1-5-10)。

(4)按压深度:成人胸骨下压深度至少 5.0cm,每次按压后应让胸壁完全回复,放松后掌根不能离开胸壁,以免按压位置移动,导致肋骨骨折、胸腹腔脏器的损害等并发症。

(5)按压频率:至少为 100 次 /min,按压与放松时间基本相等,按压中尽量减少中断(少

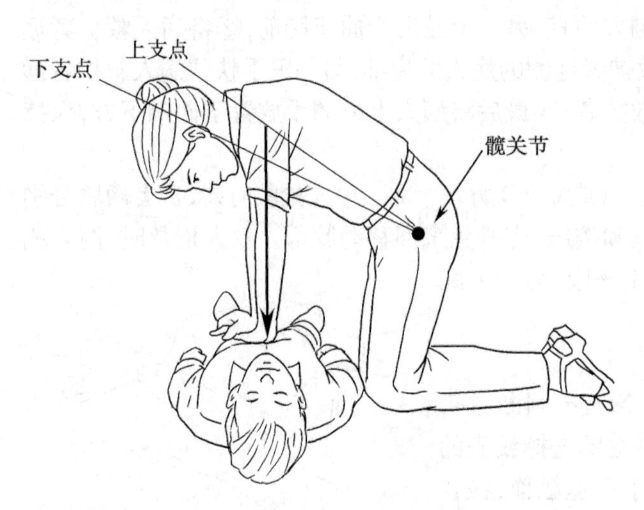

图 1-5-10 胸外心脏按压手法与姿势

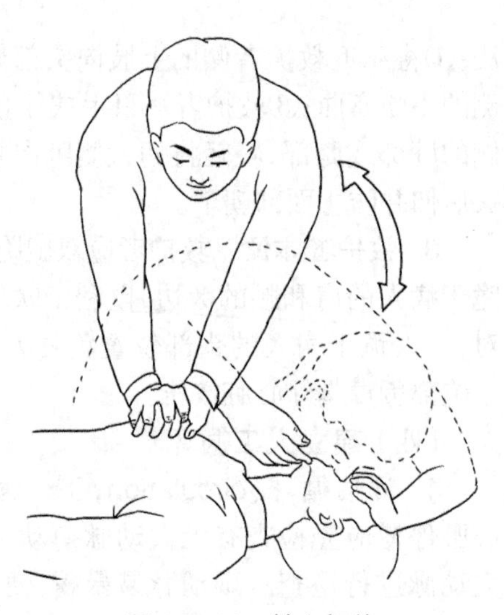

图 1-5-11 单人复苏

于 10s)。

(6) 按压 - 通气比值:胸外心脏按压必须同时配合人工呼吸,成人心肺复苏无论单人(图 1-5-11)和双人操作,胸外按压和人工呼吸的比例均为 30 : 2。未建立人工气道前,进行人工呼吸时,须暂停胸外心脏按压。

心肺复苏每 5 个循环或每 2min 检查心电及脉搏 1 次,在 10s 内完成。为避免急救者过度疲劳,专家建议实施胸外心脏按压者应 2min 交换 1 次。但两人交换位置所用的时间要尽可能短,不应超过 5s。

双人复苏时,一人在病人一侧完成胸外按压,另一人在病人头部,维持气道开放,进行人工呼吸,并观察有否动脉搏动(图 1-5-12)。

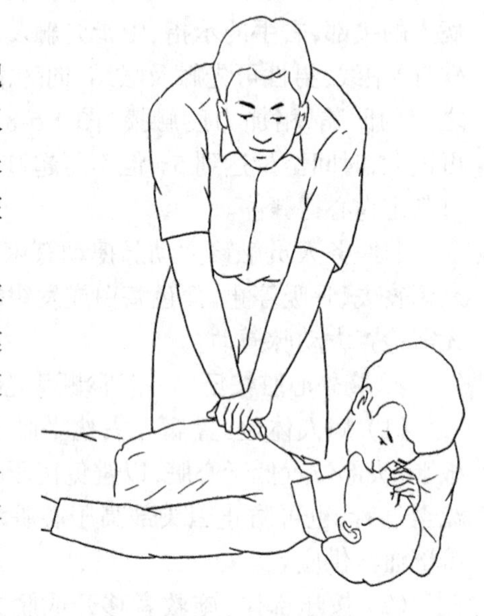

图 1-5-12 双人复苏

胸外心脏按压常见并发症有肋骨骨折、胸骨骨折、血气胸、肺损伤、胃扩张、心包压塞、肝脾损伤和脂肪栓塞等。按压位置不当、频率过快过慢、忽快忽慢、冲击式按压、用力不垂直等将影响按压效果,并可造成机体的损害。预防的方法首先要掌握方法和要领,复苏后常规做 X 线检查及加强监护,以及时了解有无并发症,以便及时给予相应的处理。

(五)开放气道

1. 去除呼吸道异物 用手指挤压前鼻腔挤出分泌物,挖去口腔内的血凝块、污物、淤泥、呕吐物等异物,如发现义齿,应将其取下,以防掉入气管。

2. 开放呼吸道 昏迷病人的全身肌肉包括下颌、舌、颈部肌肉松弛,舌根后坠,在咽部水平堵塞气道(airway,A)(图 1-5-13)。应将病人以仰头举颏法、下颌前推法使舌根离开声门,保持呼吸道通畅。

(1) 仰头举颏法:无颈椎损伤的病人可用此法。术者一手掌置于病人的前额,用力使头

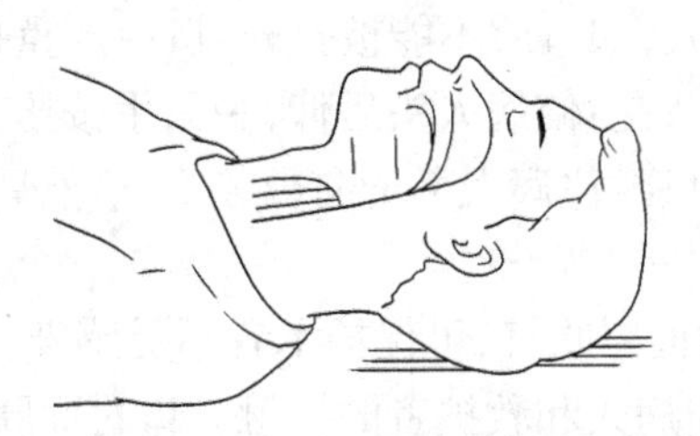

图 1-5-13 舌后坠堵塞气道

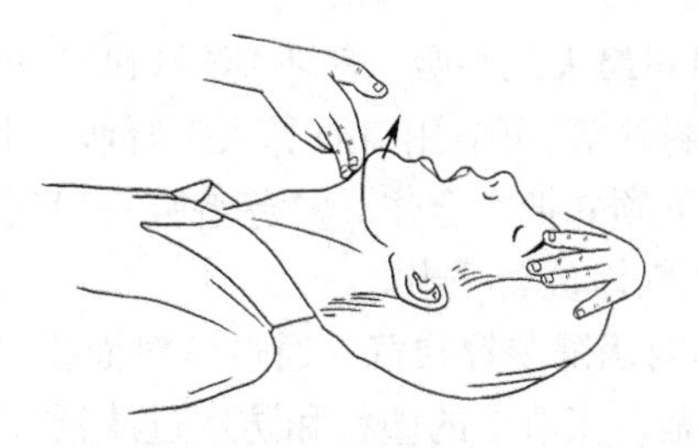

图 1-5-14 仰头 - 举颏法打开气道

向后仰,后仰的程度是病人下颌角与耳垂连线与水平面垂直;另一手示指和中指置于病人的下颌近颏的骨性部分,向上抬起下颌,使牙齿几乎咬合。注意手指不要压迫颈部软组织,以免造成气道梗阻(图 1-5-14)。适用于专业人员和非专业人员,是非专业人员唯一方法。

(2) 下颌前推法(托颌法):此法用于已存在或疑有颈椎损伤的病人。急救人员将两手置于病人头部两侧,肘部支撑在病人所躺平面上,双手手指放在病人下颌角,向上提起下颌(图 1-5-15)。这种操作技术要求高,仅为医务人员使用。

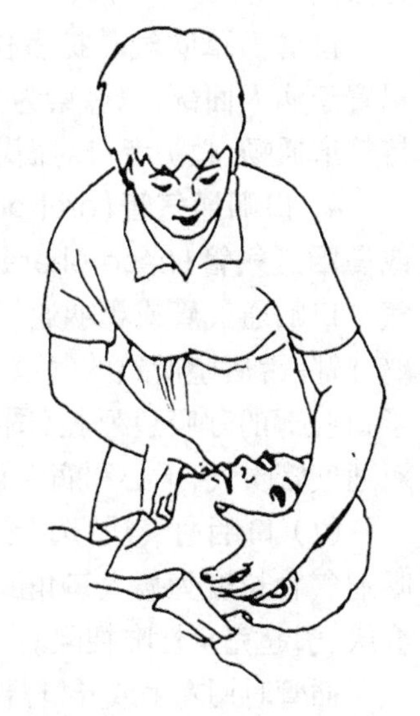

图 1-5-15 下颌前推法打开气道

如病人有口咽部的严重创伤,上述方法无效时,应采用气管插管或气管切开等措施。

(六) 人工呼吸

人工呼吸(breathing,B)是用人工方法(手法或机械)借外力来推动肺、膈肌或胸廓的活动,使气体被动进入或排出肺脏,以保证机体氧的供给和二氧化碳排出。人工呼吸法包括口对口、口对鼻、口对口鼻、口对阻隔装置、口咽通气管或鼻咽通气管吹气及专业的气管插管、呼吸机等。口对口、口对鼻、口对口鼻、口对阻隔装置、口咽通气管或鼻咽通气管吹气的人工呼吸方法简便易学,“第一反应人”在事发现场可以用此方法实施。

1. 口对口人工呼吸 在众多的徒手人工呼吸中,口对口人工呼吸简单易行,潮气量大,效果可靠,是目前公认的首选方法。口对口的呼吸支持技术每次可提供 500~600ml 的潮气量,能快速、有效地给病人提供足够的氧需求。

口对口人工呼吸的具体方法是:①病人仰卧,开放气道;②复苏者吸一口气,用一手拇指和示指捏住病人鼻翼,防止吹气时气体从鼻孔逸出;同时用嘴唇封住病人的口唇,给病人吹气,时间在 1s 以上,并用眼睛余光观察病人的胸廓是否抬高;③术者头稍抬起,嘴唇离开病人口部,半侧转换气,同时松开捏闭鼻翼的手指,让病人的胸廓及肺弹性回缩,排出肺内气体,病人自动完成一次呼气动作;④重复上述步骤再吹一次气,连续吹气两次。吹气频率为 10~12 次 /min,即每 5~6s 吹气 1 次(图 1-5-16)。

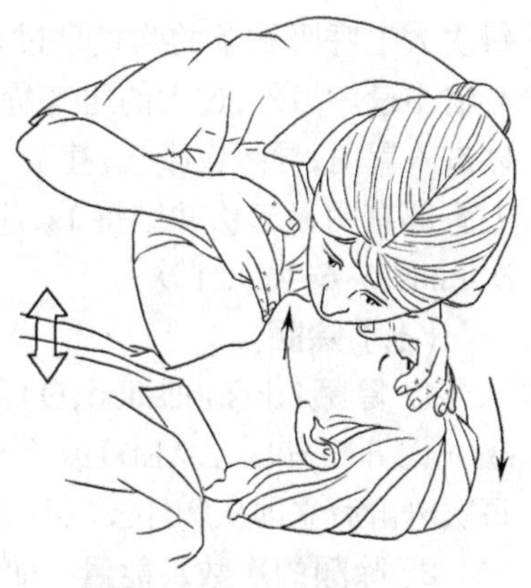

图 1-5-16 口对口人工呼吸

2. 口对鼻人工呼吸 对不能经口吹气的病人，如口唇不能被打开、口腔严重损伤、口不能完全被封住等，可应用口对鼻人工呼吸。其方法是：使病人头后仰，一只手按压前额，另一只手上抬下颌并把嘴合住。复苏者吸一口气，用口封住病人鼻子向鼻腔吹气，然后将口从鼻上移开，让气体被动呼出。

3. 口对阻隔装置吹气 通过口对面膜、口对面罩吹气，可保护术者不受感染。

面膜是一张清洁的塑料和防水过滤器以隔断病人和救护者的接触。口对面膜吹气时把面膜放在病人口和鼻上，面膜中心对准口，人工吹气方法同口对口人工呼吸。

口对面罩吹气救护者位于病人头部一侧，将面罩置于病人面部，以鼻梁为基准，双手固定面罩和维持气道通畅，救护者口对面罩通气孔缓慢吹气。

4. 口咽通气管（oral pharyngeal airway，OPA）或鼻咽通气管（naso pharangeal airways，NPA）吹气 口咽通气管或鼻咽通气管可以使舌根离开咽后壁，解除舌后坠所致的气道梗阻，在一定程度上减少了口腔部的呼吸道死腔（图 1-5-17）。复苏人员可以对通气管吹气，不必和病人直接接触。

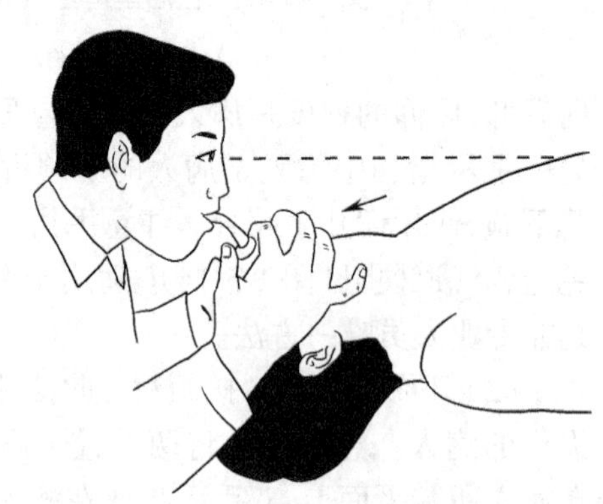

图 1-5-17 口对口咽通气管吹气

（1）口咽通气法：选择适当大小的口咽导管，口咽通气管长度为病人口角到下颌骨转角处的距离。选择的导管不可过长，避免通气管抵达会厌，引起完全性喉梗阻。

插管时用左手或开口器打开病人口腔，吸净口腔及咽部分泌物，右手持口咽导管使口咽导管的凹面面向头部插入口腔，直至接近舌根时，将口咽导管旋转 180°，使口咽导管的凸面面向头部继续前进直达咽部。该方法不得用于意识清楚的病人，因为它可诱发恶心和呕吐。关键的评估步骤是检查是否具有完整的咳嗽和咽反射。如果有完整的咳嗽和咽反射，则不能使用 OPA。

（2）鼻咽通气法：选择型号适宜，质地柔软的塑料或橡胶管，合适的鼻咽通气管长度为鼻尖至耳垂的距离。插管前外涂含利多卡因的润滑液，检查鼻腔，滴入少量 1 % 的麻黄碱。待鼻腔湿润后，从一侧鼻孔插入管道，并沿鼻腔中线，经舌根至咽后壁。导管不可插入过深，以免误入食管，或刺激喉部产生喉痉挛。操作时动作宜轻柔，减轻对鼻黏膜的损伤。

无论以何种形式进行人工呼吸，都必须注意避免过度通气（每分钟人工呼吸次数过多或每次人工呼吸给予的吹气量过大）。过度通气会增加胸廓内压，减少心脏的静脉回流，降低心输出量。另外，过大的通气量和过快的通气速度会引起咽喉部的压力过高使食管开放，气体进入胃内，导致胃胀气，甚至可引起呕吐和胃内容物误吸。复苏者每次吹气时只需看到病人胸廓有明显起伏并维持 1s，应避免吹气容积太大及吹气次数太多。成人通气频率 10~12 次 /min（5~6s 吹气 1 次）。

（七）除颤

1. 除颤（defibrillation，D）策略 如果病人无脉搏，则需在自动体外除颤仪（automated external defibrillator，AED）或手动除颤器到位后立即检查是否室颤、室速，按指示实施电击，每次电击后立即从胸外按压开始实施 CPR。

2. 除颤的次数及能量 研究显示，连续采用 3 次除颤会延误胸外心脏的实施，而采用单次除颤足以消除 90% 以上的室颤（VF）。如果在 1 次除颤后仍不能消除室颤（VF），其原因为心肌缺氧，需要继续进行 2min CPR，以重新恢复心脏的氧供，这样可使随后施行的除颤更有效。除颤所用的能量为：单相波除颤采用 360J；双相波除颤采用 120~200J（或按除颤器制造厂商推荐的能量），能量可以不变或按需要增加。

3. 检查除颤的效果 即使除颤能消除室颤（VF），但很多病人会转为无脉心电活动或停搏，并且心脏会因血液灌流不足导致心脏收缩无力。所以每次除颤后应继续施行 2min CPR（或直至病人恢复正常窦性心律后才停止），以增加心脏血液灌流，使心脏有能量进行有效的收缩和泵血。除颤程序为：①除颤 1 次；② CPR 5 个循环或大约 2min；③心电图检查；④重复此循环。

【心肺复苏有效表现】

在完成 5 个循环人工呼吸和胸外按压操作后或每隔 2min，复苏者应检查病人颈动脉搏动、呼吸等。如仍未恢复呼吸、心搏，应重新开始胸外按压，在呼吸、心搏未恢复情况下，不要中断 CPR。BLS 有效的标志是：

1. 颈动脉搏动出现。
2. 自主呼吸恢复。
3. 收缩压 >60mmHg（8.0kPa）。
4. 面色、口唇由苍白、发绀变红润。
5. 瞳孔由大变小，对光反射恢复。
6. 病人出现眼球活动、呻吟、手脚抽动。

【成人现场 CPR 操作流程图】

成人现场 CPR 操作流程见图 1-5-18。

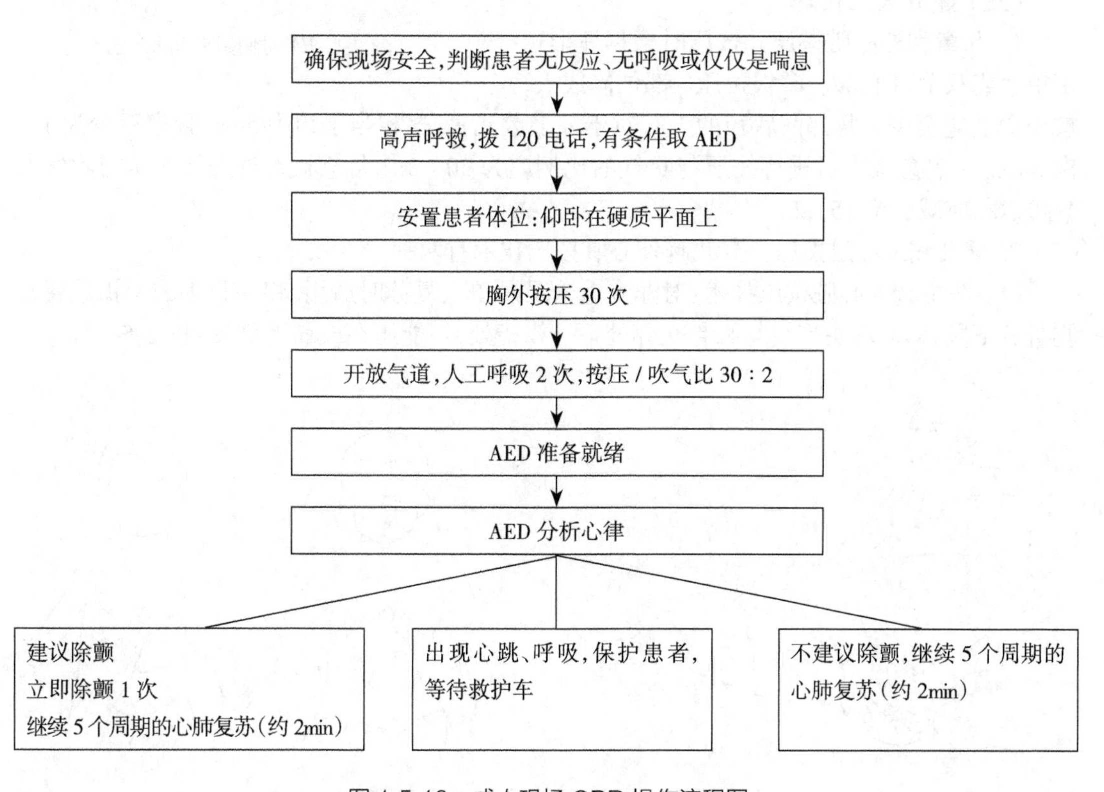

图 1-5-18 成人现场 CPR 操作流程图

三、儿童、婴儿基础生命支持

儿童 CPR 指南在儿童年龄划分上对专业和非专业急救人员是有区别的，专业急救人员实施的对象是 1 岁至青春期（12~14 岁之前），非专业急救人员实施的对象是 1~8 岁的病人。婴儿 CPR 适用于小于 1 岁的患儿。

儿童与婴儿心搏骤停发生率远较成人低，且很少突发，并以非心脏原因为主。婴儿期发生心搏骤停最常见原因有：婴儿猝死综合征、呼吸系统疾病、呼吸道梗阻、淹溺、败血症以及神经系统疾病。创伤是儿童的首要死因。婴儿和儿童 CPR 基本方法同成人一样，但单人抢救院外心搏骤停时，心肺复苏顺序与成人有所不同，应立即先给予 2min 左右的基础心肺复苏（先急救再求救），而非成人处理方式（先求救再急救）。

（一）判断意识

1. 儿童判断意识方法与成人相同。

2. 婴儿对语言不能反应，可采取拍击婴儿足跟，若婴儿不能哭泣，可判断无意识。

（二）判断循环

1. 检查儿童颈动脉或股动脉搏动。

2. 婴儿的颈部较短，而且多数小儿较肥胖，因而颈动脉搏动不易触及。可以采用触摸肱动脉，10s 内作出判断，触摸肱动脉方法（图 1-5-19）。

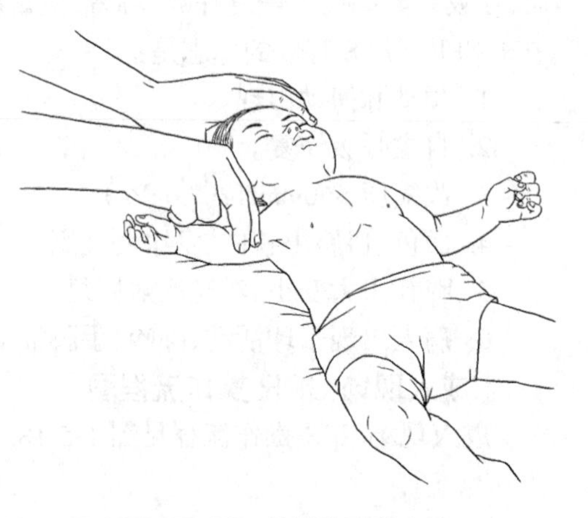

图 1-5-19 触摸肱动脉方法

（三）建立人工循环

1. **儿童胸外心脏按压** 按压时根据体形选用单手或双手（同成人）掌根按压。部位同成人，按压深度应至少为胸部前后径的 1/3，对于大多数儿童，这相当于约为 5cm，频率至少为 100 次 /min。1 名急救人员进行按压与吹气的比例应为 30∶2；2 名急救人员进行按压与吹气次数可以相应减少至 15∶2。

2. **婴儿胸外心脏按压** 婴儿胸外心脏按压技术有两种。

（1）两指胸外心脏按压技术：对非专业人员及单人复苏时适用，将一只手的两指放置在胸骨的下段，即双乳头连线与胸骨交界处下一横指处，不能压在或靠近剑突（图 1-5-20）。

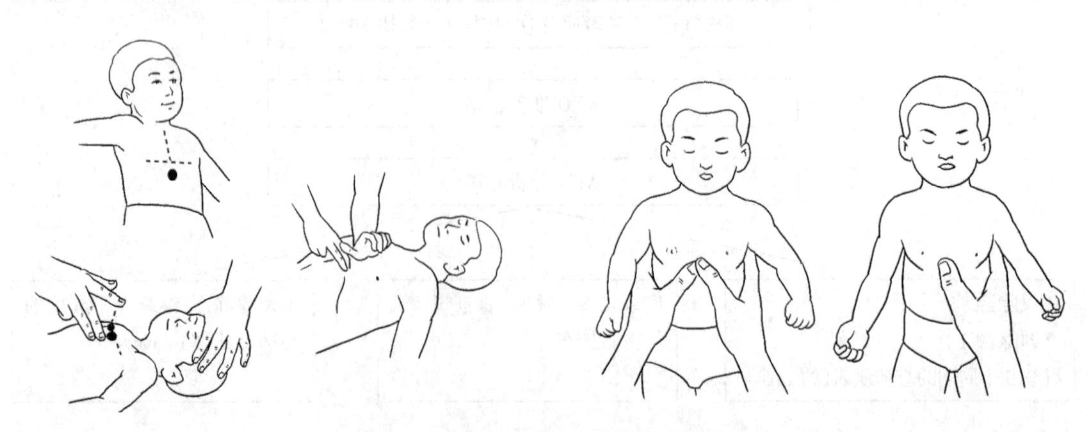

图 1-5-20 婴儿胸外心脏定位及按压方法

（2）两拇指 - 手掌环抱技术：专业人员双人复苏时适用。将两拇指放置在胸骨的下段，大约双乳头连线与胸骨交界处下一横指，不能压在或靠近剑突。对于非常小的婴儿，拇指可以重叠，用双手的其他手指环抱婴儿的胸部并托起的背部，用两拇指将胸骨下压。

婴儿胸外心脏按压深度至少为胸部前后径的 1/3，对于大多数婴儿，这相当于约为 4cm，频率至少为 100 次 /min。1 名急救人员进行按压与吹气的比例应为 30∶2；2 名急救人员进行按压与吹气次数可以相应减少至 15∶2。成人、儿童、婴儿实施 CPR 比较见表 1-5-2。

表 1-5-2　成人、儿童、婴儿心肺复苏对比表

	成人	儿童（1~8 岁）	婴儿（1 岁以下）
判断意识	轻拍，重喊	轻拍，重喊	拍击足跟
胸外按压位置	乳头连线中央（胸骨下 1/2）	乳头连线中央（胸骨下 1/2）	两乳头连线下方
胸外按压手法	双手掌根	双手或单手掌根	两个手指
胸外按压深度（cm）	至少 5	至少胸廓厚度的 1/3，约 5cm	至少胸廓厚度的 1/3，约 4cm
胸外按压速度（次 /min）	至少 100	至少 100	至少 100
开放气道	头后仰 90°	头后仰 60°	头后仰 30°
人工呼吸方法	口对口、口对鼻	口对口、口对鼻	口对口鼻
吹气速度（次 /min）	10~12	12~20	12~20
按压 / 吹气比	30∶2	单人 30∶2；双人 15∶2	
检查呼吸和脉搏	每 5 个循环或每 2min 检查 1 次	单人每 5 个循环或每 2min 检查 1 次 双人每 10 个循环或每 2min 检查 1 次	

（四）开放呼吸道

小儿开放呼吸道方法同成人，但要注意用力适当，头部不可过度后仰。只须轻轻后仰，即可通畅呼吸道，过度后仰反而使气管受压。儿童头后仰 60°、婴儿头后仰 30°。特别应注意清理呼吸道异物。

（五）人工呼吸

1. 儿童基本同成人，吹气频率为 12~20 次 /min。

2. 对婴儿吹气时，应将嘴封住口鼻，即口对口鼻人工呼吸，吹气频率为 20 次 /min 左右（图 1-5-21）。

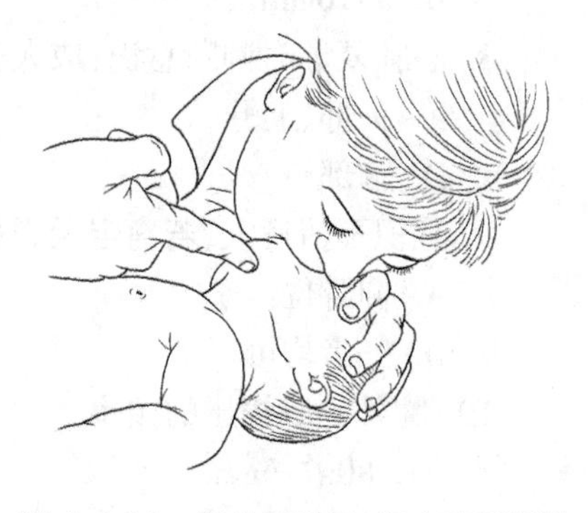

图 1-5-21　婴儿口对口、鼻人工呼吸法

能 力 检 测

一、选择题

1. 判断口对口人工呼吸方法正确的主要依据是

A. 口唇红润　　B. 大动脉出现搏动　　C. 胸廓起伏

D. 散大的瞳孔缩小　　E. 听到呼吸音

2. 有关婴幼儿心肺复苏的叙述哪项正确
A. 最常用的评估脉搏的部位是桡动脉　B. 胸外按压使用一个手掌
C. 最常用的评估脉搏的部位肱动脉　D. 单人复苏时按压与吹气比 5 : 1
E. 双人复苏按压与吹气比 30 : 2
3. 治疗室颤最有效的方法是
A. 同步复律　B. 非同步除颤　C. 利多卡因静脉注射
D. 肾上腺素静脉注射　E. 胸部叩击
4. 医护人员诊断心搏骤停的主要依据是
A. 突然昏迷　B. 呼吸停止　C. 大动脉搏动消失
D. 瞳孔散大　E. 面色发绀
5. 颈部有外伤者必须开放气道方法
A. 托颌法　B. 仰头举颏法　C. 仰头抬颈法
D. 托颈法　E. 气管插管
6. 有关口对口人工呼吸,不正确的是
A. 需先保持病人气道通畅
B. 成人每次气量在 1000ml 以上
C. 成人吹气 12 次 /min 左右
D. 胸廓明显起伏是有效吹气的标志
E. 成人 CPR 吹气与胸外心脏按压之比为 2 : 30
7. 现场心肺复苏的要求是争分夺秒抢时间,在几分钟内实施心肺复苏,并快速求援拨打“120”急救电话,让专业人员实施进一步抢救
A. 1~2min　B. 2~4min　C. 4~6min
D. 8~10min　E. 6~8min
8. 心肺复苏时判断意识:成人轻拍伤员的肩部;婴儿(1 岁以内)拍击
A. 头部、上臂　B. 足跟　C. 腰部、肩部
D. 胸部　E. 臀部
9. 意识不清病人,若确定无脊柱伤害则须使病人为何种姿势,以防止呕吐物吸入
A. 仰卧位　B. 侧卧位　C. 俯卧位
D. 三者均可　E. 头低足高位
10. 胸外心脏按压的频率
A. 80 次 /min　B. 100 次 /min　C. 150 次 /min
D. 至少 100 次 /min　E. 90 次 /min

二、简答题

1. 心搏骤停的临床表现有哪些?
2. 试述心肺复苏的有效标志。
3. 叙述心脏猝死复苏处理的分期步骤。
4. 简述不同年龄心肺复苏异同点。
5. 脑复苏时如何应用低温疗法?
6. 试述胸外心脏按压的方法及注意事项。

参考答案

1. C 2. C 3. B 4. C 5. A 6. D 7. C 8. B 9. B 10. D

（张 路 才艳红）

任务六 常见意外伤害的现场急救

学习目标

知识目标：掌握淹溺、中暑、触电、蛇咬伤的临床表现；熟悉淹溺、中暑、触电、蛇咬伤的常用药物的作用、常用的给药途径；了解淹溺、中暑、触电、蛇咬伤的实验室检查。

能力目标：能熟练配合医生进行进一步的心肺复苏；能根据病人的病情迅速建立静脉通路，正确及时给予药物；能完成脑复苏的各项操作。

素质目标：具备珍惜生命、爱护生命的责任意识。

一、淹溺

案例导入

患儿，男，10岁。与小朋友玩耍时失足跌落水塘约6min，被经过的路人发现后迅速送入医院急救。患儿意识丧失，面色苍白，呼之不应，口鼻均有污泥，全身湿冷，体温不升，呼吸、心搏停止，肱动脉搏动无法触及，双侧瞳孔散大，对光反射消失。

问题：①该患儿的初步诊断？②如何进行抢救及护理？

淹溺是指人淹没于水或其他液体中，呼吸道被水、泥沙、杂物堵塞，引起换气功能障碍，或反射性喉头痉挛而缺氧、窒息造成血流动力学及血液生化改变的状态。淹溺后窒息合并心脏停搏者称为溺死，如心脏未停搏则称近乎溺死。如抢救不及时，短时间内即可导致死亡。

（一）病因

1. 意外落水或患有不能胜任游泳的疾病或游泳时疾病急性发作而导致淹溺。

2. 在游泳过程中，时间过长体力耗竭或受冷水刺激肢体发生抽搐或肢体被植物缠绕等造成浮力下降而淹没于水中发生淹溺。

3. 水下作业人员发生潜水意外而造成淹溺。

4. 入水前饮酒过量或使用过量的镇静药物易发生淹溺。

5. 跳水致伤而导致淹溺。

（二）病理生理

1. 干性淹溺 人入水后，因受强烈刺激（惊慌、恐惧、骤然寒冷等），引起喉头痉挛，以致呼吸道完全梗阻，造成窒息死亡。当喉头痉挛时，心脏可反射性地停搏，也可因窒息、心肌缺氧而致心脏停搏。所有溺死者中10%~40%可能为干性淹溺（尸检发现溺死者中仅约10%吸入相当量的水）。

2. 湿性淹溺 人淹没于水中，本能地引起反应性屏气，避免水进入呼吸道。由于缺氧，不能坚持屏气而被迫深呼吸，从而使大量水进入呼吸道和肺泡，阻滞气体交换，引起全身缺氧和二氧化碳潴留；呼吸道内的水迅速经肺泡吸收到血液循环。

3. 可根据发生水域不同，分为：

（1）淡水淹溺：江、河、湖、池中的水一般属于低渗，统称淡水。水进入呼吸道后影响通气和气体交换；水损伤气管、支气管和肺泡壁的上皮细胞，并使肺泡表面活性物质减少，引起肺泡塌陷，进一步阻滞气体交换，造成全身严重缺氧；淡水进入血液循环，稀释血液，引起低钠、低氯和低蛋白血症；血中的红细胞在低渗血浆中破碎，引起血管内溶血，导致高钾血症，导致心室颤动而致心脏停搏；溶血后过量的游离血红蛋白堵塞肾小管，引起急性肾衰竭。

（2）海水淹溺：海水含3.5%氯化钠及大量钙盐和镁盐。海水对呼吸道和肺泡有化学性刺激作用。肺泡上皮细胞和肺毛细血管内皮细胞受海水损伤后，大量蛋白质及水分向肺间质和肺泡腔内渗出，引起急性非心源性肺水肿。高钙血症可导致心律失常，甚至心脏停搏。高镁血症可抑制中枢和周围神经，导致横纹肌无力、扩张血管和降低血压。

（三）临床表现

溺水的主要表现是缺氧窒息。窒息的轻重取决于溺水量的多少、吸入水的种类、溺水时间的长短及是否得到及时救护等。一般表现为面部青紫肿胀、眼结膜充血、四肢厥冷、寒战等。其他各系统可有如下表现：

1. 呼吸系统 呼吸浅快或不规则，剧烈咳嗽、胸痛，淡水淹溺者多见咳粉红色泡沫痰、呼吸困难、发绀、两肺湿啰音、肺部叩诊浊音。

2. 循环系统 脉搏细速或不能触及、心律不齐、心音低钝、血压不稳定、心力衰竭，危重者出现房颤甚至心室停搏。

3. 神经系统 烦躁不安或昏迷，可伴有抽搐、肌张力增加、牙关紧闭，可出现异常反射。恢复期可有多梦、失眠及记忆力减退等。

4. 消化系统 上腹饱胀、胃内充满水、或呈胃扩张状态。海水淹溺者口渴明显。

5. 泌尿系统 尿液混浊呈橘红色，可出现少尿或无尿，严重者肾功能不全。

（四）实验室及其他检查

1. 动脉血气分析和pH测定显示低氧血症和酸中毒。

2. 淡水淹溺者，血钠、钾、氯化物可有轻度降低。有溶血时，血钾往往增高，尿中出现游离血红蛋白。海水淹溺者的血钙和血镁增高。

3. 胸部X线表现有肺门阴影扩大和加深，肺间质纹理增粗，肺野中有大小不等的絮状渗出或炎症改变，或有两肺弥漫性肺水肿的表现。

（五）急救护理

1. 急救措施 救护原则：迅速将病人救离出水；立即恢复有效通气；施行心肺复苏术；根据病情对症处理。

（1）现场急救

1）迅速将淹溺者救出水面：救护者应保持镇静，尽可能脱去外衣裤，尤其要脱去鞋靴，迅速游到淹溺者附近。对于筋疲力尽的淹溺者，救护者可从头部接近；对神志清醒的淹溺者，救护者应从背后接近，用一只手从背后抱住淹溺者的头颈，另一只手抓住淹溺者的手臂游向岸边。救援时要注意，防止被淹溺者紧抱缠身而双双发生危险，如被抱住，应放手自沉，从而使淹溺者手松开，以便再进行救护。

2）不会游泳者落水后应保持冷静，立即屏气，切勿大喊大叫，以免水进入呼吸道引起阻塞和剧烈咳呛；同时应尽量抓住漂浮物如木板、树木、桌椅等，以助漂浮，双脚像踏自行车那样踩水并用双手不断划水，在挣扎时利用头部露出水面的机会换气，再屏气，如此反复，以等待救援。会游泳者，如果发生小腿抽筋，要保持镇静，把身体抱成一团，头浮出水面；深吸一口气，把脸浸入水中用手将抽筋下肢的脚趾向背侧弯曲，使脚趾跷起来可使痉挛松解，然后慢慢游向岸边。

3）保持呼吸道通畅：将溺水者救上岸后，首先清理其口、鼻中的污泥、杂草、呕吐物等，并松开其衣领、腰带，保持其呼吸道通畅。

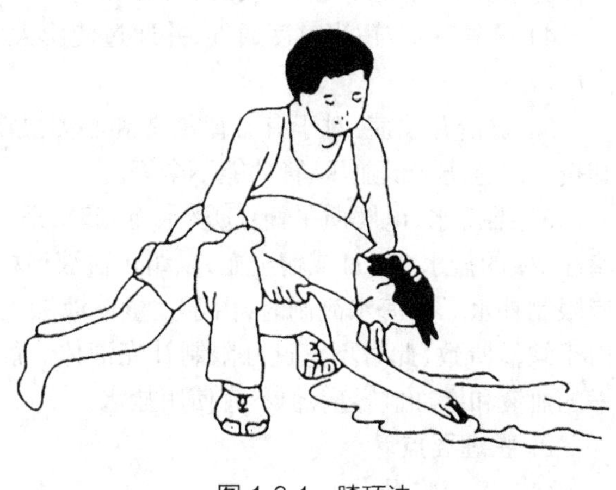

图 1-6-1 膝顶法

4）倒水：立即倒出溺水者肺内、胃内积水。倒水的方法有：①膝顶法：将病人俯卧，腹部垫高或横放在急救人员屈曲的膝盖上，头部下垂，使其呼吸道及胃内积水倒出（图 1-6-1）；②肩顶法：抱住溺水者的两腿，腹部放在急救者的肩部，头胸部下垂，急救者快步抖动，使积水倒出（图 1-6-2）；③抱腹法：急救者从背后双手抱住溺水者的腰腹部，使溺水者背部向上，头胸部下垂促使积水倒出，倒水动作应敏捷，切忌倒水过久而影响心肺复苏（图 1-6-3）。

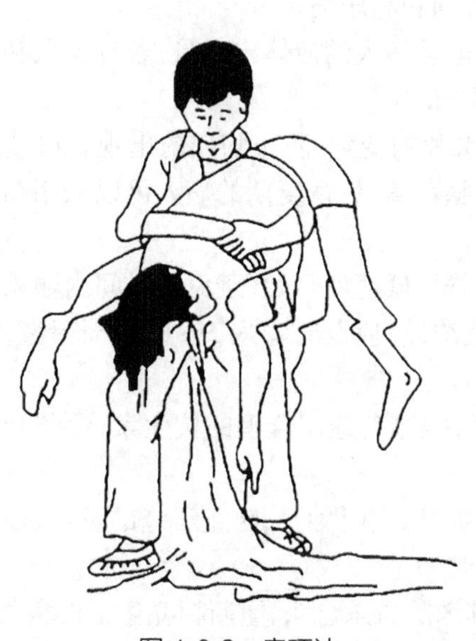

图 1-6-2 肩顶法

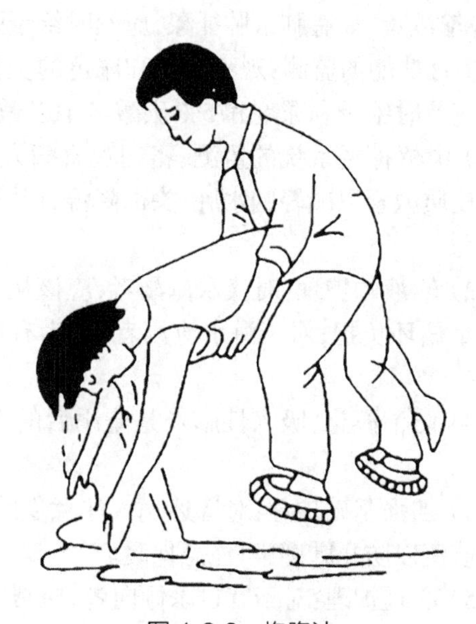

图 1-6-3 抱腹法

5）对呼吸、心搏停止者，应立即行口对口人工呼吸，同时行胸外心脏按压。

6）迅速送医院抢救，在运送途中不管病人情况如何，应继续抢救。

（2）医院内救护

1）迅速安置于抢救室内，换下湿衣裤，盖被保暖。

2）维持呼吸功能：保持呼吸道通畅，给予高浓度氧气吸入。对行人工呼吸无效者应进行气管插管，使用人工呼吸机来间断正压呼吸或呼气末期正压呼吸，以使塌陷的肺泡重新扩张，改善供氧和气体交换，维持适当的动脉血气和酸碱平衡。

3）肺水肿的处理：在加压给氧的同时，湿化瓶内加 40%~50% 的乙醇，可降低肺泡内泡沫表面张力，利于分泌物从呼吸道排出。根据情况选用强心、利尿等药物以减轻肺水肿。迟发性肺水肿是淹溺病人的主要死亡原因。

4）脑复苏：应适当过度通气，并通过使用大剂量皮质激素和脱水剂防治脑水肿，降低颅内压。

5）防治并发症：对于有心律失常和心力衰竭者，应积极治疗。使用抗生素防治吸入性肺炎。注意防治低血压、肾功能不全等。

6）维持水、电解质平衡：①淡水淹溺时，适当限制入水量并积极补充氯化钠溶液，静脉滴注 2% 的盐水 500ml 或输全血，以纠正血液稀释状态和防止红细胞溶解。如血液稀释严重，应限制补水。②海水淹溺时，由于大量体液渗入肺组织，血容量偏低，且肺水肿和脑水肿是由于缺氧所致，此时不宜过分限制补充液体。静脉滴注 5% 葡萄糖液或输入血浆以稀释浓缩的血液和增加血容量，但不宜使用盐水。

2. 护理要点

（1）病情监测

1）循环功能的监测：心肺复苏成功后，及时进行心电监护，监测病人的心率、血压、血氧饱和度等。

2）呼吸功能监测：迟发性肺水肿是溺水病人医院救治中常见的死亡原因。要注意输液速度及输液量，如有肺水肿征象，应及时给予强心剂和利尿剂。

3）肾功能的监测：观察尿量和尿色的变化，记录病人的液体出入量，若有少尿和血红蛋白尿，应及时给予利尿剂和 5% 碳酸氢钠以碱化尿液。

4）中枢神经系统的监测：密切观察病人脑水肿的变化，防止脑疝的出现。可使用脱水剂、糖皮质激素以减轻脑水肿；头部降温，以降低脑耗氧量；恢复期的病人可以采用高压氧舱治疗等。

（2）输液的护理：对淡水淹溺者，应该从小剂量、低速度开始，避免短时间内输入大量液体，加重循环负担；对于海水淹溺者，因为有血液浓缩，应及时输入 5% 的葡萄糖液，切忌输入盐水。

（3）防治感染：吸入性肺炎是淹溺后的主要并发症，选用合理的抗生素，预防和控制肺部感染。

（4）加强基础护理：对昏迷病人注意皮肤的护理，定时翻身，防止压疮的发生；鼓励病人咳嗽、咳痰以防止肺感染；注意保暖。

（5）心理护理：对于有自杀倾向者，应帮助其消除自杀念头，重新树立生活的勇气。

（六）健康教育

在公共泳场必须设置深、浅水域的醒目标志；天然泳场应清除杂草、淤泥，填平泥坑等，以消除隐患；设置救生员、救生设备；危险场所应设置明显警示牌，提醒路人谨防落入；水下作业人员严格遵守水下操作规程；老人、幼儿、残疾人在海边、泳池、水池区域游泳或玩耍需有成年人陪同；熟悉水性者要避免酒后下水游泳。同时加强宣传游泳安全知识，游泳前做好准备活动利用多种途径宣传水中自救方法，提高自救率；向公众普及水中救援知识，避免因救助他人发生意外；向公众普及、培训心肺复苏术等急救技能。

二、中暑

案例导入

病人，女，30岁，环卫工人，因暑天高温在室外作业3h后突然头晕、发热，神志恍惚伴四肢痉挛急诊入院。查体：T 41℃，R 33次/min，P 130次/min，律齐，无杂音。神志不清，BP 90/60mmHg，双侧瞳孔缩小，直径均为2mm，对光反射消失。实验室检查低钠、低氯、低钾。

问题：①该病人发生了什么情况？②如何对该病人进行急救护理？

中暑是指长时间暴露在高温环境中、或在炎热环境中进行体力活动引起机体体温调节功能紊乱所致的一组临床症候群，以高热、皮肤干燥以及中枢神经系统症状为特征。核心体温达41℃是预后严重不良的指征，体温超过40℃的严重中暑病死率为41.7%，若超过42℃，病死率为81.3%。

（一）病因与发病机制

1. 病因

（1）产热增加：高气温、高热辐射、气流小、低气压、低风速环境下进行强体力劳动者、孕妇及肥胖者。

（2）散热障碍：环境温度超过体温、穿透气不良的衣服以及先天汗腺功能缺乏症、广泛皮肤烧伤后瘢痕形成及长时间应用抗胆碱能药物等。

（3）机体热适应能力降低：年老体弱、久病卧床者、慢性疾病病人如糖尿病、心血管疾病、下丘脑病变等。

2. 发病机制 正常人体温比较恒定，通过下丘脑体温调节中枢的作用，使机体产热和散热过程保持动态平衡，体温维持在37℃左右。当环境温度在35℃以下时，人体总散热量的85%是由辐射、传导、对流三种方式完成。当外界温度超过35℃时，机体只能通过皮肤出汗和肺泡表面的蒸发加强散热。当外界高温、高湿度、环境封闭不利于蒸发散热时，人体散热受阻，就会出现热蓄积，体温在短时间内迅速增高，甚至达40℃以上。由于机体散热受阻，虽大量出汗也不足以散热，过量的热积蓄于体内，引起组织和器官功能障碍，导致体温调节中枢功能失调、汗腺功能衰竭，体温迅速升高，发生热射病；若强烈阳光长时间直接照射头部，大脑温度增高达40℃以上时，引起脑组织充血、水肿，发生日射病；由于散热而大量出汗及皮肤血管扩张，引起失水、失盐，导致血容量不足、周围循环衰竭、大量钠盐丢失，引起肌肉痉挛发生热痉挛。大量出汗及皮肤血管扩张，导致血液重新分配，加上出汗导致失水、血液浓缩、血容量不足，引起周围循环衰竭。此外，高温能引起心肌缺血、坏死，诱发心律失常、心功能减弱或心力衰竭。胃肠道血流灌注减少，胃肠运动受抑制，消化功能减弱，食欲下降。肾血流量减少，严重时可引起肾衰竭。高温环境的热作用可降低中枢神经系统的兴奋性，使机体体温调节功能减弱，热平衡遭受破坏；高温还能快速导致大脑和脊髓的细胞死亡，继发脑水肿和局部出血、颅内高压甚至昏迷。

（二）临床表现

1. 先兆中暑 在高温环境下活动一段时间后，出现乏力、大量出汗、口渴、头痛、头晕、眼花、耳鸣、恶心、胸闷、体温正常或略高，一般不超过38℃。脱离高温环境，转移到阴凉通风处，稍事休息即可恢复。

2. 轻度中暑 除先兆中暑症状外，有面色潮红、皮肤灼热、体温升高至38℃以上，可伴有恶心、呕吐、面色苍白、脉率增快、血压下降、皮肤湿冷等早期周围循环衰竭表现。如进行及时有效的处理,3~4h 可恢复正常。

3. 重度中暑 除轻度中暑表现外,还有热痉挛、高热昏厥、昏迷、虚脱或休克等表现。又可以分为以下四种类型:

(1) 热痉挛:多见于健康青壮年。原因:在高温环境中强体力劳动后大量出汗,补液时仅补充大量水分而未补充盐分时,体液被稀释,使血液中钠和氯化物浓度降低而引起。表现:痉挛性、对称性和阵发性肌肉疼痛,多发生在四肢肌肉、咀嚼肌、腹直肌,最常见于腓肠肌,亦可波及肠道平滑肌。多数可自行缓解,无明显体温升高。

(2) 热衰竭:多见于老年人、儿童和慢性病病人。原因:严重热应激时,大量出汗,引起失水失钠、血液浓缩及黏稠度增高;加之血管扩张,血容量减少,引起周围循环衰竭。表现:疲乏无力、眩晕、恶心、呕吐、头痛、面色苍白、皮肤冷汗、脉细弱、血压稍低、脉压正常、呼吸浅快。体温可轻度升高。

(3) 热射病:又称中暑高热,是中暑最严重的一种类型,死亡率较高。可发生于任何年龄的人,以老年人及心血管病人多见。原因:在高温环境中持续时间较长,机体产热过多而散热不足,体内热量蓄积过多,体温升高而致。表现:高热、无汗、意识障碍"三联症"。直肠温度可超过 41℃,甚至高达 43℃,呼吸浅快,脉搏细数 140 次 /min,血压降低,皮肤干燥、灼热无汗。可有严重的神经系统症状,如不同程度的意识障碍、嗜睡、木僵甚至昏迷。

(4) 日射病:原因:头部直接受强烈阳光照射而引起。表现:剧烈头痛、伴头晕、眼花、耳鸣、呕吐、烦躁不安,甚至昏迷。

(三) 实验室及其他检查

1. 血液检查 白细胞总数及中性粒细胞增高;血钠、血氯降低,血尿素氮、血肌酐可升高。

2. 尿常规检查 有不同程度的蛋白尿和管型尿。

3. 血生化 血清电解质紊乱,出现低钠、低氯及低钾血症,血清谷丙转氨酶和谷草转氨酶活力轻度或中度增高,血尿素氮升高,热痉挛时尿中肌酸含量可增高。

(四) 急救护理措施

1. 现场急救措施

(1) 先兆中暑与轻度中暑:及时将病人撤离高温环境,移至阴凉通风处或装有空调的房间平卧休息,松解或脱去衣服,用冷水擦拭皮肤。观察体温、脉搏、呼吸、血压的变化。可缓慢饮入一些含盐分的清凉饮料,服用人丹、十滴水或藿香正气水等。也可用清凉油、风油精擦拭太阳穴、风池、合谷等穴位。必要时静脉输入葡萄糖生理盐水。

(2) 重度中暑:处理原则为迅速脱离高温环境,快速降低体温,纠正水、电解质紊乱和酸碱平衡失调,积极防治循环衰竭及并发症。

2. 院内救护 迅速降温措施包括物理降温和药物降温。其中物理降温包括环境降温、体表降温、体内降温。

(1) 物理降温

1) 环境降温:将病人安置在阴凉通风的环境中,有条件者安置在 20~25℃的空调房间内。

2) 体表降温:应用冰袋冷敷头部、颈部、腋窝和腹股沟等大血管处;用冷水、乙醇擦浴,边擦边按摩皮肤,以促进血液循环,增加散热。对热射病者,以头部降温为重点,应用冰袋、冰帽等。待肛温降至38℃时，暂停降温，置病人于25℃以下的室温环境中继续密切观察，如体温再次上升，可继续降温。

3）体内降温：4℃糖盐水200ml加氨基比林0.5g保留灌肠。对于有抽搐者，加入10%水和氯醛15ml以止惊。4~10℃的5%葡萄糖盐水1000ml注入胃内或经静脉输入体内，开始滴注速度应稍慢，以免诱发心律失常，逐步适应低温后再增快速度，但静脉注射不能过快、过多，以免引起肺水肿。

（2）药物降温：物理降温的同时配合药物降温，可达到降温、保护中枢神经系统、抗惊厥的效果。常用：①氯丙嗪25~50mg加500ml液体静脉滴注，氯丙嗪对体温中枢有调节作用，也有扩张血管、松弛肌肉、降低氧耗的作用，但会使血管扩张、血压下降，故低血压病人禁用。②地塞米松10~20mg静脉注射，既能改善机体反应性，又有助于降温，并能预防肺水肿，对轻度脑水肿有脱水作用。③人工冬眠：氯丙嗪8mg+异丙嗪8mg+哌替啶25mg缓慢静脉推注。在物理、药物降温时，要严密观察生命体征和神志的变化。每15min测肛温一次，一旦肛温降至38℃，即可考虑停止降温。

（3）纠正水、电解质紊乱和酸碱平衡失调：对热痉挛者，在补足液体的情况下如仍出现阵发性肌肉痉挛和疼痛，则用10%葡萄糖酸钙10~20ml静脉缓推。对热衰竭者，应快速、大量地补充糖盐水1000~3000ml，适当补钾、补钙。

（4）对症治疗：重症中暑可引起多器官功能衰竭，危及生命。因此对重症病人要严密监测，保持呼吸道通畅、吸氧、维持水、电解质及酸碱平衡，积极防治休克、脑水肿、心力衰竭、急性肾衰竭、DIC等。

3. 护理要点

（1）迅速将病人移离高温环境，快速评估其生命体征，有体温升高及呼吸和循环衰竭倾向时，尽快送往医院。

（2）迅速采用降温措施，予以对症治疗，纠正水、电解质紊乱和酸碱平衡失调，积极防治循环衰竭及并发症；对老年人及原有心脏病者，补液速度要适中，避免发生左心衰竭。

（3）密切观察降温效果，重点监测肛温，每15~30min测1次，根据肛温变化调整降温措施。重症者密切观察其神志、瞳孔、生命体征、尿量等。

（4）加强基础护理，做好口腔护理、皮肤护理及饮食护理，预防压疮和肺部感染。

（五）健康教育

避免在正午工作，正午太阳光最强，温度也最高，工作的人们最好避免这时工作，可以选择早开工，晚收工，中间多休息会儿，另外不要连续工作，太累也是诱发中暑的原因之一。保证充足睡眠，夏天日长夜短，加之气温高、人体代谢较快，很容易造成睡眠不足，从而造成精神萎靡，容易诱发中暑，每天最好保证8h睡眠，不要熬夜，最好在晚上22点睡觉，第二天6点起床，睡眠时不要对着风扇或空调直吹。外出前备好防晒用具及防暑用品，太阳帽、遮阳伞、墨镜等都是很好的防晒用具，最好出发前半小时涂点防晒霜；另外需备上充足的水，有条件可以随身带点风油精、藿香正气水等。用凉水冲手腕，可以每隔3h用自来水冲手腕一次，每次冲1min，因为手腕是动脉血液流经的地方，用水冲可有效降低血液温度。外出时不要穿太厚太紧的衣服，也不要穿化纤品类服装，以免不能及时排汗散热，多穿棉、麻、丝类易排汗的衣物，可选择短袖、短裤、凉鞋。别等口渴再喝水，每天要喝2L水，如果出汗过多，还要增加，可以多补充些淡盐水或含矿物质的水。但不要一次饮用过多的水，以免造成水中毒。也不要在运动后补充冰水，以免造成胃部痉挛。注意少食辛辣和高蛋白的食物，辛辣食品和高蛋白类食品都含有较高的热量，应尽量少服用，可以尽量以清淡饮食为主，多食青菜、水果。多喝降温饮品，一些饮品能有效降低体内热量，是预防中暑不错的选择，例如，凉绿豆汤、凉山楂汁、凉金银花、凉菊花茶、西瓜、黄瓜、西红柿等。涂抹风油精防中暑，高温天气出门前可在人中、太阳穴、印堂处涂点风油精，可有效预防中暑。

三、电击伤

案例导入

病人，女，35岁，因在树下避雨时突遭雷击，昏迷倒地后被人送入院救治。查体：面颈胸部见约8%烧伤创面，呈电弧烧伤样改变，表皮呈焦褐色，无渗出，但皮肤弹性存在，触痛敏锐。双下肢、臀部、面颈胸部见约22%电击伤创面，左大腿内侧、双侧腹股沟、左下肢后外侧、右大腿后外侧等处创面可见焦痂，触痛觉消失。

问题：①该病人的诊断是什么？处理原则？②针对该病人如何护理？

电击伤（electric injury）俗称触电，是指一定强度的电流通过人体所造成的全身性或局限性的机体损伤及功能障碍，重者会导致呼吸、心搏骤停。电流通过中枢神经系统和心脏时，可引起室颤或心搏骤停，甚至造成死亡（或假死）；超过1000V（伏）的高压电还可引起灼伤。

（一）病因与发病机制

1. 病因 触电常见的原因是人体直接接触电源，或在高电压或闪电时，电流亦可能击穿空气或其他介质进入人体。触电常发生于违反用电操作规程，地震、火灾、大风雪、严寒等使电线断裂也可使人体意外触电，雷击常见于农村旷野。

2. 发病机制 按电流对人体的损伤分：一是由电能转化产生高温，引起组织充血、水肿、炭化；二是电流通过人体组织影响细胞去极化。如电流通过大脑、延脑时影响神经细胞的去极化而致神志改变，呼吸、心搏骤停；电流通过心脏，影响传导系统时发生传导障碍；电流作用于骨骼肌、呼吸肌，可发生强直性痉挛；电流直接作用于血管，使血管壁水肿、坏死、变性、血液凝固，形成血栓，引起血液循环障碍。当损伤严重，肌肉广泛变性、坏死时，常引起大量肌红蛋白释放，继发严重酸中毒、高钾血症，导致急性肾衰竭、急性呼吸窘迫综合征、心功能不全等。

3. 触电方式

（1）单相触电：人体接触一根电线，电流通过人体，经皮肤与地面接触后由大地返回，形成电流通路。此种触电是日常生活中最常见的触电方式（图1-6-4）。

（2）二相触电：人体不同的两处部位同时接触同一电路上的两根电线，电流从电位高的一根电线，经人体传导流向电位低的一根电线，形成电流通路而触电（图1-6-5）。

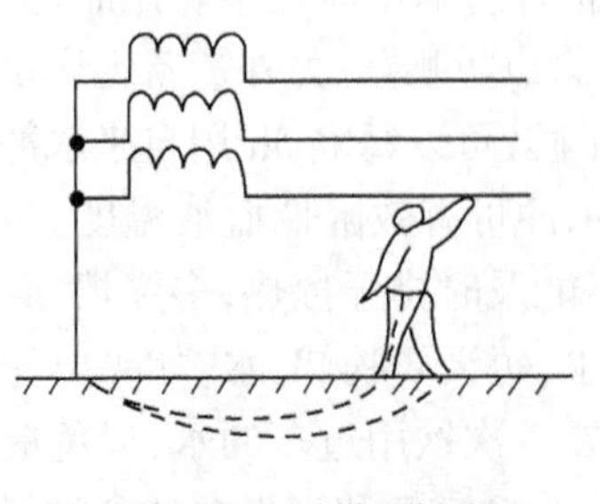

图1-6-4 单相触电

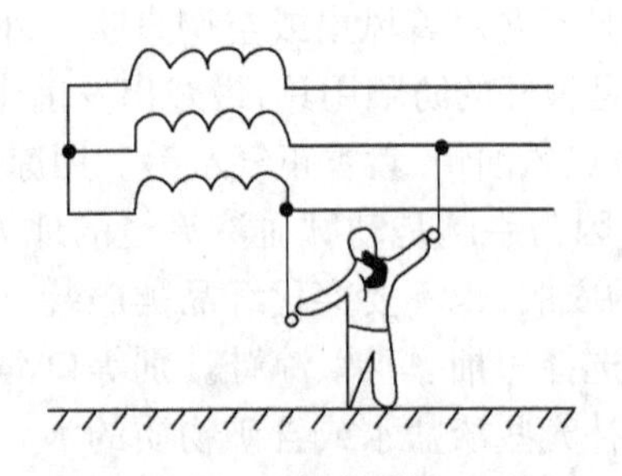

图1-6-5 两相触电

（3）跨步电压触电：当电线断落在地，以落地点为中心的20m以内地区形成很多同心圆，各圆周的电压不同。电压由中心点向外周逐渐降低。如有人走进10m以内的区域，两脚迈开0.8m，两脚之间即形成电压差，称为跨步电压。电流从电压高的一只脚进入，从电压低的一只脚流出，引起肌肉痉挛，使人触电（图1-6-6）。

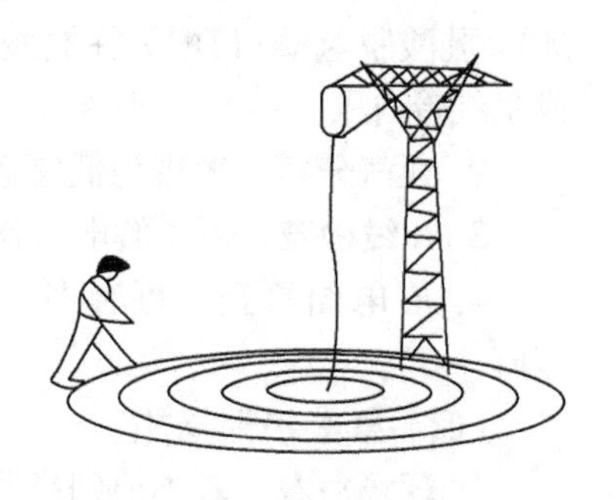

图1-6-6 跨步电压触电

4. **影响触电损伤程度的因素**

（1）电流强度：感知电流：手握直流电，手心发热；交流电刺激神经而感到轻微刺痛。平均值为1.1mA。摆脱电流（人触电后能自行摆脱的电流值）：男人9mA、女人6mA。

（2）电压高低：直流电压380V以下极少引起伤亡事故，交流电65V以上造成触电危险。安全电压：6V、12V、24V、36V、42V（GB3805-83）。超过24V必须防护。高压：250V及以上者。低压：250V以下者。

（3）电流种类：交流电与直流电。触电死亡率：10Hz——21%、25Hz——70%、50Hz——95%、60Hz——91%、100Hz——34%、500Hz——14%。常用电50Hz，最危险。物理高频治疗10万Hz对人体无害。

（4）触电部位的电阻：小→大：血管→神经→肌肉→皮肤→脂肪→肌腱→骨组织。干燥皮肤电阻为50 000~1000 000Ω（欧姆），湿润皮肤的电阻为1000~5000Ω，破损皮肤电阻为300~500Ω。若皮肤潮湿、过水，电阻就会大大减低。凡电流流经心脏、脑干、脊髓可致严重后果。电流通过心脏的百分数：左手→双脚：6.7%、右手→双脚：3.7%、右手→左手：3.3%、左脚→右脚：0.4%。

（5）接触时间：电流损伤与时间呈正比。

（二）临床表现

1. **全身表现** 轻者表现为精神紧张、面色苍白、表情呆滞、呼吸和心率增快，接触部位肌肉收缩，且有头晕、心动过速和全身乏力，一般很快可恢复，重者出现可发生昏迷、呼吸节律改变、心室纤颤或心搏呼吸骤停，病人处于“假死”状态，如不及时脱离电源可立即死亡。此外，还可引起多种内脏损伤，如电流直接损伤肾脏和肌肉时，可产生大量肌红蛋白释放，继发严重酸中毒、高钾血症，损伤肾小管导致急性肾衰竭。

2. **局部症状** 烧伤部位组织炭化或坏死成洞，分界清楚，边缘规则整齐。低压电击伤损伤范围面积较小，直径一般为0.5~2cm，呈椭圆形或圆形，皮肤烧伤较轻，创面呈现灰白色或焦黄色，较干燥，偶有水疱形成，边缘规则整齐，常有进、出口，与周围正常组织界限清楚，一般不损伤内脏，截肢率低。高压电击伤损伤范围面积较大，并可深达肌肉、骨骼，创面呈现黑色炭化，并伴组织坏死。能造成血管壁的变性坏死或血管栓塞，从而引起继发性出血或组织的继发性坏死，致残率高。

3. **电击伤的并发症和后遗症** 大量组织损伤和溶血可引起高钾血症；肌肉强烈收缩和抽搐可使四肢关节脱位和骨折；神经系统后遗症有失明、耳聋、周围神经病变，亦可发生肢体单瘫或偏瘫；少数受高压电击伤病人可发生胃肠道功能紊乱、肠穿孔、胆囊局部坏死、胰腺灶性坏死、肝脏损害伴有凝血机制障碍、白内障和性格改变。

（三）实验室及其他检查

1. **血、尿常规检查** 早期可有血清肌酸磷酸激酶（CPK）、心肌型肌酸激酶同工酶（CK-

MB)、乳酸脱氢酶(LDH)、谷氨酸草酰乙酸转氨酶(GOT)的活性增高;尿检可呈血红蛋白尿或肌红蛋白尿。

2. 血气分析 表现为低氧血症和代谢性酸中毒。

3. X线检查 可了解电击伤后有无骨折、关节脱位和内脏损伤。

4. 心电图检查 可有多种改变,如心肌损害、心律失常,甚至出现心室纤颤及心脏停搏。

(四)急救护理措施

1. 现场急救 基本原则是脱离电源和心肺复苏。

(1)首先尽可能关闭电闸,以避免电流对病人持续性伤害和确保救援者的安全。若一时不能关闭电闸,可用木棒、皮带、绝缘手套将病人脱离电器或电线,救援者应注意自身安全,严格保持自己与触电者的绝缘。

(2)一旦脱离电源,马上进行针对性的抢救。对呼吸、心搏停止者,立即在现场进行心肺脑复苏术,采取口对口(鼻)人工呼吸,有条件予以气管插管,应用高浓度正压给氧,正确地进行胸外心脏按压,有室颤者尽早进行电除颤,头部放置冰袋降温。在早期复苏之后,有可能再发生或持续存在心律失常,应转送到医院治疗。对神志清醒、仅感心慌乏力的轻型触电者,应就地休息,密切观察1~2h,以减轻心脏负担,促使病人恢复至正常状态。

2. 医院内急救护理

(1)进一步心肺复苏:若病人无呼吸和心搏,应尽快施行正规心肺复苏,包括气管插管、心脏按压、电击除颤、药物应用等。可以考虑使用如下药物:①盐酸肾上腺素:可以增加心脏收缩力及冠状动脉、脑血管的供血,并可使心室细颤变为粗颤,易于电除颤。一般采用首剂量1mg静脉注射或气管内滴入,如无效可每3~5min注射1次。该药可作为触电后心搏骤停心肺复苏时的首选药物。②利多卡因:为治疗室性异位心律的首选药物。触电后发生室颤,如第1次胸外电除颤无效,可继续心肺复苏并静脉内应用利多卡因,再加大电能量除颤,常可获得较好疗效。室颤时首次用量为1mg/kg,稀释后静脉慢注,必要时10min后再给0.5mg/kg,总量不超过3mg/kg。

(2)脑复苏:触电后心搏、呼吸停止者,在心肺复苏的同时要尽快进行脑复苏,在头部及全身大血管处放置冰袋降温,静脉滴注20%的甘露醇溶液并应用激素等。

(3)补液治疗:高电压击伤时,深部组织的损伤很大,渗出多,不能以体表烧伤面积作为输液的根据。一般输液量要比体表烧伤公式预计量高4倍以上,可根据病人全身状态、末梢循环、心率、中心静脉压、尿的颜色和相对密度、血细胞比容、血气分析和每小时尿量来调整补液的质、量和速度。对严重电灼热伤者胶体部分补充应以输入全血为主,然而合并严重心肌损害或心搏骤停复苏后或伴有颅脑损伤时,输液量应适当限制,以防止心力衰竭或肺水肿、脑水肿的发生。

(4)急性肾衰竭的预防和处理:若病人伤后尿液呈葡萄酒色或酱油色,是由于肌肉损伤,导致大量肌红蛋白释出而致,应输入较大量液体以保证病人尿量在每小时50ml以上,并使用甘露醇利尿,预防急性肾衰竭。

(5)创面的处理:电击伤创面的特点为皮肤的创面很小,而皮下的深部组织损伤很广泛。高压电击伤时,深部损伤组织中大量液体渗出,筋膜下水肿明显,压力增加,应根据具体情况进行清创处理。

(6)及时处理内出血和骨折:对高处触电下跌者,常伴有颅脑伤、气胸、血胸、内脏破裂、四肢骨折、骨盆骨折等,必须进行全面体格检查,及时进行处理。

(7) 预防感染:由于深部组织的损伤、坏死,伤口需开放治疗,应早期应用抗生素预防感染,直至坏死组织完全清除,并常规应用破伤风抗毒素及破伤风类毒素以预防破伤风。

3. 护理要点

(1) 严密观察生命体征:定时监测呼吸、脉搏、血压及体温。每次心脏听诊应保持在1min以上,注意判断有无心律失常。注意呼吸频率,发现异常时及时通知医生。

(2) 注意病人的神志变化:有无出现神志的改变,如短暂的烦躁和意识朦胧、神经兴奋等,瞳孔有无散大、缩小或固定。

(3) 注意有无其他合并伤:如触电后高处跌下,可伴有颅脑损伤、胸部创伤、四肢骨折、内脏破裂等,应注意观察病人全身情况,及时发现和处理合并伤。

(4) 注意尿液的性质和量:严重电击伤时,坏死的肌肉可释放出大量毒性物质和异性蛋白(肌红蛋白、血红蛋白),沉积和堵塞肾小管,应注意观察和记录尿液的颜色和尿量,一旦发现有暗红色或绛红色尿者,应警惕急性肾衰竭的发生。

(5) 加强基础护理,防止并发症:防止肢体坏死、肺感染、尿路感染、压疮等并发症的发生。

(五) 健康教育

遵守用电操作规程,经常检查用电线路和各种用电设备,保持其性能完好。加强安全用电教育,特别是对于儿童的教育,如禁止在供电线路周围放风筝、在家中禁止玩弄电源插座、不要在高压设备周围玩耍等。遇到火灾等意外事故,先切断电源。安装避雷针或防雷设施,并定期检测。雷雨天气避免外出,并切断电源和外接天线。若在室外,不可在大树、高压线下躲雨或使用金属柄伞在旷野中行走。同时对公众开展预防触电知识讲座、触电的急救知识和初期心肺复苏基本技术的普及、培训。

四、蛇咬伤

学习目标

能力目标:能对蛇咬伤的病人进行现场救护。

知识目标:掌握蛇咬伤的临床表现;熟悉蛇咬伤常见的病因;了解蛇咬伤的发病机制。

素质目标:具有救死扶伤的人道主义精神。

案例导入

病人,男,30岁,在原始森林探险时不慎被蛇咬伤,如果你在现场,该如何对其进行救治?

蛇分为有毒蛇和无毒蛇两大类,我国有50余种毒蛇,巨毒者10余种。毒蛇头部多呈三角形,色彩斑纹鲜明,无毒蛇头部呈椭圆形,色彩斑纹不鲜明,毒蛇咬伤在我国南方比较常见。

(一) 病因及发病机制

1. 病因 当人们在割草、砍柴、拔菜、登山、采野果、军训时易被毒蛇咬伤。

2. 发病机制 蛇毒是含有多种蛋白、溶组织酶以及多肽的复合物,可分为四类:①血液循环毒素:如蝰蛇、腹蛇、竹叶青、五步蛇等。它造成被咬伤处迅速肿胀、发硬、流血不止,剧痛,皮肤呈紫黑色,常发生皮肤坏死,淋巴结肿大。经6~8h可扩散到头部、颈部、四肢和腰背部。病人战栗,体温升高,心动加快,呼吸困难,不能站立。鼻出血,尿血,抽搐。如果咬伤后4h内未得到有效治疗,则最后因心力衰竭或休克而死亡。②神经毒素:包括金环蛇、银环蛇等蛇分泌的毒素。咬伤后,局部症状不明显。毒蛇,流血少,红肿热病轻微。但是伤后数小时内出现急剧的全身症状,病人兴奋不安,痛苦呻吟,全身肌肉颤抖,吐白沫,吞咽困难,呼吸困难,最后卧地不起,全身抽搐,呼吸肌麻痹而死亡。③混合毒素:眼镜蛇和眼镜王蛇的蛇毒属于混合毒素。局部伤口红肿,发热,有痛感,可能出现坏死。毒素被吸收后,全身症状严重而复杂,既有神经症状,又有血液循环毒素造成的损害,最后,人死于窒息或心力衰竭。④细胞毒素:属眼镜蛇近亲的海蛇属于细胞毒素。海蛇毒液对人体损害的部位主要是随意肌,而不是神经系统。海蛇咬人无疼痛感,其毒性发作又有一段潜伏期,被海蛇咬伤后30min甚至3h内都没有明显中毒症状,然而这很危险,容易使人麻痹大意。实际上海蛇毒被人体吸收非常快,中毒后最先感到的是肌肉无力、酸痛,眼睑下垂,颌部强直,有点像破伤风的症状,同时心脏和肾脏也会受到严重损伤。被咬伤的人,可能在几小时至几天内死亡。多数海蛇是在受到骚扰时才伤人。

(二)临床表现

1. 伤口局部表现 无毒蛇咬伤时,皮肤上留下细小的齿痕,局部少痛,可起水疱,无全身反应;毒蛇咬伤时,皮肤留下一对较深的齿痕,蛇毒注入体内,引起严重全身中毒反应。

2. 全身表现

(1)血液毒素症状:在伤后1~24h出现全身出血现象,皮肤黏膜及伤口出血、咯血、呕血、尿血、便血,严重者可出现颅内出血、DIC、休克甚至死亡。

(2)神经毒素症状:一般毒蛇咬伤后1~6h出现头晕、视力模糊、言语不清、恶心、呕吐、四肢乏力、肌肉酸痛,继而出现吞咽困难、眼睑下垂,四肢软瘫、肌张力下降、呼吸困难,严重者呼吸衰竭。

(3)混合毒素症状:主要表现为神经和血液循环系统的损害,可出现头痛、头晕、寒战、高热、四肢无力、恶心、呕吐、全身肌肉酸痛、肝大、黄疸,严重者可出现呼吸循环衰竭。

(三)实验室及其他检查

根据明显的毒蛇咬伤史和典型的局部表现、全身症状,一般不需特殊检查即可确诊。

(四)急救护理措施

1. 现场急救

(1)制动:切忌惊慌、大声呼叫、奔跑,保持肢体下垂,减少伤肢活动,避免加速毒素吸收。

(2)缚扎:毒蛇咬伤后,立即用绳带、布条、领带、手帕或细橡皮管缚于伤口近心端上5~10cm处,松紧以可通过一指为准,以减少毒素吸收,每30min放松1次,每次放松1min。伤口已超过12h,不宜再缚扎。如果伤口肿胀迅速扩大,要检查是否绑得太紧,绑的时间过长,以免组织坏死。

(3)冲洗:用大量清水、肥皂水冲洗伤口及周围组织,再用过氧化氢、1∶5000高锰酸钾溶液反复冲洗伤口,以减少和破坏毒素。对于伤口较深者,冲洗后在局麻下以牙痕为中心切开真皮,有毒牙者需拔出,周围肿胀皮肤可用消毒尖刀多处刺破,再以拔火罐、吸乳器抽吸,促进毒液流出。也可将胰蛋白酶2000U加入0.05%普鲁卡因10~20ml在伤口周围做皮下肌层浸润注射或在结扎上端进行封闭。因蛇毒是蛋白酶,胰蛋白酶有直接破坏蛇毒的作用。

（4）转运时伤口应与心脏持平，不宜抬高患肢。

2. 解毒药物

（1）解蛇毒中成药：广州蛇药、上海蛇药、南通蛇药等，可以内服或外敷伤口周围；新鲜中草药如白花蛇草、半边莲、七叶一枝花等也有解毒作用。

（2）抗蛇毒血清：对已知蛇咬伤可用针对性强的单价血清，否则使用多价血清。用药前需做过敏试验，阳性者可采用脱敏注射。

（3）防止感染：需要破伤风抗毒素和抗生素预防感染。

（4）其他治疗：有出血倾向、休克、肾功能不全、呼吸衰竭等严重并发症者，应采取相应治疗。

3. 护理要点　重症病人应密切观察生命体征、神志、尿量的变化，如发生休克、呼吸衰竭、肾衰竭、颅内出血等严重并发症，需及时报告医生进行相应处理。

（五）健康教育

徒步穿越时，要注意自己的脚下。在伐取灌木、采摘水果前，要小心观察，一些蛇类经常栖息于树木之上。在翻转石块、圆木以及挖坑掘洞时最好使用工具，不要徒手。如果可能，就穿厚实一点的鞋子，因为很多毒蛇的毒牙很小。在移动或收拾地席、帐篷时，要尽量小心查看，蛇类很可能就在底下小憩。强化自我防范意识，在进入山区、树林、草丛时应扎紧裤口，可用棍子“打草惊蛇”，使蛇受到惊吓而逃跑；一旦被蛇咬伤不要惊慌奔跑，学会就地缚扎、冲洗、排毒等急救方法。

能力检测

一、单选题

1. 热痉挛病人的突出表现为

A. 四肢肌无力　B. 呼吸肌痉挛，呼吸麻痹　C. 腓肠肌痉挛、疼痛
D. 胸大肌痉挛、胸痛　E. 肠道平滑肌痉挛、腹痛

2. 某农民在夏收双抢作业中突然头晕、耳鸣、口渴、大汗、恶心、四肢无力、体温 37.6℃，应给予如何处理

A 头部、腋下放冰袋　B. 氯丙嗪加 5% 葡萄糖静脉滴注
C. 在阴凉处休息，给予清凉含盐饮料　D. 0.9% 盐水静脉滴注
E. 冰水浸浴

3. 抢救触电病人应采取的第一步措施是

A. 立即切断电源　B. 处理电灼伤　C. 吸氧
D. 人工呼吸　E. 心肺复苏

4. 重度中暑病人的护理措施中，不正确的是

A. 观察末梢循环
B. 定时监测腋温
C. 在大血管走行处放置水袋
D. 呼吸抑制、深昏迷，收缩压下降的病人应停用药物降温
E. 休克病人不宜行冰水浸浴

5. 关于淡水淹溺的病理生理变化，下列哪项不正确

A. 血容量增加　　B. 低钠血症　　C. 高氯血症

D. 低蛋白血症　　E. 高钾血症

二、填空题

1. 中暑、淹溺及触电三种常见的物理损伤均属于（　　）性急诊。

2. 中暑病人的降温措施分为物理降温和（　　）两种，其中物理降温的常用方法有（　　）（　　）和（　　）。

3. 根据发生机制不同，淹溺可分为（　　）和（　　）。根据发生水域不同，淹溺又分为（　　）和（　　）。

4. 电流击伤人，对人的致命作用是引起（　　），二是对（　　）损伤。

三、名词解释

1. 中暑
2. 热痉挛
3. 淹溺
4. 触电

四、简答题

1. 简述中暑的临床表现、救治预护理要点。
2. 简述淹溺的救治原则预护理要点。
3. 如何对触电病人进行紧急救护。

五、病案分析

男性，39岁。在高温环境中劳动4h后突然自觉发热、头晕、意识恍惚、伴四肢肌肉痉挛，急诊入院。查体：T 42℃，R 42次/min，HR 130~150次/min，律齐，无杂音。神志不清，BP 90/60mmHg，双侧瞳孔缩小，直径为2mm，对光反射消失。双肺底可闻及少量细湿啰音。四肢肌张力高，四肢阵发性痉挛。血气分析pH 7.19，血钾2.5mmol/L，血钠133mmol/L，血CL97mol/L。问：①病人发生了什么情况？②如何对病人进行紧急救治？

参考答案

1. C　2. C　3. A　4. D　5. C

（张　路　才艳红）

项目二　院前急诊救护技术

任务一　认识急诊科

学习目标

知识目标：掌握急诊科的性质和任务、熟悉急诊病人分区管理要求、了解急诊绿色通道的意义。

能力目标：能对急诊病人进行分级。

素质目标：具备"时间就是生命"的急救意识。

案例导入

病人，男，29岁，已婚，汽车司机。于高速公路疲劳驾驶，与前车追尾，造成车祸，方向盘挤压其胸部导致外伤。自述胸痛、痰多、呼吸困难、心悸、口渴。无昏迷、咯血，无腹痛、血尿，无肢体活动障碍。1h后送达医院急诊室。T 37℃，P 96次/min，R 24次/min，BP 90/60mmHg。面部有肿胀，出血点。口、鼻、耳无异常。脊柱活动正常。器官偏右，无皮下气肿，左6、7肋骨腋中线可触及骨摩擦音和摩擦感。腹软，无压痛、反跳痛。腹部移动性浊音(-)，左下肺呼吸音减弱，无干、湿啰音，心脏未闻及病理性杂音。肠鸣音减弱。

问题：你作为急诊护士，如何用SOAP公式进行分诊？

（一）概述

医院急诊科（emergency department）是急、重症病人最集中、病种最多的科室，是院内急救的重要场所。其主要任务是接收紧急就诊的各种病人，24h随时应诊，负责对急诊就诊和院外转送到急诊科的危重病人的抢救工作。急诊护士负责接诊、预检分诊、参与救治和护理病人。此外，承担灾害性事故的急救工作，当突发事件或自然灾害发生时，医护人员尽最大的努力参加有组织的外援救护活动，随时准备前往急救现场，将"流动急诊室"移到病人身边，参加第一现场救护，并且参与在医疗监护下将病人安全地护送至医院急诊科继续救治。

医院急诊科应相对独立，自成一区，日夜有鲜明的标志，有独立的进出口，门口应方便车辆出入，门厅要宽敞，以利担架、病人、家属、工作人员的流动。急诊科要根据医院的规模配备应有的设施，一般应设立分诊室或称预检室、抢救室、诊察室、清创室或急诊手术室、治疗室、观察室、急诊重症监护室、隔离室、洗胃室。辅助设施一般包括急诊挂号室、急诊收费处、急诊药房、急诊检验室、急诊超声室、急诊X线室和急诊CT室等。此外，要建立畅通无阻的绿色通道，以利急危重病人的抢救。

急诊科要备有先进的急救仪器与设备，与相关的救护器材，并要处于完好状态。急诊人员要由经专门、系统的培训，具有扎实专业知识、技术熟练、责任心强、服务态度好的并有一定临床经验的医护人员组成。并要成立急救领导小组，遇有重大抢救任务时负责领导与协调急救工作。急诊工作质量与病人的生命息息相关，因此，做好急诊急救工作，才能提高院内急救质量。

（二）急诊科的任务

1. 急诊 接受各种来源的急症危重病人。医院是急救医疗的主要实施地，包括医院的急诊科和各专科重症监护病房。急诊病人到达医院后，首先由急诊科医护人员进行抢救、分诊及观察；其后按病人具体情况决定、转入相应科室、各专科重症监护病房或综合性危重病监护病房。

2. 急救 现场急救多为心搏骤停或创伤病人，应做好组织工作，并要求急救人员熟练掌握心肺复苏、止血、骨折固定等技术。急诊科是抢救急、危、重病人的前哨，其主要任务是对危及生命的病人组织抢救，对无生命危险的急性病人进行诊治，所以，急诊科一般均建立在医院最适中的地区，以保证急救工作的顺利进行及可随时得到有关部门、科室的支援。目前已改变了“救护车的任务只是把病人转运到医院”的概念，强调运送过程中应边监护、边抢救、边与急救中心或接受医院联系，报告病人情况及接受指导。设备完善的加强监护机动车及小型救护飞机或直升机的使用，有力地提高了抢救成功率。

3. 培训 对救护人员进行培训。急诊专业人员的培训内容反映急诊科的工作职责及专业人员应掌握的技能。着眼于重大灾害事故、心脏病及战争救护等方面，重点多为心肺复苏、创伤止血、包扎、骨折固定及转送病人等。

4. 科研 在实践中总结经验，开展科学研究、提高急诊医疗水平。

（三）急诊病人的特点

1. 病情急，病人的症状包含范围大，特异性差，需要医生和护士从各种症状中快速作出诊断和鉴别诊断，并给予积极治疗。

2. 急诊病人发病时间短，病情进展快，疾病表现多样性或临床表现不典型，病情随时可能进展、变化，需要密切观察。

3. 急诊病人的疾病往往是跨学科的疾病，如多发伤、复合伤，牵涉多学科、多部门，需要各科室共同协调处理。

4. 急诊病人的疾病谱广、病情轻重悬殊，就诊流量是随机的，在就诊人数、就诊时间、病种及危重程度方面均变化大而难以预料，当遇到重大交通事故发生等突发事件发生时，会在短时间内有大批量病人到达急诊。

5. 急诊病人及家属往往情绪紧张、焦虑不安，心理脆弱，发生急诊后求治、求愈心切，对急诊医生和护士的技术能力及沟通能力要求更高。

6. 涉及法律的医疗问题多，如打架、斗殴、车祸、服毒、自杀、无名昏迷病人被送入急诊等，有时护送就医者也可能就是肇事者，对于涉及法律的医疗问题需要及时报警。

（四）急诊科的设置

医院急诊科应独立或相对独立成区，位于医院的一侧或前部，标志必须醒目，有明显的指路标志，夜间有指路灯标明，便于就诊者寻找。急诊科面积应与全院总床位数及急诊就诊总人数成合理比例。急诊科应有独立的进出口，门口应方便车辆出入，门厅要宽敞，以利担架、病人、家属、工作人员的流动。急诊科配备应有的设施与合理的布局、畅通无阻的绿色通道，良好的急救环境，是保证急救质量的重要条件之一。根据急诊工作的特点，主要的设施与布局大致如下。

1. 基础设施与布局

（1）分诊室：或称预检室，是急诊病人就诊的第一站，应设立在急诊科门厅入口明显位置，标志要清楚，室内光线要充足，面积足够，便于进行预检、分诊。分诊室内应设有诊查台、候诊椅,电话传呼系统、对讲机、信号灯、呼叫器等装置,以便及时与应诊医生联系及组织抢救。还需备有简单的医疗检查器械如血压计、听诊器、体温表、电筒、压舌板等,以及病人就诊登记本和常用的化验单等。

(2) 抢救室:设在靠近急诊室进门处,应有足够的空间和充足的照明。抢救室内需备有抢救病人必需的仪器设备、物品和药品。抢救床最好是多功能,可移动、可升降,每床配有环形静脉输液架、遮帘布,床头设中心给氧装置、中心吸引装置。

常用的仪器设备有心电图机、心电监护仪,呼吸机、血压监护仪、多参数监护仪、除颤仪、起搏器、快速血糖仪、移动 X 线机、超声诊断仪等。

常用的器材有:气管插管用品、面罩、简易呼吸囊、洗胃用品、输液泵、微量注射泵、输血器、输液器、注射器、导尿包、气管切开包、静脉切开包、胸穿包、腹穿包、抢救包、导管、无菌手套、无菌物品等。

常用的急救药品有:抗休克药、抗心律失常药、强心药、血管活性药、中枢兴奋药、镇静镇痛药、止血药、解毒药、利尿药、降压药及常用的液体。这些药品应放在易操作的急救推车内,便于随时移至床旁抢救。

(3) 诊察室:综合性医院设有内、外、妇、儿、眼、口腔、耳鼻喉、骨科等诊察室,室内除必要的诊察床、桌、椅外,尚须按各专科特点备齐急诊需用的各科器械和抢救用品,做到定期清洁消毒和定期检查。

(4) 清创室或急诊手术室:位置应与抢救室、外科诊察室相邻,外伤病人视病情进行清创处理或经抢救和生命体征不稳定且随时有危及生命可能者,应在急诊手术室进行救命手术。

(5) 治疗室:位置一般靠近护士办公室,便于为急诊病人进行各种护理操作。根据各医院条件不同,可分为准备室、注射室、输液室、处置室等,各室内应有相关配套设施。

(6) 观察室:观察床位一般可按医院总床数的 5% 设置。观察室内设备与普通病房基本相似,护理工作程序也大致同医院内普通病房,如建立病历、医嘱本、病室报告和护理记录,对病人采取分级管理和进行晨晚间护理等。

(7) 重症监护室:位置最好和急诊抢救室相近,以便充分利用资源。床位数主要根据医院急诊人数、危重病人所占比例以及医院有无其他相关 ICU 等因素来确定。一般以 4~6 张病床为宜,平均每张床最好占地面积达 15~20m^2 以上。有中心监护站,内设中心监护仪,包括心电、血压、呼吸、体温、血氧饱和度等多种功能的监测,并备有呼吸机、除颤器、起搏器等相关的急救设备与器材。急诊 ICU 是对在急诊科诊断未明、生命体征不稳定暂时不能转送的危重病人或急诊术后病人进行加强监护。

(8) 隔离室:有条件的医院应设有隔离室并应配有专用厕所。遇有疑似传染病病人时,护士应及时通知专科医生到隔离室内诊治,要及时处理病人的排泄物。凡确诊为传染病的病人,应及时转送传染病科或传染病院诊治。

(9) 洗胃室:有条件医院设有洗胃室,用于中毒病人洗胃、急救,室内备有洗胃机 2 台,以备洗胃机故障时能替换进行。

2. 辅助设施与布局 在医院门诊停诊时,急诊科就像小医院,所以,要配备齐全,才能运作顺畅良好。在设置布局时,对比较大的辅助科室最好采取门急诊共用的原则,使资源充分利用。辅助设施一般包括急诊挂号室、急诊收费处、急诊药房、急诊检验室、急诊超声室、急诊 X 线室和急诊 CT 室等。

3. 急救绿色通道 即急救绿色生命安全通道，是指对危急重病人一律实行优先抢救、优先检查和优先住院原则，医疗相关手续按情补办。在我国目前医疗人力资源相对不足的情况下，建立急救绿色通道更能及时有效地抢救病人。

（1）进入急救绿色通道的病人范围：原则上所有生命体征不稳定和预见可能危及生命的各类急危重病病人均应纳入急救绿色通道，但具体把哪些病人纳入急救绿色通道，各医院可能有所不同，这和不同医院的医疗人力资源、医疗配置、医疗水平、急救制度、病人结构等多种因素有关。

（2）急救绿色通道的硬件要求

1）方便有效的通讯设备：根据地区不同情况，选用对讲机、有线或移动电话、可视电话等通讯设备，设立急救绿色通道专线，不间断地接收院内、外急救的信息。

2）急救绿色通道流程图：在急救大厅设立简单明了的急救绿色通道流程图，方便病人及家属快速进入急救绿色通道的各个环节。

3）急救绿色通道的醒目标志：急救绿色通道的各个环节，包括预检台、抢救通道、抢救室、急诊手术室、急诊药房、急诊化验室、急诊影像中心、急诊留观室和急诊输液室等均应有醒目的标志，可采用绿色或红色的标牌和箭头。

4）急救绿色通道的医疗设备：各地相差较大，一般应备有可移动的推车或床、可充电或带电池的输液泵，常规心电图机、多导（心电、血压、经皮血氧饱和度等）监护仪（有手提式更理想）、固定和移动吸引设备、气管插管设备、除颤起搏设备、简易呼吸囊、面罩、机械通气机等。

（3）急救绿色通道的人员要求

1）急救绿色通道的各个环节 24h 均有值班人员随时准备投入抢救，并配备 3~4 名护士协助工作。院内急会诊时，应在 10min 内到位。

2）急救绿色通道的各个环节人员均应能熟练胜任各自工作，临床人员必须有 2 年以上的急诊工作经验。

3）急救绿色通道的各个环节人员应定期进行座谈协商，探讨出现的新问题及解决办法，不断完善急救绿色通道的衔接工作。

4）设立急救绿色通道抢救小组，由医院业务院长领导，包括急诊科主任、护士长和各相关科室领导。

（4）急救绿色通道的相应制度

1）急救绿色通道的首诊负责制：由首诊医护人员根据病情决定启动急救绿色通道，通知相关环节，并及时报告科主任和护士长或相关院领导，科主任和护士长应能随叫随到，组织领导抢救工作。首诊医护人员在绿色通道急救要随时在场，作好各环节的交接，在适当的时候由病人家属或陪同人员补办医疗手续。

2）急救绿色通道记录制度：对于纳入急救绿色通道的病人应有详细的登记，包括姓名、性别、年龄、住址、就诊时间、陪护人员及联系电话、生命体征情况和初步诊断等。病人的处方、辅助检查申请单、住院单等单据上须加盖“急救绿色通道”的标志，保证病人抢救运输的畅通。

3）急救绿色通道转移护送制度：首诊医护人员在转移急救绿色通道病人前必须电话通知相应环节人员，途中必须有急诊科首诊医护人员陪同并有能力进行途中抢救，交接时应明确交代注意事项和已发生或可能发生的各种情况。

4）急救绿色通道备用药管理制度：急诊科应备有常规抢救药物，并有专门人员或班次负责保管和清点以保证齐全可用。抢救急救绿色通道病人时可按急需先用药，后付款。

（五）急诊护理工作流程与程序（图 2-1-1）

急诊护理工作流程分为接诊→分诊→处理三部分。

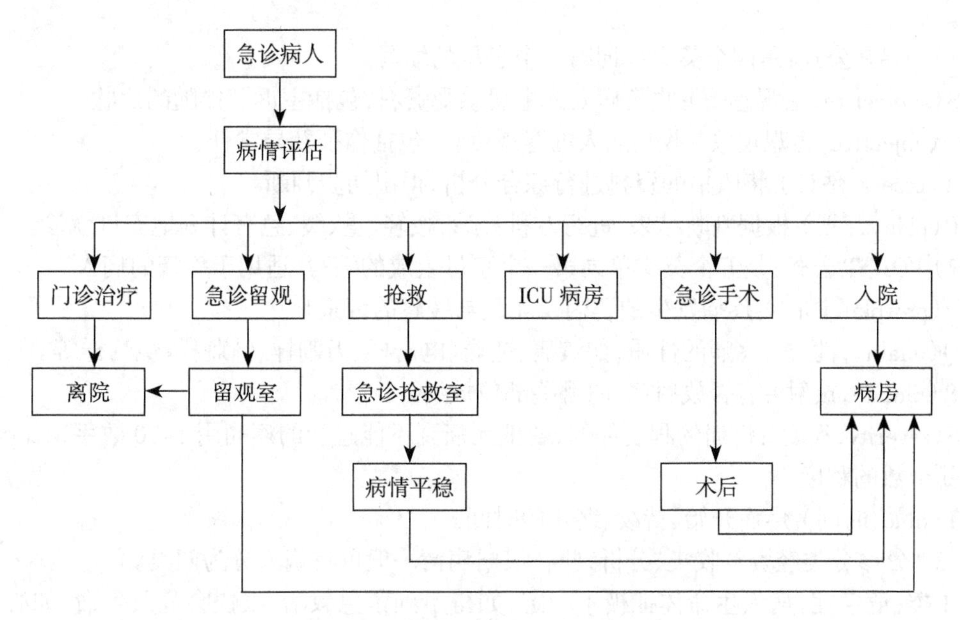

图 2-1-1 急诊护理工作流程与程序

1. 接诊 预检护士对到达急诊科的病人要热情接待，将病人快速接诊就位。一般急诊病人可坐着候诊，对危重病人应根据不同病情合理安置就位。对于由救护车等运输工具送来的急诊病人，应主动到急诊室门口接应，并与护送人员一起将病人搬运到合适的位置上。

2. 分诊 分诊是指对来院急诊就诊病人进行快速、重点地收集资料，并将资料进行分析、判断，分类、分科，同时按轻、重、缓、急安排就诊顺序，并登记入册（档），时间一般应在2~5min 完成。高质量的分诊能使病人得以及时救治，反之，则有可能因延误急救时机而危及生命。所以，做好这项工作对急危重病人的救治成功与否起着至关重要的作用。

（1）资料收集

1）询问：通过问诊，得到病人的主观资料，即其主诉及其相关的伴随症状，并了解病人对疾病的感受、心理状态与行为反应及社会情况，了解与现病史有关的既往史、用药史、过敏史等。在问诊过程中应注意识别病人及家属倾向性的表述，根据病情有目的地进行询问、使收集的资料真实全面。

2）观察：护士运用眼、耳、鼻、手感官来收集病人的客观资料，即主要的体征。用眼观察病人的一般状况，如意识、精神状态、面部表情、肤色、颈静脉、体位及发声等改变所代表的意义；观察排泄和分泌物的色、量、质的改变所代表的意义。用耳去辨别身体不同部位发出的声音，如呼吸音、咳嗽音、心音、肠鸣音等变化所代表的意义。用鼻去辨别病人发出的特殊气味所代表的意义。用手去触摸病人的脉搏来了解其频率、节律及充盈度，触摸疼痛部位来了解疼痛涉及范围与程度，触摸病人的皮肤来了解体温等。可借助压舌板、电筒、体温计、血压计、听诊器等进行护理查体，还可用心电图机、快速血糖仪等仪器进行检查，收集资料。

3）查体：如有必要，在时间允许情况下，对病人的头部、颈部、胸部、腹部、骨盆、脊柱及四肢进行重点查体或全身系统检查，收集资料。

（2）分诊技巧：由于公式易记，实用性强，临床上常用公式法分诊，以下几种公式供参考。

1）SOAP 公式：是四个英文单词第一个字母的缩写。

S（subjective，主观感受）：收集病人的主观感受资料，包括主诉及伴随的症状。

O（objective，客观现象）：收集病人的客观资料，包括体征及异常征象。

A（assess，估计）：将收集的资料进行综合分析，得出初步判断。

P（plan，计划）：根据判断结果，进行专科分诊，按轻、重、缓、急有计划地安排就诊。

2）PQRST 公式：是五个英文单词第一个字母组成的缩写，适用于疼痛的病人。

P（provoke，诱因）：疼痛发生的诱因及加重与缓解的因素。

Q（quality，性质）：疼痛的性质，如绞痛、钝痛、电击样、刀割样、针刺样、烧灼样等。

R（radiate，放射）：有否放射痛，向哪些部位放射。

S（severity，程度）：疼痛的程度如何，若把无痛到不能忍受的疼痛用 1~10 数字来比喻，相当于哪个数的程度。

T（time，时间）：疼痛开始、持续、终止的时间。

（3）分诊分类经资料收集、分析判断，根据病情一般可将病人分为四类。

Ⅰ类：危急症，病人生命体征极不稳定，如得不到紧急救治，很快会危及生命，如心搏呼吸骤停、休克、昏迷、大出血、持续严重的心律失常、严重的呼吸困难、反复抽搐、急性重度中毒、致命性的创伤、大面积烧伤等。

Ⅱ类：急重症，有潜在的危险，病情有可能急剧变化，需要紧急处理与严密观察，如胸痛怀疑心肌梗死、外科危重急腹症、突发剧烈头痛、严重创伤、烧伤、严重骨折、高热等。

Ⅲ类：亚紧急，一般急诊，病人生命体征尚稳定，没有严重的并发症，如闭合性骨折、小面积烧伤等。

Ⅳ类：非紧急，可等候，也可到门诊诊治，如轻度发热、中度发热、皮疹、皮擦伤等。

（4）分诊要求：①急诊预检分诊护士必须由熟悉业务、责任心强的护士来担任。②必须坚守工作岗位，临时因故离开时必须由护士长安排能胜任的护士替代。③预检分诊护士对来急诊科（室）就诊的病人按轻、重、缓、急依次办理分科就诊手续，并做好预检分诊登记，包括姓名、性别、年龄、职业、接诊时间、初步判断、是否是传染病、病人去向等项目，书写规范，字迹清楚。④如有分诊错误，应按首诊负责制处理，即首诊医生先看再转（诊）或会诊，护士应做好会诊、转科协调工作。⑤遇急危重病人应立即将其进入绿色通道，要实行先抢救后补办手续的原则。⑥遇成批伤病员时，对病人进行快速检伤、分类、分流处理，并立即报告上级及有关部门组织抢救。⑦遇患有或疑患传染病病人来院急诊，应将其安排到隔离室就诊。⑧对于由他人陪送而来的无联系人的病人，先予分诊处理，同时做好保护工作。对于神志不清者，应由 2 人以上的工作人员将其随身所带的钱物收拾清点并签名后上交保卫科保存，等亲属来归还。

3. 处理 处理是将进入急诊室的病人，经评估分诊后，根据不同的病种和病情，给予及时、合理的处置。

（1）一般病人处理：由专科急诊就诊处理，视病情分别将病人送入专科病房、急诊观察室或带药离院。

(2) 危急重病人处理:对于病情危急的病人,立即进入抢救室紧急抢救,或进急诊手术室施行急诊手术处理,之后进入急诊重症监护病室(EICU)进行加强监护。在紧急情况下,如果医生未到,护士应先采取必要的应急措施,以争取抢救时机。如给氧、吸痰、建立静脉通路、气管插管、人工呼吸、胸外按压、除颤等,以及紧急给药,如镇静解痉、降血压、降颅压药等。

(3) 传染病病人处理:对于疑患传染病病人,应将其进行隔离,确诊后及时转入相应病区或转传染病院进一步处理,同时做好传染病报告工作与消毒隔离措施。

(4) 成批伤病员处理:遇成批伤病员就诊时,护士除积极参与抢救外,还应进行协调工作,尽快使病人得到分流处理。

(5) 特殊病人处理:对于因交通事故、吸毒、自杀等涉及法律问题者,给予相应处理的同时应立即通知有关部门;对于无联系人的病人,应先处理,同时设法找到其亲属。

(6) 病人转运处理:对病重者,需辅助检查、急诊住院、转 ICU、去急诊手术室或转院,途中均须由医护人员陪送监护,并做好交接工作。

(7) 清洁、消毒处理:按规定要求做好用物、场地、空间清洁消毒,以及排泄物的处理。

(8) 各项处理记录:在急诊病人的处理中应及时做好各项记录。执行口头医嘱时,应复述 1 次,经 2 人核对后方可用药,抢救时未开书面医嘱或未做记录,应及时补上,书写要规范清楚,并做好交接工作,对重病人进行床头交班。

在急诊工作的全过程中,护士是抢救工作的纽带和骨干,对病人的生死存亡起着举足轻重的作用。因此,要求在急诊科工作的护士首先要明了急诊工作特点与工作流程,才能做到心中有数,工作有序,提高工作效率与质量。

(六)急诊科护患沟通

1. 重视对病人的健康教育 护理人员应以重视、同情、关心的态度对待每一位病人。抢救病人时要沉着冷静、动作轻、快,适时对家属说"我们正在全力抢救,请您不要着急"等礼貌安慰性语言,建立良好的第一印象。急诊科的特点决定了开展健康教育不能拘泥于形式,应选择合适的时间,恰到好处地向病人及家属介绍科室的环境、护理人员的情况、病人的病情、注意事项等。交谈时态度要和蔼、亲切,让病人感受到自己被关心重视的同时又对相关情况有所了解,为今后的治疗及护理工作打下良好的基础。

2. 重视对病人的生活及心理护理 在保证医疗安全的同时,应重视对病人生活及心理的护理,及时与病人进行沟通,随时了解病人的需求,更好地实施人性化服务。急诊科可准备一系列便民措施,例如提供饮水机、一次性纸杯、急重病人陪检并护送至住院处等,提出"病人至上"及温馨化服务。

3. 加强自身素质的培养 护理人员应积极参加各种形式的继续教育,加强学习理论知识和技术操作,向护士长及同事们交流与病人沟通的经验。当病人因各种原因产生不满或情绪激动时,护理人员不能同病人争吵、顶撞,激化矛盾,应该控制自己的情绪,耐心解释,端正服务态度,及时消除引起病人不满的问题,化解矛盾。

4. 正确对待病人的偏见 当病人对护理人员有意见和偏见时,不能一味地埋怨委屈,应站在病人的角度思考问题,考虑到病人的不便和心理压力。只有通过精湛的技术、高尚的职业道德、温和的工作态度和热情的服务等实际行动,才能赢得病人的信任和尊重。

5. 主动热情接待病人,迅速敏捷的进行抢救 迅速敏捷的观察和判断病情,采取准确而果断的急救措施如吸氧、吸痰、人工呼吸、气管切开、洗胃、静脉输液等。医护人员密切合作,以娴熟的护理技术、沉着而有序地为病人做好各种急救操作,使病人和家属心理上感到信任满足,情绪稳定。

(七)急诊科护理工作的质量要求

1. 人员组成

(1)急诊科人员组成:规模较大的医院设立急诊科,实行科主任负责制,配有科护士长,有条件的情况下,应配备固定医师、护士。应选具有5年以上临床实践经验的住院或全科医生和具有一定临床经验的护士,并经专门、系统的培训,并具有扎实专业知识、技术熟练、责任心强、服务态度好的医护人员。还应配备卫生员、担架员、安全保卫人员及有关医技人员等。

(2)急诊室人员组成:规模不大的医院设立急诊室,实行业务副院长负责制,由门诊部指派1名副主任负责急诊室工作。急诊室护理人员相对固定,各临床科室要选派专人负责急诊工作和急诊值班,要由有临床经验的医师定期轮流,以保证急诊急救的工作质量。急救领导小组人员组成医院还应成立急救领导小组,由院长任组长,成员由医务科主任,各大专科主任、急诊科主任或急诊室负责人、护士长等组成,遇有重大抢救任务时负责领导与协调急救工作。

2. 急诊护理人员的素质要求

(1)医德高尚:有全心全意为人民服务的工作态度,一切从病人出发,急病人之所急,想病人之所想,视病人如亲人,解除病人痛苦,尽量满足病人需求。工作认真负责,任劳任怨,不怕脏、不怕累、不怕危险,有献身精神。

(2)业务娴熟:有扎实的业务基础和一定的临床工作经验,具有多专科疾病的医疗护理知识,熟练掌握各项急救技术,熟悉抢救药品的应用,掌握抢救仪器及监护仪设备的性能与使用方法,能判断分析常用的监测数据,在急救护理中能及时、准确、迅速地完成各项护理工作。

(3)心理健康:护士应当开朗稳重、自信自爱、自尊自强,同时还要有坚韧的意志和高度的理智,处事不乱不惊,应对从容。对病人诚恳正直、热情有礼。对工作满腔热情、沉着冷静、作风严谨、干净利落,并要始终保持头脑清醒,思维敏捷,有条不紊,善于分析思考问题,能从复杂多变的状态中作出快速准确判断,妥善处理各种问题,用最短的时间作出最佳抢救护理方案。

(4)身体健康:护理人员必须身体健康,能经受在紧张的抢救护理工作中磨炼。

(5)团队精神:能与科室人员及医院有关部门团结协助。抢救工作是一个合作过程,只有通过群体合作,才能产生巨大的力量,取得良好的效果。

3. 急诊科的工作制度 急诊科应严格执行《全国医院工作条例》中有关急诊方面的各项规章制度。并根据条例有关制度的要求结合急诊科工作实际制定适合本部门急诊工作的制度及有关规定。同时,制定切实可行的急救程序、各项急救技术操作规程及质量标准和相关的急救预案,制定急诊工作制度、首诊负责制度、预检分诊制度、急诊抢救制度、急诊留观制度、急诊监护室工作制度、急诊值班制度、急诊查房制度、疑难与死亡病例讨论制度、消毒隔离制度、医疗设备仪器管理制度、出诊抢救制度和重大突发事件呈报制度等,使工作规范、有章可循。

(张 路 刘 薇)

任务二 心搏呼吸骤停病人的急诊救护

案例导入

门诊大厅走进来一个病人，在挂号时突然晕倒在地。现在你作为专业人员刚好经过现场，你该承担哪些医疗服务，该如何处置？

救护过程：院内心肺复苏的程序和院外心肺复苏的程序一样，从评估到保持呼吸道通畅、人工呼吸、胸外按压到恢复循环功能、药物的使用，到最后的评价。但由于医院内有很多抢救仪器设备可以使用，不仅可提高抢救成功率，同时也能减少交叉感染，所以院内的心肺复苏主要是抢救设备的使用和配合以及抢救药物的应用和护理。

一、口咽通气导管的使用

口咽通气管是保持呼吸道通畅的一种简单、快捷的方法，同时放置口咽通气管可以减少病人口腔及气道黏膜的损伤，并防止舌后坠，有利于吸痰，另外安置口咽通气管时，由于刺激咽部，通过兴奋迷走神经可降低血管压力和减慢心率，对于脑血管意外的病人降低血压具有辅助治疗作用。正确应用口咽通气管，可以提高抢救成功率，节省急救人员的体力，降低医疗成本，减轻病人的经济负担。

（一）上呼吸道的解剖特点

上呼吸道包括鼻腔、咽部、扁桃体、喉部，其中咽部是最容易发生梗阻部位，且发生梗阻后会带来严重后果。咽部的通畅程度取决于舌肌、上呼吸道肌群的张力和咽喉组织或器官的解剖变异（如扁桃体肿大、咽喉肿瘤、血肿或异物）。凡已怀疑或已确诊有气道阻塞或有必要避免发生者，需要采取非器械或建立人工气道来确保气道通畅。

（二）口咽通气管的适应证

1. 呼吸道梗阻的病人。
2. 气道分泌物增多时便于吸引。
3. 癫痫发作或抽搐时保护舌齿免受损伤。
4. 同时有气管插管时取代牙垫作用。

（三）置管的步骤

1. 物品准备 吸引设备、口咽通气管、压舌板。

2. 病人准备 向病人做好解释工作，放平床头，协助病人取平卧位，头后仰，使上呼吸道三轴线（口、咽、喉）尽量一直走向清洁口腔内分泌物，保持呼吸道通畅。

3. 选择合适的口咽通气管 口咽通气管是一种由弹性橡胶或塑料制成硬质扁管形人工气道，呈弯曲状，其弯曲度与舌及软腭相似。口咽通气管的结构：主要包括翼缘、牙垫部分、咽弯曲度三部分。目前有4种系统、两种类型：柔软的口咽通气管（规格：55~115mm），口对口急救口咽通气管（规格：成人80~105mm），半硬式口咽通气管（规格：40~110mm），双通道半硬式口咽通气管（规格：40~100mm）。

随着口咽通气管型号的增大，其形状和长度逐渐增加，以适应不同年龄和不同体型的病人使用：①口咽通气管长度相当于从门齿至耳垂或下颌角的距离。合适的口咽管应该是：口咽通气管末端位于上咽部，将舌根与口咽后壁分开，使下咽部到声门的气道通畅。因此，较为安全的选择方法是:宁长勿短,宁大勿小,因为口咽管太短不能经过舌根,起不到开放气道的作用,口咽管太小容易误入气管。②口咽通气管应有足够宽度,以能接触上颌和下颌的2~3颗牙齿为最佳。

4. 置管方法 分为两种,一种为直接放置:将通气管的咽弯曲沿舌面顺势送至上咽部,将舌根与口咽后壁分开;另一种为反向插入法:把口咽管的咽弯曲部分向腭部插入口腔,当其内口接近口咽后壁时(已通过悬雍垂),即将其旋转180°,借病人吸气时顺势向下推送,弯曲部分下面压住舌根,弯曲部分上面抵住口咽后壁。虽然后者比前者操作难度大,但在开放气道及改善通气方面更为可靠。对于意识不清者,操作者用一手的拇指与示指将病人的上唇齿与下唇齿分开,另一手将口咽通气管从后臼齿处插入,操作时注意动作轻柔,准确。

5. 测试人工气道是否通畅 以手掌放于通气管外侧,于呼气期感觉是否有气流呼出,或以少许棉絮放于通气管外,观察其在呼吸中的运动幅度,此外还应观察胸壁运动幅度和听诊双肺呼吸音,检查口腔,以防止舌或唇夹置于牙和口咽通气管之间。

6. 口咽通气管的固定 置管成功后,传统的固定方法为用胶布交叉固定于面颊两侧。由于胶布受潮后,黏性下降,易于脱落,再者因胶布紧贴皮肤,黏住病人的毛发而产生不适感,甚至有些对胶布过敏者,粘贴处易出现过敏性皮炎或破溃。针对这些原因,将固定方法进行了改进,在口咽管翼缘两侧各打一个小孔,用绷带穿过这两个小孔,将绷带绕至病人颈后部固定,解决了胶布固定存在的缺点。

(四)口咽通气管的并发症

悬雍垂损伤、门齿折断、咽部充血、应激性反应、窒息、烦躁不安。

(五)口咽通气管的护理要点

保持呼吸道通畅、加强呼吸道湿化、监测生命体征、口腔护理。

1. 保持呼吸道通畅 及时吸痰,清理呼吸道,防止误吸,甚至窒息。吸痰前后吸入高浓度氧,达到清理呼吸道的目的。

2. 加强呼吸道湿化 口咽管外口盖一层生理盐水纱布,既湿化气道又防止吸入异物和灰尘。

3. 监测生命体征 严密观察病情变化,随时记录,并备好各种抢救物品和器械,必要时配合医生行气管插管术。

4. 口腔护理 对于昏迷者,口咽管可持续放置于口腔内,但每隔2~3h重新换位置,并每隔4~6h清洁口腔及口咽管1次,防止痰痂堵塞。每天更换口咽管1次,换下的口咽管浸泡消毒后,晾干备用。

二、简易呼吸皮囊的使用

简易呼吸皮囊又称加压给氧气囊(simple breathing skins,它是进行人工通气的简易工具。与口对口呼吸比较,供氧浓度高,且操作简便。尤其是病情危急,来不及气管插管时,可利用加压面罩直接给氧,使病人得到充分氧气供应,改善组织缺氧状态。目的:①维持和增加机体通气量;②纠正威胁生命的低氧血量。

(一)基本工作原理

氧气进入球形气囊和贮气袋或蛇形管,人工指压气囊打开前方活瓣,将氧气压入与病人口鼻贴紧的面罩内或气管导管内,以达到人工通气的目的。

(二)评估有无简易呼吸皮囊使用的适应证和禁忌证

1. 是否存在使用建议呼吸器的指征 如心肺复苏、各种中毒所致的呼吸抑制、神经肌肉疾病所致的呼吸麻痹、呼吸系统疾病所致的呼吸抑制、各种大型手术、呼吸机使用前或停用呼吸机时。

2. 评估有无使用简易呼吸器的禁忌证 如中等以上活动性咯血、严重误吸引起的窒息性呼吸衰竭、肺大疱、张力性气胸、大量胸腔积液、活动性肺结核等。

(三)操作过程

1. 将病人仰卧,去枕、平卧;清除与喉中义齿等任何可见的异物。

2. 开放气道。

3. 防止舌咬伤和舌后坠。

4. 抢救者应位于病人头部的后方,将头部向后仰,并托牢下颌使其朝上,使气道保持通畅。

5. 将面罩紧扣口鼻,用"EC"手势,C 手势压紧面罩,E 手势保持呼吸道通畅。

6. 用另外一只手挤压球体,将气体送入肺中,潮气量 400~600ml(约球囊的 1/3)。规律性地挤压球体提供足够的吸气 / 呼气时间(成人:10~12 次 /min,小孩:14~20 次 /min)。

7. 抢救者应注重病人是否有如下情形,以确认病人处于正常的换气。

(1)注视病人胸部上升与下降(是否随着挤压球体而起伏)。

(2)经由面罩透明部分观察病人嘴唇与面部颜色的变化。

(3)经由透明盖,观察单向阀工作是否正常。

(4)在呼气当中,观察面罩内是否呈雾气状。

1)单人使用简易呼吸气囊(仰面举颏法):EC 手法扣面罩:左手拇指和示指将面罩紧扣病人口鼻部,中指、无名指和小指放在病人耳垂下方下颌角处,将下颌向前上托起,用右手挤压气囊。

2)双人使用简易呼吸气囊(托颌法):病人头侧的施救者用双手的大拇指和示指在面罩的周边提供完全的密封,施救者用剩下的手指举起下颚和伸展颈部,同时观察胸部起伏,第二位施救者慢慢积压气囊(大于 2s)直到胸部隆起。

(四)注意事项

1. 有氧源时,400~600ml/ 次,无氧源时 700~1100ml/ 次。一般成人 8~12ml/kg,儿童 10ml/kg。

2. 呼吸频率 成人 16~20 次 /min,儿童酌情增加,新生儿 40~60 次 /min。

3. 吸呼时间比 成人一般为 1∶(1.5~2);慢性阻塞性肺气肿、呼吸窘迫综合征病人频率为 12~14 次 /min,吸呼比为 1∶(2~3),潮气量略少。

4. 面罩内充气 2/3~3/4,成人 110~120ml,儿童 50~60ml。

5. 3 种通气频率 有心搏无呼吸时,频率为 10~12 次 /min;建立人工气道时,频率为 8~10 次 /min;心搏与呼吸均停止时,频率为 30∶2。

6. 使用简易呼吸器容易发生的问题是由于活瓣漏气,使病人得不到有效通气,所以要定时检查、测试、维修和保养。

7. 操作过程中应观察病人有无发绀的情况、适当的呼吸频率、鸭嘴阀是否正常。工作连接氧气时,注重氧气是否接实。

8. 发现病人有自主呼吸时,应按病人的呼吸动作加以辅助,以免影响病人的自主呼吸。

9. 对清醒病人做好心理护理，解释应用呼吸器的目的和意义，缓解紧张情绪，使其主动配合，并边挤压呼吸囊边指导病人"吸……""呼……"。

10. 选择合适的面罩以便达到最佳使用效果，如果外接氧，应调节至氧气储气袋充满氧气（氧流量 8~10L/min）。

（五）清洁与消毒

1. 将简易呼吸器各配件依顺序拆开，放入 500mg/L 含氯消毒液中浸泡 30min。取出后使用清水冲洗所有配件，去除残留的消毒剂。

2. 面罩、储气管、储气袋只需用 95% 酒精擦拭消毒即可，禁用消毒剂浸泡，因易损坏。

3. 对于特殊感染病人，可使用环氧乙烷熏蒸消毒，或用一次性用品。

4. 消毒后的部件应完全干燥，并检查是否有损坏，将部件依顺序组装。做好测试工作，备用。

（六）检测方法

1. 取下单向阀和储气阀时，挤压球体，将手松开，球体应很快地自动弹回原状。

2. 将出气口用手堵住，挤压球体时，将会发觉球体不易被压下。假如发觉球体慢慢地向下漏气，请检查进气阀是否组装正确。

3. 将单向阀接上球体，并在病人接头处接上储气袋，挤压球体，单向阀会张开，使得储气袋膨胀，如储气袋没有膨胀，请检查单向阀、单向阀、储气袋是否组装正确。

4. 将储气阀和储气袋接在一起，将气体挤入储气阀，使储气袋膨胀，将接头堵住，挤压储气袋气体自储气阀溢出。如未能察觉溢出时，请检查安装是否正确。

三、气管插管的配合护理

气管插管术即通过口腔或鼻腔经喉将合适的气管导管插入气管内的操作，如把导管插入单侧主支气管即支气管内插管。气管、支气管插管术是临床麻醉中不可缺少的一项重要组成部分。由于气管导管及插管用具不断改进及麻醉者利用肌松药插管的熟练技术，气管插管术已安全普遍地用在现代麻醉中，而且还扩展到气道梗阻、呼吸困难的治疗及抢救复苏处理。双腔气管导管插管还可用于大咯血急救、单侧肺功能测定及单侧肺冲洗治疗。

（一）评估有无气管插管的适应证和禁忌证

1. **适应证** 各种原因所致的呼吸衰竭；需心肺复苏以及气管内麻醉者；加压给氧；防止呕吐物、分泌物流入气管及随时吸出分泌物；气道堵塞的抢救；复苏术中及抢救新生儿窒息等。

2. **禁忌证** 明显喉头水肿及声门及声门下狭窄者、急性呼吸道感染者；主动脉压迫气管；无法后仰（如疑有颈椎骨折）。

（二）插管前的物品准备

喉镜、气管导管（7.5~10）、导管管芯、牙垫、注射器、胶布、听诊器、呼吸气囊、吸引器、吸痰管、人工呼吸机或氧气等。

（三）操作步骤

1. 病人仰卧，头后仰，颈上抬，使病人口咽、气管基本重叠于一条轴线，此为插管操作的标准头位。

2. 术者站于病人头侧，用右手拇指推开病人下唇及下颌，示指抵住上门齿，以两指为开口器，使嘴张开。

3. 待口完全张开，左手持咽喉镜，使带照明的喉镜呈直角倾向喉头，柄偏右，顺右侧舌缘插入。镜片抵咽喉部后，使右偏镜柄转至正中位，并轻轻将喉镜向左靠，使舌偏左，扩大镜片下视野，此时可见到悬雍垂（此为暴露声门的第一标志），然后顺舌背将喉镜片稍做深入至舌根，稍稍上提喉镜，即可看到会厌的边缘（此为暴露声门的第二标志）。

4. 看到会厌边缘后，如用弯形喉镜片，可继续稍做深入，使喉镜片前端置于会厌与舌根交办处，然后上提喉镜即可看到声门如喉头张开不全时，可由助手把环状软骨部或上气管从皮外向下强压，即可看清。声门呈白色，透过声门可以看到暗黑色的气管，在声门下方是食管的黏膜，呈鲜红色并关闭。

5. 暴露声门后，右手拿气管导管（其头端事先已涂好凡士林），将其前端对准声门，在病人吸气末（声门开大时），顺势轻柔地将导管插入，导管插过声门 1cm 左右，迅速拔除管芯，将导管继续旋转深入气管，成人 4cm，小儿 2cm 左右。

6. 在气管导管旁塞一牙垫，然后退出喉镜，术者将耳凑近导管外端，感觉有无气体进出。若病人呼吸已停止，可用嘴对着导管吹入空气或用呼吸囊挤压，观察胸部有无起伏运动。并用听诊器试听两肺呼吸音，注意是否对称。如呼吸音两侧不对称，可能为导管插入过深，进入一侧支气管所致，此时可将导管稍稍退出，直至两侧呼吸音对称。

7. 证实导管已准确插入气管后，用长胶布妥善固定导管和牙垫。

8. 用注射器向气管导管前端的套囊注入适量空气（一般注入 5~7ml），以不漏气为准。

（四）过程配合

1. 体位　去枕、仰卧、头后仰、颈上抬，使病人口、咽、气管基本重叠于一条轴线（床头）。

2. 吸痰　使咽喉部清晰地暴露于医生的视野中，方便操作。

3. 声门显露困难时，可协助按压喉结部位，有助于声门显露。

4. 备好插好管芯的气管导管。

5. 管芯退出后，气管插管旁塞入牙垫。

6. 协助确定导管准确插入气管　若病人呼吸已停止，可用呼吸囊挤压，观察胸部有无起伏运动。并用听诊器试听两肺呼吸音，注意是否对称。如呼吸音两侧不对称，可能为导管插入过深，进入一侧支气管所致，此时可将导管稍稍退出，直至两侧呼吸音对称。

7. 长胶布固定导管、牙垫。

8. 气囊充气 5~7ml。

9. 接呼吸机或氧气。

10. 监测生命体征。

（五）护理要点

1. 气管插管位置的确定

（1）气管插管的开口位置应在气管隆突上 1~3cm，一般成人经口插管深度为 22~24cm。

（2）严格交接班，定时检查：每班测量气管插管顶端至门齿的距离，并用记号笔标明刻度，听诊对比两肺呼吸音是否对称。

（3）翻身时注意气管插管、呼吸机管道的位置，防止过度牵拉致插管移位或脱出。对于有自主呼吸的病人，病情允许的情况下翻身时可暂时脱机，翻身后再连接呼吸机。

2. 气管插管的固定

（1）经口气管插管的固定：将气管插管靠向口腔的一侧，旁置牙垫，两条长胶布交叉固定导管贴于颊部，注意松紧适宜。

（2）胶布的更换：固定的胶布要每天更换，发现松脱或潮湿后随时更换（口护时更换）。

3. 气囊充气（低压气囊） 气管插管套囊充气应适度，以不漏气为原则，一般 5~7ml，每 4~6h 放松套囊 1 次，每次 5~10min。

4. 保持气道通畅，适时吸痰。

5. 加强呼吸道湿化

（1）加温湿化时，湿化器温度调节一般不超过 37℃，气道口吸入的气体温度监测应维持在 32~35℃。湿化器内液体应使用蒸馏水，湿化器及液体每 24h 更换。

（2）气管插管后为保持呼吸道通畅，可定时经导管滴入湿化液，一般常用 0.9% 盐水加盐酸氨溴索，防止气道干燥，达到稀释痰液的目的。

（3）尽量保持病室室温为 22~26℃。相对湿度为 50%~60%，避免空气过于干燥而引起呼吸道分泌物黏稠而导致痰痂形成。

6. 加强口腔护理 对于保留气管插管 12h 以上的病人，每天进行 2 次口腔护理（选择用生理盐水或其他漱口液棉球）。

（1）口腔护理前，气囊一定充满气体，以防口水顺气管插管流入下呼吸道造成肺部感染。分泌物多时应先吸痰后再进行口腔护理。

（2）每 24h 应更换牙垫，并将气管插管位置从口腔的一侧移至另一侧（防止长时间压迫引起局部溃疡）。

7. 预防感染

（1）严格执行无菌操作原则（吸痰、滴药）。

（2）定时倾倒凝水器及呼吸回路中冷凝水，防止细菌污物及增加气道阻力。

（3）每周消毒更换呼吸回路。

（4）病室每天空气消毒 2 次。

（5）加强病人的营养，提高免疫力。

（6）定期进行痰菌培养，选用有效抗生素。

8. 临床观察

（1）观察神志、瞳孔变化。

（2）注意呼吸频率、节律、深浅度及自主呼吸与呼吸机辅助呼吸的配合情况。如病人自主呼吸与机器对抗时，可适当抑制病人自主呼吸，以改善通气。

（3）观察心率、血压变化。呼吸机通气过度可导致血压下降，此时可适当将呼吸机参数下调，或使用升压药物。

（4）插管后持续监测 SpO_2。每天进行动脉血气分析，了解 pH、PaO_2、$PaCO_2$ 的变化，根据变化调节呼吸机参数。发现酸、碱中毒时，及时对症处理。

（5）观察痰量及性状，了解有无肺部感染或肺水肿等。每天清晨抽吸气管深部痰液做细菌培养。

9. 营养支持 机械通气病人分解代谢增强，极易导致营养不良，不利于呼吸机功能的恢复，延长上机时间，造成撤机困难。鼻饲流食营养液，同时配合牛奶、鱼汤、鸡汤和果汁等，确保营养供给。鼻饲时头部抬高 30°~45°，并保持 1h，以减少胃内容物反流，降低肺部感染的机会。

10. 心理护理 清醒病人气管插管后，因不适和无法讲话，常产生恐惧、急躁等情绪，可导致心率和呼吸加快、血压升高、烦躁不安、吐管，甚至造成气管插管脱出或自行拔管等严重不良结果。对清醒病人尤其是不合作病人,应加强护患沟通。

11. 加强责任心 医护人员的粗心、观察巡视不及时往往是导管滑脱的非常重要原因,因此,护理人员要细心、密切观察ICU内机械通气病人,定时巡视病房以减少和及时发现这一险情。

12. 防止意外情况的发生(自行拔管和气管插管脱出)

(1)呼吸机支架固定:呼吸机管道连接气管导管后要有一定的移动度,避免病人头部大幅度活动时将导管拔出。支架与呼吸机管道的固定衔接处应尽量靠往呼吸机方向,并留有一定的活动空间,以保证病人头颈部活动时导管不发生滑脱。

(2)常规护理活动时防滑脱:制定有关导管护理操作的步骤流程及注意事项,在护理操作中严格遵守操作规程。在各种护理、治疗操作处置、检查时应有专人妥善保护导管,操作完毕均要将气管导管及呼吸机管道固定牢靠才可离开。

(3)适当约束:对烦躁、不合作、意识恍惚的病人予以约束带适当做腕部约束,约束带下垫一条毛巾,防止过紧使皮肤发红、发紫,但要注意上肢活动度,考虑到即使躯体移动后亦不能使手触及导管,必要时胸部加一条约束带固定。对不能合作、烦躁的病人,应适当使用约束带固定双上肢,防止自行拔出气插管。

(4)合理使用镇静剂:对于烦躁不安、长期留置导管者,可遵医嘱使用镇静剂,以减轻病人的不适感,减少呼吸肌做功,利于治疗。

(六)拔管前后护理

气管插管一般可置3~7d,超过者应行气管切开。如病人一般情况好转,病情稳定,自主呼吸增强,常与呼吸机对抗,可撤机观察1~2d,病人咳嗽有力,能自行排痰,呼吸平衡,血气正常,可予拔除气管插管。

1. 拔管前护理

(1)拔管前先向病人做好解释。

(2)拔管前应吸净气管内及咽喉部的分泌物,解开固定插管的布带,松动胶布,将气囊放气,拔除气管插管。拔管后将病人头转向一侧,再次吸净口腔内分泌物。或将气囊放气后,边吸引边拔出导管,鼓励病人咳嗽咳痰,并给鼻导管或面罩吸氧,以防低氧血症。

2. 拔管后护理

3. 生命体征的观察 心率、心律、血压、脉搏、神志、SPO_2。

4. 密切观察呼吸道是否通畅,有无声音嘶哑、吞咽困难,有无缺氧、呼吸困难、发绀。

5. 拔管后30min查血气分析。

6. 呼吸道管理 雾化、叩背、鼓励病人咳痰。对于喉头水肿者,雾化液中加入地塞米松。

7. 拔管后禁食4~6h。

四、气管切开的配合护理

气管切开术(tracheotomy)是一种抢救危重病人的急救手术。是切开颈段气管前壁、使病人可以经过新建立的通道进行呼吸的一种手术,主要应用于抢救喉阻塞病人。

(一)应用解剖

颈段气管位于颈部正中,前面有皮肤、筋膜、胸骨舌骨肌及胸骨甲状肌等组织覆盖。两侧带状肌的内侧缘在颈中线互相衔接,形成白线,施行气管切开术时循此线向深部分离,较易暴露气管。颈段气管有7~8个气管环,甲状腺峡部,一般位于第2~4气管环,气管切口宜在峡部下缘处进行，避免损伤甲状腺引起出血。无名动脉、静脉位于第7~8气管环前壁，故切口亦不宜太低。气管后壁无软骨，与食管前壁相接，切开气管时，不可切入过深，以免损伤食管壁。

颈总动脉、颈内静脉位于两侧胸锁乳突肌的深部，在环状软骨水平上述血管距离中线位置较远，向下逐渐移向中线，于胸骨上窝处与气管靠近，有人将胸骨上窝为顶，胸锁乳突肌前缘为边的三角形区域称为安全三角区，气管切开水平在此三角区内沿中线进行，可避免损伤颈部大血管。

（二）适应证

1. 喉阻塞 任何原因引起的Ⅲ~Ⅳ度喉阻塞，尤其是病因不能很快解除时。

2. 下呼吸道分泌物潴留 昏迷，颅脑病变，神经麻痹，严重的脑、胸、腹部外伤及呼吸道烧伤等引起的下呼吸道分泌物潴留。为了吸出痰液，亦可行气管切开。

3. 预防性气管切开 在某些口腔、颌面、咽、喉部手术时，为了保持术后呼吸道通畅，可以先期施行气管切开术。

4. 长时间辅助呼吸时 气管切开术亦为装置辅助呼吸器提供了方便。

（三）术前准备

1. 备好手术器械 包括手术刀、剪刀、气管切开拉钩、血管钳、镊子、吸引器等。

2. 按年龄、性别备好气管套管。成年男性一般采用10mm管径，成年女性采用9mm管径套管。

3. 一般采用局麻 以1%普鲁卡因或1%利多卡因于颈前中线作皮下及筋膜下浸润注射。

（四）操作方法

1. 体位 最适合作气管切开术的位置是仰卧位，肩下垫枕，头后仰，使气管上提并与皮肤接近，便于手术时暴露气管。但后仰不宜过度，以免加重呼吸困难。若呼吸困难严重，病人无法仰卧，则可在半卧位或坐位进行手术，但暴露气管比平卧位时困难。

2. 消毒 按外科方法消毒颈部皮肤，病情十分危急时，可不予消毒而立即作紧急气管切开。

3. 手术步骤

（1）切口：可采用直切口，自甲状软骨下缘至接近胸骨上窝处，沿颈前正中线切开皮肤及皮下组织至胸骨上窝处。或于环状软骨下缘3cm处取横切口。

（2）分离颈前肌层：用止血钳沿颈中线作钝性分离，以拉钩将胸骨舌骨肌、胸骨甲状肌用相等力量向两侧牵拉。以保持气管的正中位置，并常以手指触摸环状软骨及气管，以便手术始终沿气管前中线进行。

（3）暴露气管：甲状腺峡部覆盖于第2~4环的气管前壁，若其峡部不宽，在其下缘稍行分离，向上牵拉，便能暴露气管；若峡部过宽，可将其切断，缝扎止血以便暴露气管。

（4）确认气管：分离甲状腺后，可透过气管前筋膜隐约看到气管环，并可用手指摸到环形的软骨结构。可用注射器穿刺，视有无气体抽出，以免在紧急时把颈侧大血管误认为气管。必要时也可先找到环状软骨，然后向下解剖，寻找并确认气管。

（5）切开气管：确定气管后，气管内注入0.5%地卡因2ml或1%利多卡因。于第2~4环处，用刀片自下向上挑开2个气管环。或∩形切开气管前壁，形成一个舌形气管前壁瓣。将该瓣与皮下组织缝合固定一针，以防以后气管套管脱出后，或换管时不易找到气管切开的位置,从而造成窒息。

(6) 插入气管套管:用气管扩张器或弯止血钳撑开气管切口,插入已选好的带管芯的套管,立即取出管芯,放入内管。若有分泌物自管口咳出,证实套管确已插入气管。如无分泌物咳出,可用少许纱布纤维置于管口,视其是否随呼吸飘动。如发现套管不在气管内,应拔出套管,套入管芯,重新插入。

(7) 固定套管:套管板的两外缘,以布带将其牢固地缚于颈部,以防脱出;系带松紧要适度。

(8) 缝合:若颈部软组织切口过长,可在切口上端缝合 1~2 针,但不宜缝合过密,以免加剧术后皮下气肿。

(五) 气管切开术后护理

1. 保持套管通畅　气管切开后,必须时刻保持套管通畅,有分泌物咳出时,应立即用纱布擦去。内管应定时取出清洗和消毒。然后及时重新插入,以防分泌物干结堵塞外管。一般每隔 4~6h 清洗内套管 1 次。如分泌物较多,应增加清洗次数。

2. 维持下呼吸道通畅　室内应保持适当的温度和湿度,用蒸汽吸入治疗,或定时通过气管套管滴入少许生理盐水、0.05% 糜蛋白酶溶液、1% 碘化钾或抗生素溶液等,以稀释痰液,便于咳出。必要时可用吸引器吸出下呼吸道痰液。

3. 防止伤口感染　由于痰液污染,术后伤口易有感染,应每天换药 1 次。对于消毒切口周围皮肤,必要时,可酌情应用抗生素药物,控制感染。

4. 防止套管脱出　套管过短或固定套管之带子过松,均可导致外管脱出。应经常检查套管是否在气管内。如发现套管脱出,应立即重行插入,以免发生窒息。术后 1 周内,不宜调换外管,以免因气管前组织尚未形成窦道,插管困难而造成意外。如必须调换时应准备好拉钩、血管钳等器械。

5. 拔管　若喉阻塞及下呼吸道分泌物堵塞症状已经消除,可考虑拔管。拔管前先连续堵管 24~48h。如病人在活动、睡眠时呼吸平稳,可拔除套管,创口不必缝合,用蝶形胶布将创缘拉拢,数天后多可自行愈合。拔管后 1~2d 应严密观察,如有呼吸困难应及时处理。

(六) 并发症

1. 皮下气肿　是术后最常见的并发症,皮下气肿的原因主要为:①暴露气管时,周围软组织剥离过多;②气管切口过长,或气管前筋膜切口小于气管切口,空气易由切口两端漏出;③切开气管或插入套管后,发生剧咳,促使气肿形成;④缝合皮肤切口过于紧密。多发生于颈部,有时扩展至头和胸腹部。皮下气肿大多数于数日后可自行吸收,不需特殊处理。

2. 气胸　暴露气管时,过于向下分离,损伤胸膜后,可引起气胸。亦有因喉阻塞严重,胸内负压过高,剧烈咳嗽时使肺泡破裂,形成自发性气胸。轻度的气胸一般可自行吸收。对于气胸明显引起呼吸困难者,则应行胸腔穿刺或行闭式引流排出积气。

3. 伤口出血　术后伤口少量出血,可于气管套管周围填入碘仿纱条,压迫止血,或酌情加用止血药物。若出血较多,应在充分准备下,检查伤口,结扎出血点。

4. 拔管困难　原因主要为:①若切开气管部位过高,损伤环状软骨,造成喉狭窄;②气管切口处肉芽增生或气管软骨环切除过多,造成气管狭窄;③原发疾病未治愈,拔管易造成呼吸困难者;④气管套管型号偏大,堵管试验时呼吸不畅。应根据不同的原因,酌情处理。

5. 环甲膜切开术　对于病情危重、需紧急抢救的喉阻塞病人,来不及作气管切开时可先行环甲膜切开术(cricothyroidotomy),待呼吸困难缓解后,再行常规气管切开术。

五、人工呼吸机的使用护理

呼吸机是进行机械通气的一种手段，它能维持呼吸道通畅、改善通气、纠正缺氧，防止二氧化碳在体内蓄积，为抢救提供有力的生命支持，使机体有可能度过基础疾病所致的呼吸功能衰竭，创造条件从疾病过程中恢复。

(一) 评估有无呼吸机的临床应用指征和禁忌证

1. 呼吸机的临床应用指征

(1) 由于呼吸停止或通气不足所致的急性缺氧和二氧化碳气体交换障碍。

(2) 肺内巨大分流所造成的严重低氧血症，外来供氧无法达到足够的吸入氧浓度。

(3) 重大外科手术后(如心、胸或上腹部手术)，为预防术后呼吸功能紊乱，需进行预防性短暂呼吸机支持。

(4) 在某些情况下，可暂时人为过度通气，以降低颅内压或在严重代谢性酸中毒时增加呼吸代偿。

(5) 在某些神经、肌肉疾病中，由于肺活量受限，无法产生有效自主呼吸，可应用机械呼吸，增加通气，以避免肺不张和分泌物滞留。

(6) 下述指标可作为呼吸机应用的标准：即呼吸频率 >30 次 /min，肺活量 10~15ml/kg，最大吸气压 <-2.45kPa(-25cmH$_2$O)，氧分压 <7.98kPa(60mmHg)(面罩纯氧吸入时)，二氧化碳分压 >7.32kPa(55mmHg)(急性呼吸衰竭时)。可根据 I 型及 II 型呼吸衰竭的病理生理特点，适当参考上述标准。有支气管胸膜瘘时可用高频通气。

2. 禁忌证 有大量咯血、肺大疱、张力性气胸(未进行适当引流时)或在重症结核易出现播散等情况下，则应慎重应用。

(二) 呼吸机与病人呼吸道的连接

1. 面罩或鼻罩 适用于神志清楚、能合作的病人，短时应用主要进行间歇正压通气、连续气道正压通气或双水平正压通气。面罩和鼻罩的缺点是容易漏气，压迫过紧易产生疼痛；有时气体易进入胃肠道，引起腹胀和胃扩张；面罩无效腔较大，对二氧化碳的排出也有一定影响。

2. 气管内插管 可使气道完全得到控制，避免引起误吸及胃膨胀。可与呼吸机连接，也可直接行气管内吸引，是紧急心肺复苏、呼吸衰竭抢救时保持气道通畅的简便可靠方法。它的主要优点是插入和拔出均较方便，为暂时性气道，避免了创伤性手术及其所具有的特殊并发症。

3. 气管切开术 气管切开术有其优点，病人较舒适，心理适应较好，反应小，避免了咽部和上呼吸道的并发症，易于固定及再插入，也不会导致插入过深，病人活动自由、进食、发声，可进行口腔护理及支气管镜检查，便于撤机等。其缺点有并发症重，可出现出血、皮下气肿、气管黏膜坏死、瘢痕形成狭窄，拔管后仍有开放通道，会减少咳嗽的有效性。

(三) 呼吸机工作模式的选择

将呼吸机各种工作参数进行不同的组合，根据临床需要组成各种工作模式，以便临床工作者进行选择。

1. 控制通气(control ventilation，CV) 采用时间切换方式，呼吸机控制的潮气量、频率和吸气时间与呼气时间比值，病人的自主呼吸不能触发送气。适用于呼吸完全停止或呼吸极微弱者。

2. 辅助通气（assist ventilation，AV） 呼吸频率由病人控制，吸气由病人吸气动作所产生的气道内负压所触发，但输入气量则由机器的预定值提供，采用压力或流量触发形式，适用于有自主呼吸但通气不足者。

3. 控制 / 辅助通气（control / assist ventilation，C/AV） 同时具有上述两种模式功能，如病人自主呼吸能产生足够负压，则可产生吸气触发；反之，则由机器预定频率送气。当病人呼吸逐渐增强，由控制通气过渡到辅助通气时可采用此种方式。

4. 间歇指令通气（intermittent mandatory ventilation，IMV）和同步间歇指令通气（synchronized intermittent mandatory ventilation，SIMV） 呼吸机按预定频率定时触发或在一定时间内由气道内负压触发。在指令通气的间期，病人则在呼吸回路持续气流中自主呼吸。此法可避免通气过度，帮助病人撤机，且能改善通气与血流灌注比值，增加舒适感。

5. 双相气道正压通气（biphasic positive airway pressure，BiPAP） 是指给予两种不同水平的气道正压，高压时间、低压时间、高压水平、低压水平各自可调，高压力水平和低压力水平之间定时切换，从高压力水平转换至低压力水平时，增加呼出气量，改善肺泡通气。该模式允许病人在两种水平上呼吸，可与 PSV 合用以减轻病人呼吸功。通气和换气障碍型呼吸衰竭兼可使用，如重症肺炎、COPD 急性发作等。

6. 压力支持通气（pressure support ventilation，PSV） 即病人通过呼吸机在自发吸气时，从呼吸机所设置的按需阀得到一个附加气流，接受气道内的正压支持。

7. 连续气道正压通气（continuous positive airway pressure，CPAP） 整个自主呼吸周期中，呼吸道开口处的压力均维持高于大气压。目前，CPAP 用于治疗尚能维持适当的自主呼吸的某些弥漫性肺功能不全的病人，如 ARDS，以增加其功能残气量（FRC），改善肺顺应性，也有用于治疗阻塞性睡眠呼吸暂停综合征者。

（四）呼吸机参数的调节

呼吸机治疗是非生理性的，为了减少它对呼吸及循环的不良影响，需要根据不同病理状态所致的呼吸动力学改变，合理选择各项参数。

1. 每分通气量 通常以呼出气量表示，一般为 3.5~4.5L/min。但要注意呼吸无效腔，以了解实际肺泡通气量。一般通气量需较生理需要量高出 20%~50%，通气量的调整最后依据血二氧化碳水平。通气量应逐渐增大，使血二氧化碳水平逐渐下降，避免通气过度。

2. 潮气量和频率 通气量是由潮气量和呼吸频率的乘积所决定。通常潮气量为 10~12ml/kg，呼吸频率为 12~16 次 /min。为达到一定的通气量而又适合病人的实际生理需要，应根据病人的力学性质，选择不同的组合。如顺应性降低的病人，可选择频率稍快、潮气量较小的方式，避免通气压力增加过多。反之，对慢性阻塞性肺疾病病人则应选择潮气量大、呼吸频率慢的方式，避免气流进出过多，呼吸道内产生较多涡流使阻力增大，加重肺内通气分布不均。

3. 吸气时间与呼气时间比值 频率决定后，每次呼吸周期的时间也相应确定，此时需安排吸气时间与呼气时间比。考虑两者的关系，需兼顾呼吸及循环两方面的影响。原则是吸气时气体在肺内能均匀分布，又能充分排出，不增加心脏负荷。一般将吸气时间定为 1，肺气肿时以 1∶（2~2.5）为宜，限制性疾病时则为 1∶1 或 1∶1.5，心功能不全时可为 1∶1.5，ARDS 时则以 1.5∶1~2∶1 为宜（此时为反比呼吸，将呼气时间定为 1）。

4. 通气压力 通气压力是近端呼吸道开口压力，由潮气量、气道阻力和胸肺顺应性决定，不能反映肺泡内压。肺内病变较轻时，一般为 1.47~1.96kPa（15~20cmH_2O），通气压力增大后易产生循环改变。如需加大通气压力来维持适当的通气，则应减少吸气时间。

5. 触发灵敏度 吸气开始时一般按预置的频率所决定的时间启动呼吸机送气，如病人有自主呼吸时，则吸气动作所产生的气道负压将启动吸气开始。触发灵敏度取决于所需的吸气强度。

6. 吸气流量及形态 吸气流量反映每单位时间气体容量的变化，吸气时间取决于吸气流量，后者保证在足够时间内吸入预定的潮气量。通常成人的吸气流量定在40~60L/min，但病人呼吸频率>25次/min时则需加大。在控制通气时，吸气时间由吸气流量和切换频率所决定。呼吸机送气的形态通常为匀速，但也可根据需要采用不同的波形，如递升形、递降形等。

7. 氧浓度 呼吸机采用空气与氧混合装置，通过调节可决定吸入气的氧浓度。但长期高浓度吸氧可致氧中毒，因而当吸入氧浓度超过60%时，即应考虑改变压力进行供氧，而不是继续增加吸入氧浓度。

（五）呼吸机使用过程中的护理

1. 机械通气中的监护

（1）监护病人生命体征，如心率、呼吸、脉搏、血压、神志等变化情况。

（2）呼吸机工作是否正常，观察各通气参数是否符合病人情况，是否需要调节。

（3）使用前及使用中定期测定动脉血气分析、电解质及肾功能等，如有异常，应立即分析原因，及时处理。

2. 机械通气中的护理 注意呼吸道湿化、吸痰，每30~60min注入生理盐水3~5ml，并吸引痰液，严格无菌操作，加强病人营养等。

3. 呼吸机使用过程中常见报警原因分析

（1）气道高压报警：有管道和气道因素（如管道受压、扭曲、积水）；气管套管痰痂形成，套管顶端贴壁；气道分泌物增加，痰栓形成；支气管痉挛等。也有肺和胸腔因素，如肺泡、肺间质渗出增加，感染加重；胸腔积液、气胸、反常呼吸等。最后还要考虑人机对抗因素，如咳嗽、自主呼吸与呼吸机不协调等原因。

（2）气道低压报警：管道和气道因素包括管道漏气、连接部位脱落、气管套管气囊损坏。

（3）通气不足报警：管道和气道因素包括管道漏气、连接部位脱落、气管套管气囊损坏，较气道低压报警敏感。人机对抗因素也可引起。

（4）呼吸频率过快报警：常见原因有人工气道不适应，恐惧心理；咳嗽；呼吸模式、参数设置不当；发热、耗氧增加；支气管痉挛、气胸、胸腔积液；心功能不全、容量不足；病情加重、缺氧、其他报警未及时处理均可导致呼吸频率加快。

（5）吸氧浓度报警：供氧气源压力不足，氧气探头故障。

（6）呼吸机工作压力不足报警：压缩泵工作故障或压缩空气气源压力不足。

（六）机械呼吸的并发症观察和护理

1. 气管插管、套管有关的并发症 气管插管及气管套管（统称气管导管）是呼吸道连接呼吸机的重要一环，直接影响呼吸机的工作和效果，有时甚至会危及病人生命。

（1）气管导管堵塞。

（2）导管脱出。

（3）喉损伤。

（4）气管黏膜损伤。

（5）皮下气肿。

2. 机械通气治疗所导致的并发症 主要因呼吸机参数调整不当引起。

（1）通气不足。

（2）通气过度。

（3）低血压。

（4）气压伤。

（5）其他脏器的损害，如肾、肝、肠道损害。

3. 氧中毒 长时间使用呼吸机可能产生严重的并发症，表现为肺顺应性进行性下降，在吸入纯氧情况下，PaO_2不断下降，$PaCO_2$不断上升，吸入湿化纯氧，在6~24h开始呼吸增快、肺活量降低，连续应用纯氧48h，可能出现不可逆出血性肺水肿和肺实变、肺毛细血管壁和肺泡上皮细胞改变，严重分流所导致缺氧时，此种变化则可推迟。全身氧中毒则主要根据动脉血PaO_2。$PaO_2$66.5~78.8kPa是有害的，成人当PaO_2>153kPa（高压氧时）才会引起脑损伤，早产儿PaO_2>13.3kPa即可引起视网膜血管损害。

4. 呼吸道感染 由于人工气道的建立，使气道直接向外开放，失去正常防御功能，病原体可直接进入下呼吸道，吸气正压可将气管分泌物推向细支气管或肺泡，导致感染的播散和加剧，再加上如护理操作不当、吸入气体未适当湿化、分泌液黏稠，使纤毛运动功能减弱、咳嗽反射减弱、吸引不及时、未变动体位等均可造成呼吸道感染。所以，应经常变动体位，滴入生理盐水进行气道湿化，加压送气使液体分布均匀，必要时进行支气管冲洗及吸引。

（七）呼吸机的撤离

从机械通气撤离到自主呼吸的恢复是一门临床艺术，需要根据临床情况，具体对待。

1. 机械呼吸撤离的时机和基本条件 当病人急性病症得到控制、病情趋向稳定后，即应对照该病人最初应用呼吸机的指征、肺部和全身的原始状态，以及病人的生理储备能力，创造条件，选择时机，及时或渐行式地实施撤机过程。

（1）开始撤离的基本条件

1）使用呼吸机的原发病因消失，如炎症控制、窒息解除等。

2）全身状态改善，血细胞比容、血浆蛋白及电解质接近正常，静脉及其他途径营养状况适当。

3）循环状态稳定，停用静脉升压药或强心药，在自主呼吸时心率虽增加但低于120次/min，无严重心律失常。

4）X线胸片显示肺部病情好转，无明显肺水肿、肺不张或气胸、胸腔积液等。

5）无明显腹胀，不会导致影响吸气肌的效能。

6）气道管理良好，痰液清理较理想，并有自主咳嗽动作。

7）病人对口头命令有反应，情绪稳定，对撤机有一定的思想准备，能努力配合。

8）呼吸中枢驱动完整，病人在辅助/控制通气模式下，能自行触发呼吸，或在SIMV模式下，在指令通气期间有自主呼吸出现。

9）12h内未使用肌肉松弛剂及镇静剂，以免影响中枢驱动和肌肉收缩力。

（2）预测撤机的常用指标

1）气体交换：PaO_2 ≥7.98kPa（FiO_2≤35%），肺泡气动脉氧分压差$A\text{-}aDO_2$<46.55kPa（FiO_2=10%），PaO_2/FiO_2>26.6kPa。

2）呼吸泵：潮气量（VT）10~15ml/kg，肺活量（VC）>1L，每分通气量（VE）<10L/min，每

分最大通气量（MVV）≥ 2 × VE，功能残气量（FRC）>50% 预计值，无效腔 / 潮气量（VD/VT）<0.6，最大吸气负压（MIP）<-2.94kPa（-30cmH_2O）。

3）传统的撤离呼吸机指标：自主呼吸频率 <25 次 /min，VT>250ml，VE<10L/min，PaO_2 ≥7.98kPa（FiO_2 为 40%）等。

2. 撤机准备

（1）改善呼吸中枢驱动，停用抑制呼吸中枢的药物，纠正代谢性碱中毒。

（2）补充营养，避免肌肉弃用，纠正贫血状态（Hb>120g/L），保持血清磷、钙、钾、镁正常水平。

（3）应用支气管扩张剂，改善呼吸道阻塞和呼吸负荷，减少呼吸做功，氨茶碱等还可以改善膈肌收缩。

（4）改善充血性心力衰竭，改善肺顺应性和氧合状态。

（5）改善血容量状态和心室功能，减少心脏对呼吸支持的需要。

（6）控制感染，改善代谢状态，不要应用过多的糖类能量来源。

3. 撤机时呼吸机参数的调整

（1）加快吸气流量（>60L/min），减少呼吸做功。

（2）减少触发负压，-196.12~-98.06Pa（-2~-1cmH_2O）。

（3）降低 FiO_2 为 40%，但保持 PaO_2 ≥ 7.98kPa，撤机时 FiO_2 则增 50%。

（4）每分通气量应使 PaO_2 达到正常水平，此时肾脏将碳酸氢盐调整到低水平，撤机时由于通气过低而造成呼吸性酸中毒，导致撤机失败。

（5）PEEP 减至 98.06~490.3Pa（2~5cmH_2O）。

（6）减少呼气延迟。

（7）每天减少潮气量 50ml，达到其预期自助呼吸状态。

完成上述准备后，在半卧体位进行撤离呼吸机。开始撤离的时间不要放在下午，且必须在有经验的医生、护士指导下进行，密切观察生命体征和进行血气分析。

4. 撤离技术 在肺部正常、机械通风仅进行数小时者可立即停用呼吸机，用 T 字管供给温暖、湿化、氧浓度为 50% 的混合空气。对较长期应用呼吸机的病人，则需经历逐渐恢复自主呼吸的撤离过程，一般需要数天到数周。

六、体外非同步电除颤的配合护理

对一个室颤病人来说，能否成功地被除颤，使其存活，决定于从室颤发生到首次电除颤治疗的时间。还要注意标准除颤器的使用，需选择适当的能量，以便能产生足够穿过心肌的电流，而达到除颤的效果，同时要尽量减少电流对心脏的损伤。成人的体形与所需能量间无明确关系，但与经胸壁电阻抗的大小有一定的关系。

（一）评估有无除颤的适应证和禁忌证

1. 适应证

（1）室颤。

（2）无脉性室速。

（3）尖端扭转性室速。

2. 禁忌证

（1）洋地黄过量。

（2）电解质紊乱，特别是低钾血症。

（3）伴有病态窦房结综合征或高度房室传导阻滞者。

（4）3个月内有栓塞史者。

（5）甲亢引起的心律失常，原发病尚未控制或伴有急性感染、风湿活动、明显心力衰竭者。

2005年《ECG及CPR治疗建议国际会议共识》指出："有除颤心律表现者应首选除颤。对于没有除颤心律表现者，在除颤前推荐做CPR 1~3min。强调只除颤1次，立即行CPR，因为除颤浪费的时间，导致胸外有效按压中断。仅给1次，然后继续做胸外按压。"其中有三处重点：①在AED示"建议除颤"时首选除颤；②否则（无除颤心律，多为心电直线）先做5个周期CPR在考虑除颤；③强调一次除颤后不做生命评估，马上接着做CPR，5个周期后在评估。

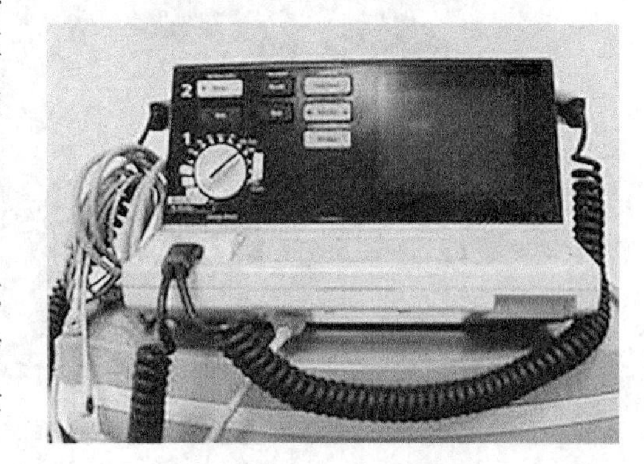

图2-2-1　除颤仪

（二）除颤用物准备和病人准备

1. 除颤器（图2-2-1）、导电膏/盐水纱布。

2. 电除颤时尚需配备各种抢救和心肺复苏所需要的器械和药品，如氧气、吸引器、气管插管用品、血压和心电监测设备，以及配有常规抢救药品和抢救车等，以备急需。

3. 病人准备　放好体位，去除胸前衣服，暴露皮肤。

（三）体外非同步电除颤的操作步骤及配合

1. 做好心电监护，明确除颤指征。

2. 病人平卧于硬板床。

3. 打开除颤器电源开关，选择按钮应置于"非同步"位置。

4. 将电极板涂好导电膏或将盐水纱布放于病人胸膛上。

电极放置的标准部位是一个电极置于胸骨右缘锁骨下方，另一个电极置于左乳头的外侧，电极的中心在腋中线上，其他电极放置方法是将心尖电极放于心前区左侧，另一个电极（胸骨电极）放在心脏后面、左肩胛下角区；或两个电极分别放在胸部侧壁。必须注意，电极应该很好地分隔开，其间的导电胶等物质不能在胸壁上流出接触。

5. 能量选择　单相波形电除颤200~360J。按下充电按钮，此时会听到连续的充电声而不是蜂鸣声。

6. 将电极板放于病人胸壁上，优化与病人的接触。

7. 操作者放好电极后说"我准备好了"，然后问周围的人"大家准备好了吗？"然后再强调一下"我开始除颤了"。也就是说除颤时一定要注意安全，包括除颤者的安全、周围人的安全，以及病人的安全。还要注意，除颤时电板一定要紧压在胸壁上，同时进行放电。以免造成胸壁灼伤。

8. 评价除颤效果　点除颤后立即继续CPR，经过5组CPR后，检查心律，有指征时再次给予电除颤。

9. 解除除颤时，按解除按钮。在30s未执行除颤电击，除颤器将自动解除。

10. 操作完毕，关闭电源，复原按钮，清理电极板，按规定位置准备摆好（图2-2-2）。

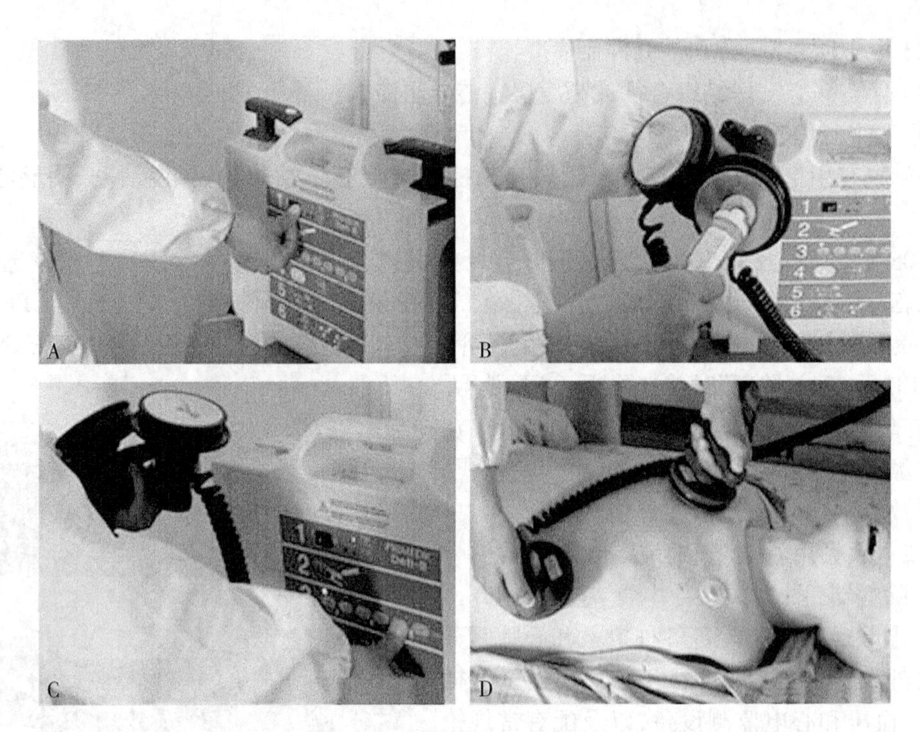

图 2-2-2 体外非同步电除颤的操作步骤及配合

A. 打开电源;B. 涂导电糊;C. 能量选择;D. 放电

(四)电除颤的注意事项

1. 保证操作中的安全,病人要去除义齿。
2. 导电物质涂抹均匀,避免局部皮肤灼伤。
3. 掌握好手柄压力。
4. 保持电极板的清洁、间距 >10cm。
5. 避开溃烂或伤口部位。
6. 避开内置式起搏器部位。
7. 误充电须在除颤器上放电。
8. 尽量避免高氧环境。
9. CPR 过程中除颤时,应在病人呼气终时放电除颤,以减少跨胸动电阻抗。

(五)观察有无电除颤的并发症

1. 皮肤灼伤 可见局部红斑,尤其是操作时按压不紧,导电糊不足时尤为明显。通常无需特殊处理。

2. 心律失常 多数除颤后即刻出现心律失常,主要有各种期前收缩和逸搏,无需特殊处理。但如出现室性期前收缩频发呈二联律或短阵室性心动过速(CT),可静脉注射利多卡因治疗。

3. 心肌损害 临床表现为局部性 ST 段抬高,血清 GOT、LHD、CK 轻度升高,以及血沉上升、低热、血压暂时性轻度下降等。心肌损害的程度与除颤能量、电极面积及两电极安置的距离有关。因此,应避免使用不必要的高能量,宜用适当的电极,并避免两电极距离过近。

4. 呼吸抑制 通常持续 1~2min,予以人工呼吸可迅速恢复。

5. 急性肺水肿 常在电击后 1~3h 内发生,可能是经电击后虽恢复了窦性心律,但左心房、室功能不全所致。按急性左心衰竭处理。

七、复苏药物的应用护理

早期复苏固然强调开放气道和心脏按压,但是,准确、迅速、合理地应用急救复苏药物也是提高复苏成功率和生存率的重要手段。

(一)复苏药物给药途径选择

1. 给药途径分类 静脉内给药是最常用的给药途径,包括中心静脉和外周静脉;骨髓腔内给药也是较好的给药途径,多用于儿童,儿童常穿刺胫骨,成人可以穿刺髂骨,不但可以给药,也可以用液体复苏;经气管插管给药目前不推荐为首选给药途径;心内给药现在已摒弃不用。

2. 建立静脉通道 静脉通道分为两种:一是周围静脉通道,优点是方便、不需中断心脏按压、并发症少。缺点是药物峰值低,循环时间较长。应采用"弹丸式"推注。最常用的外周静脉是肘正中静脉,不要选择如手部远端的静脉。二是中央静脉通道,优点是药物作用起效快,可做血流动力学监测,缺点是技术及时间要求高。只是在周围静脉通道无法建立又有充足的时间时,考虑中心静脉穿刺。

3. 用药途径选择 静脉或骨髓内途径(IV/IO)给药作为首选。但要注意,静脉通道的建立在早期不是非常必要的,首先着眼于 CPR 和电除颤是非常关键的,只有在良好的 CPR 和电除颤的基础上再考虑建立静脉通道,然后给复苏药物。给药一般先给肾上腺素 1mg,然后再给 20ml 的生理盐水静脉推注,弹丸式推注才能保证好的效果。在静脉作为首选给药途径时骨髓腔给药也是适应的。当 IV/IO 通路无法建立时,可选择气管内给药,可以给利多卡因、肾上腺素、阿托品、纳洛酮和血管加压素等药。但是目前多数药物气管内给药的剂量还不清楚,一般建议是静脉给药的 2.5 倍。因为现代研究表明,气管内给药不如静脉和骨髓腔内给药效果好,如果是肾上腺素通过气管内给药,其 β 作用可能会增强,可能引起低血压,对复苏是不利的,这就是目前不推荐气管内给药的原因之一。

(二)复苏药物给药时间选择

复苏药物应在检查心律后和进行 CPR 时给药,也可在除颤器充电时,或在释放点击后进行 CPR 时给药。原则是给药时不应中断 CPR,要做到给药不影响 CPR,一般在下次检查心律前,急救人员应准备下次给药,以便检查心律后尽快给药。

(三)复苏药物分级和选择

1. 复苏药物证据分级 目前复苏药物分五级:Ⅰ级,肯定推荐,安全;Ⅱa 级,可接受和有益的,有较好的证据支持;Ⅱb 级,可接受和有益的,一般性证据支持;Ⅲ级,不可接受无益,可能有害;不能确定等级,研究处于初始阶段,效果不能确定。

2. 常用复苏药物分级 肾上腺素属于Ⅱb 级。血管加压素属于不能确定级,阿托品属于不能确定级,胺碘酮属于Ⅱb 级,利多卡因属于不能确定级,镁剂在用于尖端扭转性室速时属于Ⅱa 级。

3. 复苏药物的选择 心搏骤停时复苏药物的使用,在建立静脉通道、骨髓腔通道及气管通道后就可以考虑用复苏药,给药时间一般选在第一次或第二次电击后给血管收缩药物。可每 3~5min 反复给予肾上腺素,也可给予单剂量血管加压素代替第一或第二剂量肾上腺素。

VF/VT时抗心律失常药物使用，在2~3次电击、CPR和使用血管收缩药物后仍持续室颤（VF）或无脉搏室速（VT）时，应考虑抗心律失常药，最常用也是比较推荐用的是胺碘酮，如无胺碘酮，可考虑使用利多卡因。

（四）常用的复苏药物

1. 肾上腺素 适用于VF/无脉性VT以及心脏停搏和电机械分离（pulseless electric activity，PEA）。用药方法多采用标准剂量肾上腺素即1mg，每3~5min静脉注射或骨髓腔内注射。随后再给约20ml的生理盐水推注。大剂量的肾上腺素可用到0.1~0.2mg/kg，对复苏没有更好的效果，目前不推荐。如果没有静脉和骨髓腔内通道，气管内给药的剂量为2~2.5mg，并用10ml注射用水或生理盐水稀释。

2. 血管加压素 适用于VF/无脉性VT以及心脏停搏电机械分离（PEA），可替代第一或第二剂肾上腺素。用药方法为40U通过静脉或骨髓腔途径给药。

3. 阿托品 可用于心脏停搏。无脉性电活动和缓慢的心律失常。用药方法为1.0mg静脉注射，若心脏停搏或无脉性电活动仍存在，再每3~5min重复1.0mg，至总量3mg。

4. 胺碘酮 当CPR 2~3次、除颤以及给予肾上腺素或血管加压素后，如VF/无脉性VT仍持续，可考虑给予抗心律失常药物如胺碘酮。用药方法为首剂300mg静脉推注或骨髓腔内注射，可追加150mg/次。

5. 利多卡因 利多卡因在心搏骤停时可作为胺碘酮的替代药。用于VF/无脉性VT。对于心搏骤停病人，起始剂量为静脉注射1.0~1.5mg/kg，如VF/无脉性VT仍存在，可每隔5~10min追加0.5~0.75mg/kg，最大量为3mg/kg。

6. 镁剂 适用于尖端扭转性室速，用药方法为将1~2g镁剂加入10ml 5% GS液中，5~20min静脉或骨髓腔内注射；如果尖端扭转性室速病人脉搏存在，可将1~2g镁剂加入50~100ml 5% GS液中，5~60min缓慢静脉滴注。

7. 碳酸氢钠 原有代谢性酸中毒、高钾血症、抗抑郁药物过量这些情况时可尽早使用碳酸氢钠，而胸外按压、除颤、建立人工气道、辅助呼吸、血管收缩剂这些抢救措施均无效并且经过抢救10min后，才考虑应用碳酸氢钠。用药方法：1mmol/kg起始量，根据血气分析结果调整碳酸氢钠的用量。

八、复苏终止指标

（一）心肺复苏有效指标

1. 自主心搏恢复 可听到心音，触及大动脉搏动，心电图示窦性、房性或交界性心律，即使为心房扑动或颤动亦是自主心搏恢复的表现。

2. 瞳孔变化 散大的瞳孔回缩变小，对光反应恢复。

3. 脑功能开始好转的迹象

（1）意识好转。

（2）肌张力增加。

（3）自主呼吸恢复。

（4）吞咽动作出现等。

（二）终止复苏指标

1. 复苏成功转入下一阶段治疗。

2. 复苏失败参考指标

（1）心脏死亡：从理论上讲，大脑耐受缺血缺氧的时间为4~6min，心肌耐受缺血缺氧的时间为30min左右，如超过30min，神经细胞和心肌都会发生不可逆病变，所以如经30min的BLS和ALS抢救，心脏毫无电活动，可考虑停止复苏术。

（2）脑死亡：目前尚无公认的"脑死亡"诊断标准，虽然国际上有主张用脑电图等来判断脑死亡，但仍需慎重下结论。即便脑死亡明确，能否放弃抢救，在我国尚未有明确的法律规定。

项目	总分	分解分	技术操作要求	扣分
1. 操作者准备	5	3	仪表端庄，服装整洁（衣帽鞋），修剪指甲	
		2	用物准备：硬木板1块、纱布（弯盘、踏脚板）等	
2. 计划	2	1	复苏目标：操作快速有效恢复猝死病人呼吸循环和意识	
		1	现场安全性判断：查看周围环境是否安全	
3. 评估病人	25	5	**①判断病人意识**：呼叫病人、轻拍病人肩部。口述无意识	
		10	**②判断病人呼吸**：通过眼看：胸部有无起伏，判断时间为<10s。无反应表示呼吸停止	
		10	**③判断病人颈动脉搏动**：判断呼吸同时，术者示指和中指指尖触及病人气管正中部（相当于喉结的部位），旁开两指（或向同侧下方滑动2~3cm），至胸锁乳突肌前缘凹陷处。判断时间为<10s。无颈动脉搏动行心肺复苏术 如无意识、呼吸、脉搏立即大声呼救，寻求他人帮助（来人啊！救命啊！请拨打120，准备除颤器）。立即进行心肺复苏（步骤C-A-B）	
4. 操作要点	55	20	**胸外心脏按压：C** ①病人仰卧位坚实平面。如为软床，胸下需垫胸外按压板，解开衣扣，腰带，暴露胸部，四肢无扭曲，去枕 ②按压部位：胸骨中下1/3交界处或剑突上2指处；乳头连线与胸骨交叉点 ③按压手法：一手掌根部放于按压部位，另一只手平行重叠于此手背上，手指上翘、并拢，只以掌根部接触按压部位，双臂位于病人胸骨的正上方，双肘关节伸直，利用上身重量垂直下压 ④按压幅度：5cm以上 ⑤按压频率：100次/min以上 ⑥胸外按压、人工呼吸比率（按压-通气比）：30∶2。按压30次后执行"A"	
		15	**开放气道：A** 如有明确呼吸道分泌物，应当清理呼吸道、口鼻部，取下活动义齿 采用仰头抬颏法开放气道。鼻尖、耳垂与身体长轴垂直	

续表

项目	总分	分解分	技术操作要求	扣分
4. 操作要点	55	15	**人工呼吸:B** ①口对口人工呼吸。压额、捏鼻、包口吹气(双唇包绕病人口部形成封闭腔,用力吹气,送气时间为1s);②用眼睛余光观察病人胸廓是否抬起。吹气量500~600ml;③吹毕,松开鼻孔,侧转换气,注意观察胸廓复原情况,见胸廓抬起即可;④吹气两口后,进行胸外心脏按压C	
		5	按胸外按压:呼吸比率30∶2,CAB程序操作5个循环后,再次判断病人颈动脉搏动及呼吸10s,如已恢复,进行进一步的生命支持,如颈动脉搏动及呼吸未恢复,继续上述操作5个循环后再次判断复苏成功,安置病人,协助转医院,注意观察病人意识状态、生命体征及尿量变化	
5. 操作后	3	3	①整理用物;②洗手、记录和签字	
6. 提问和口述	8	3	**(1)心肺复苏的有效指征** ①能摸到大动脉搏动;②脸颊、口唇、甲床和皮肤色泽转红;③出现自主呼吸或呼吸改善;④散大的瞳孔缩小;⑤眼球活动,睫毛反射与对光反射出现;⑥ECG有波型改变;⑦收缩压 >8kPa(60mmHg);⑧肌张力恢复或增高;⑨神志意识改变	
		3	**(2)心肺复苏的注意事项** ①复苏过程中头后仰保持气道通畅;②人工呼吸时送气量不宜过大,以免引起胃胀气;③确保足够的按压频率和深度,按压尽量不中断;④按压时肘肩腕关节成直线,与病人长轴垂直;放松时让胸廓充分回弹,手掌根部不离开胸壁	
		2	**(3)心搏骤停的临床表现** ①意识突然丧失或伴有短阵抽搐;②颈、股动脉搏动消失;③呼吸断续,呈叹气样,以至停止;④皮肤苍白或明显发绀;⑤心音消失	
7. 总体评价	2	1	操作熟练,手法正确,程序规范,动作迅速	
		1	在规定的时间(6min)内完成	

能 力 检 测

选择题

1. 复苏中采取维持血压、低温、镇痉、脱水等措施是针对
   A. 维持有效呼吸　　B. 保护肾功能　　C. 脑复苏
   D. 处理酸中毒及水电解质紊乱　　E. 以上都不是
2. 下列哪种心律失常采用同步电复律
   A. 阵发性室上性心动过速　　B. 房颤　　C. 心室颤动

D. 房扑　　E. 房室传导阻滞

3. 不宜做电复律的情况有
   A. 房颤发生半年
   B. 房颤病人行二尖瓣置换术后 6 周
   C. 洋地黄中毒引起的室颤
   D. 持续时间较久的室上速
   E. 房颤,心肌损害明显,左心房明显扩大
4. 以下安装起搏器术后护理的说法,不正确的是
   A. 心电图、血压监护 24~48h
   B. 术后卧床 1~3d
   C. 与起搏器同侧的上肢避免过分外展与上举
   D. 起搏器电极导管脱出,应立即往里送
   E. 临时起搏器安置时间一般为 7~10d
5. 下列操作,不正确的是
   A. Sternum 电极板置于胸骨右缘 2~3 肋间
   B. Apex 左腋前线 5 肋间
   C. 首次电复律室颤可用 200~400J
   D. 室扑用非同步电复律
   E. 阵发性室上性心动过速用非同步电复律
6. 以下电复律操作中,叙述错误的是
   A. 病人平卧于木板床上　　B. 两电极板距离大于 10cm
   C. 用盐水纱布擦湿两极间皮肤　　D. 室颤病人 1d 内可电复律 3 次以上
   E. 复律时立即进行心电监测
7. 下列哪种情况可采用人工气道
   A. 喉头水肿
   B. 颈椎骨折和脱位
   C. 慢性阻塞性肺疾病(COPD)伴呼吸衰竭
   D. 下呼吸道分泌物引起的气道堵塞
   E. 有主动脉瘤压迫或侵犯气管
8. 气管插管时应向套囊内注空气多少毫升
   A. 1~3　　B. 3~5　　C. 5~7
   D. 7~9　　E. 以上都不是
9. 机械通气时,氧的吸入浓度一般从__% 开始
   A. 20~40　　B. 40~60　　C. 60~80
   D. 80~100　　E. 100~120
10. 下列哪项不是机械通气的禁忌证
    A. 呼吸道梗阻　　B. DIC　　C. 肺大疱
    D. 循环衰竭　　E. 心胸大手术后
11. 心肺复苏时,判断及评价呼吸的时间不得超过
    A. 5s　　B. 6s　　C. 8s

D. 10s E. 15s

12. 小儿心肺复苏过程与成人相似,但其胸廓按压幅度要小于成人,婴幼儿按压幅度为

A. 0~1cm B. 1~2cm C. 2~3cm

D. 3~4cm E. 4~5cm

13. 心肺复苏基础生命支持的内容包括

A. 保持呼吸道通畅、恢复循环、脑复苏 B. 人工呼吸、恢复循环、药物治疗

C. 恢复循环、开放气道、人工呼吸 D. 保持气道通畅、人工呼吸、电除颤

E. 开放气道、恢复循环、药物治疗

14. 心搏骤停最主要的病因是

A. 心肌病 B. 急性心肌炎 C. 主动脉瓣狭窄

D. 冠心病及其并发症 E. 溺水

15. 心室纤颤最常见的病因是

A. 休克 B. 急性心肌梗死 C. 心肌病

D. 心脏瓣膜病 E. 预激综合征

16. 非同步电复律适用于

A. 心房扑动 B. 心房颤动 C. 心室纤颤

D. 室上性心动过速 E. 室性心动过速

17. 心搏、呼吸骤停时心电图表现可为

A. 心房扑动 B. 二度房室传导阻滞 C. 房性心动过速

D. 病理性Q波 E. 心室纤颤

18. 病人,男性,70岁。突然意识丧失,血压测不到,颈动脉搏动消失。住院心电图监测为心室颤动,此时应采用最有效的治疗是

A. 心脏按压 B. 人工呼吸 C. 非同步直流电复律

D. 静脉滴注利多卡因 E. 心腔内注射肾上腺素

19. 一名老年男性病人,因急性心肌梗死收入院,第2天突然意识丧失,血压测不清,颈动脉搏动消失。住院心电图监测为心室颤动,此时应采用最有效的治疗是

A. 人工呼吸 B. 再次进行溶栓治疗 C. 非同步直流电复律

D. 静脉滴注利多卡因 E. 心腔内注射肾上腺素

20. 病人,男性,62岁。诊断为急性心肌梗死而收入院治疗,发生室性期前收缩应首选的药物是

A. 吗啡 B. 阿托品 C. 胺碘酮

D. 普鲁卡因胺 E. 利多卡因

参考答案

1. C 2. C 3. E 4. D 5. E 6. C 7. C 8. B 9. C 10. E 11. D 12. B 13. C 14. D 15. B 16. C 17. E 18. C 19. C 20. E

(吕 淼 张秋月 张 路)

任务三 急性中毒的救护

学习目标

知识目标：掌握急性中毒的急救原则及护理措施，常见几种中毒的临床表现、急救处理与护理；熟悉急性中毒及几种常见中毒的病情评估；了解急性中毒及几种常见急性中毒的病因和中毒机制。

能力目标：能够根据中毒病人的病史和典型表现判定出病人是哪种急性中毒以及中毒的程度；能熟练配合医生对中毒病人进行及时有效的急救处理；能根据病人的病情迅速建立静脉通路，正确及时给予药物。

素质目标：具备珍惜生命、爱护生命的责任意识，形成“时间就是生命”的急救意识。

案例导入

病人，男，50岁，独居。一天在自家烧开水时，因睡着，水烧开后溢出将炉火浇灭，煤气散出，幸好邻居及时发现，送医院急救。病人处于昏迷状态，皮肤、口唇呈樱桃红色、呼吸浅快、脉搏细数、血压下降。瞳孔对光反射和角膜反射迟钝。

一、认识急性中毒

接触人体或进入人体的化学物质，在效应部位积累到一定量，产生组织和器官损害引起全身性的疾病称为中毒(poisoning)。能引起中毒的外来物质称为毒物(toxicant)。毒物通常分为化工毒物、药物、农药和有害动植物等几大类，随着生产的发展和生活的多样化，能引起中毒的物质品种日益增多，中毒的发生率也显著升高。毒物毒性较强或短时间内大量进入体内，很快引起组织器官功能紊乱或结构损害，甚至危及生命称为急性中毒(acute poisoning)。急性中毒发病急骤，症状严重，变化迅速，如救治不及时，可危及生命；毒性较弱或毒物持续少量地进入机体，而机体的排毒速度较慢，蓄积到一定程度后再引起中毒表现时，称为慢性中毒(chronic poisoning)。慢性中毒起病缓慢，病程较长，大多缺乏特异性诊断指标，如不注意病因，往往容易漏诊、误诊。

(一) 概述

1. 病因

(1) 职业性中毒：在有毒物质生产过程中，接触有毒的原料、中间产物及成品时，未注意劳动保护；在有毒物质保管、运输和使用过程中，未遵守相关安全防护措施等情况下可引起中毒。

(2) 生活性中毒：误服或自服有毒物质，如误食被有毒物质污染的食物、饮水、意外接触有毒物质、用药过量、服毒、误吸过量有毒气体等情况下引起的中毒。

2. 发病机制

(1) 中毒途径：毒物接触机体并进入血液的过程称为毒物的吸收。毒物与机体接触的部位是毒物的侵入途径，也称中毒途径，主要有以下三种：

1) 呼吸道：气态、雾态、气溶胶态的毒物经口鼻吸入，通过肺泡进行吸收进入人体。由于肺泡表面积大、毛细血管丰富，所以呼吸道吸入毒物后能迅速进入血液循环发生中毒；由于肺部吸收的速度比胃吸收速度快20倍左右，仅次于静脉注射的吸收速度，因此，病人病情发展快，中毒程度严重。生活性中毒中以一氧化碳中毒常见。

2) 消化道：液态或固态的毒物经口摄入，通过胃和肠吸收进入人体。是生活性中毒的常见途径，以小肠吸收为主，经过肠液和酶作用后，毒物性质发生改变，然后进入血液循环，经肝脏解毒后输送到全身组织和器官。

3）皮肤黏膜：液态或气雾态的毒物直接接触机体的皮肤黏膜可被吸收，尤其一些脂溶性毒物，如苯、苯胺、硝基苯、乙醚、氯仿和有机磷农药等可通过完整皮肤、黏膜侵入，脂溶性越大越易穿透皮肤。

（2）毒物的代谢与排泄：毒物吸收后经血液循环分布于全身，主要在肝脏进行代谢。多数毒物经代谢后毒性降低，但也有少数毒物经代谢后毒性反而增强，如对硫酸氧化相比对氧磷，其毒性比原毒物大数倍。多数毒物经肾脏从尿液中排出，很多重金属如铅、汞、锰以及生物碱由消化道排出；气体和易挥发性毒物吸收后，部分以原型经呼吸道排出；少数毒物可经皮肤排出，有时可引起皮炎。此外，有些毒物可随唾液、乳汁排出；有些毒物排出缓慢，蓄积在体内某些组织和器官内，可引起慢性中毒。

（3）中毒机制：毒物的中毒机制可分为以下几种，某些毒物可通过多种中毒机制产生毒性作用。

1）缺氧：一氧化碳、硫化氢、氰化物等窒息性毒物通过不同途径干扰氧的吸收、运输或利用，使机体组织器官缺氧，其中脑组织和心肌对缺氧最为敏感，易发生损害而出现精神障碍和心功能障碍。

2）局部刺激和腐蚀作用：强酸、强碱可吸收人体组织中的水分，与蛋白质或脂肪结合，使细胞变性坏死。

3）麻醉作用：一些有机溶剂（如苯类）和吸入性麻醉剂（如乙醚）有强亲脂性，脑组织和细胞膜脂类含量高，因而这类化学物质可通过血-脑脊液屏障进入脑内而抑制脑功能。

4）抑制酶的活性：有些毒物及其代谢物通过抑制酶的活性而产生毒性作用，如有机磷类农药可抑制胆碱酯酶、氰化物可抑制细胞色素氧化酶、重金属可抑制含巯基酶的活性等。

5）干扰细胞及细胞器的生理功能：如四氯化碳在体内经酶催化产生三氯甲烷自由基，与肝细胞膜中的脂肪酸发生过氧化，由此导致线粒体及内质网变性和肝细胞坏死。

6）竞争受体：如阿托品过量时，竞争阻断胆碱能受体。

（二）病情评估

1. 毒物接触史 对于中毒的诊断至关重要，特别是不具备特征性临床表现的中毒及毒物分析时。毒物接触史记录必须确实全面。对已有明确接触史者，应详细询问毒物的名称、量、中毒途径、毒物摄入时间、中毒症状出现的时间，以及采取了哪些措施等。对怀疑中毒而接触史不明确时，应着重了解病人的工作环境、生活情况、情绪精神状态、发病现场等，寻找接触毒物的证据。怀疑水源和食物污染时，应了解有无区域性中毒。

2. 身心状况评估 由于各种毒物的毒理作用和机体的反应性不同，各种中毒症状和体征不完全相同。严重中毒时共同表现有发绀、昏迷、惊厥、呼吸困难、休克和少尿。主要中毒表现与常见毒物的关系见表2-3-1。

（1）心理状态评估：急性中毒病人常有非常复杂的心理变化。意外中毒者常因发病突然、进展迅速而缺乏精神准备，内心焦虑、恐惧，担心生命安危，害怕遗留后遗症。服毒者因意愿未遂而出现厌世抱怨的心理，往往对检查和治疗采取不合作态度，甚至有再度自杀的可能。因此护理人员应对病人进行细致的心理状况评估，尤其对自杀所致的急性中毒，更应及时评估病人的心理状况，了解病人自杀的原因，以及相关社会、家庭矛盾，以便采取必要的心理护理。

表 2-3-1 主要中毒表现与常见毒物的关系

主要中毒表现		可引起的毒物
神经系统	昏迷或昏睡	一氧化碳、乙醇、有机磷农药、氰化物、吗啡类、麻醉药
	抽搐	
	瘫痪	中枢兴奋剂、有机磷农药
呼吸系统	呼吸困难	一氧化碳、肉毒毒素、河豚鱼、蛇毒
	呼吸缓慢	亚硝酸盐、一氧化碳
	肺水肿	安眠药、吗啡类
	喉水肿	有机磷农药、安妥
	特殊气味	强酸、强碱、刺激性气体
循环系统	心动过速	乙醇(酒味)、有机磷农药(蒜味)、氰化物(苦杏仁味)
	心动过缓	
消化系统	腹痛、呕吐或腹泻	阿托品、颠茄类、乙醇
	流涎	洋地黄类、奎宁类、毒蕈、β 受体阻滞剂
血液系统	高铁血红蛋白血症	有机磷农药、乙醇、毒蕈、强酸、强碱、食物中毒
	溶血性贫血	
	出血	有机磷农药、毒蕈
	白细胞减少	亚硝酸盐、苯胺中毒
泌尿系统	血红蛋白尿	砷化氢
	少尿、无尿	阿司匹林、香豆素类、肝素、蛇毒
皮肤黏膜	潮红	苯、氯霉素、抗癌药
	樱桃红	毒蕈、蚕豆、蛇毒、各种引起急性溶血的药物
	发绀	升汞、蛇毒、磺胺、生鱼胆
	黄疸	阿托品类、颠茄、乙醇、亚硝酸盐类
瞳孔	瞳孔扩大	一氧化碳
	瞳孔缩小	亚硝酸盐类、氰化物
精神状态	精神失常	伯氨喹、引起血红蛋白尿的毒物、生鱼胆
		阿托品、乙醇、内毒素、麻黄碱、颠茄类
		有机磷农药、吗啡类、毒蕈、巴比妥类
		阿托品类、乙醇、一氧化碳

(2) 神志状况:呼唤病人,观察其反应;对于意识存在者,向其提出问题并了解其对时间、空间及人物的判断能力;对于意识不清者,应观察其双侧瞳孔是否等大正圆,对光反射及压眶反射情况,以及有无病理征等。

(3) 生命体征:观察病人呼吸频率、深度、节律的改变;测量心率和血压;观察末梢循环情况,以及皮肤温度、湿度等。

(4) 皮肤黏膜:注意观察病人皮肤黏膜的颜色、温度、湿度及有无腐蚀征象等。如强酸、强碱、甲醛、苯酚、甲酚皂溶液等腐蚀性毒物的接触可导致皮肤及口腔黏膜灼伤,硝酸灼伤时痂皮呈黄色,盐酸灼伤时痂皮呈灰棕色,硫酸灼伤时痂皮呈黑色;亚硝酸盐、苯胺和硝基苯等中毒时,血高铁血红蛋白含量增加出现发绀;四氯化碳、毒蕈、鱼胆等中毒可损害肝脏出现黄疸;氰化物和一氧化碳中毒时皮肤黏膜呈樱桃红色,酒精、阿托品中毒时皮肤黏膜潮红。

(5) 眼球及瞳孔:有机磷农药及拟胆碱药、吗啡中毒时瞳孔缩小;阿托品等抗胆碱药中毒时瞳孔散大;眼球震颤见于苯巴比妥等药物中毒。

（6）呼出气体及呕吐物气味：有机磷农药和砷化物中毒者有蒜臭味；酒精及其他醇类化合物中毒者有酒味；氰化物及苦杏仁中毒者有杏仁味；苯酚、甲酚皂溶液中毒者有苯酚味。

（7）口腔分泌物：有机磷农药中毒及拟胆碱药中毒时可见口腔分泌物增多；阿托品等抗胆碱药中毒时可见口腔分泌物减少或口干。

（8）运动系统：肌肉震颤见于有机磷农药及拟胆碱药中毒；肌肉强直或抽搐见于有机磷农药中毒、一氧化碳中毒及呼吸兴奋剂中毒等。

3. 辅助检查 除了常用的血液学检测（如酶活性、碳氧血红蛋白、高铁血红蛋白测定等）、血气分析、血清电解质、肝功能、影像学等检查外，有条件时应进行特殊的毒物检测，应尽早采集中毒病人的血、尿、粪、呕吐物、胃内容物等样本及可收集到的剩余食物、遗留毒物、药物和容器等送检。

4. 中毒程度评估 判断急性中毒的严重程度，通常应分析病人一般情况及神志状态、毒物品种和剂量、有无严重并发症。出现下列任意一种表现者均应视为危重的标志：①深度昏迷；②血压过高或过低；③高热或体温过低；④呼吸功能衰竭；⑤肺水肿；⑥吸入性肺炎；⑦严重心律失常；⑧癫痫发作；⑨少尿或肾衰竭；⑩黄疸或中毒性肝损害；⑪溶血性贫血或出血倾向。

（三）护理诊断

1. 气体交换受损 与毒物引起呼吸道分泌物增多、支气管痉挛、肺水肿及呼吸肌麻痹有关。

2. 清除呼吸道无效 与药物对呼吸中枢抑制、咳嗽反射减弱或消失有关。

3. 急性意识障碍 与毒物对中枢神经系统的抑制以及脑水肿有关。

4. 情境性自我贬低 与学业、事业、家庭、婚姻等受到挫折失去生活信心有关。

5. 潜在并发症 呼吸衰竭、休克、感染、肺水肿、脑水肿、急性肾衰竭、阿托品中毒等。

6. 皮肤完整性受损 与肢体受压及皮肤缺血、缺氧性损害有关。

7. 焦虑恐惧 与突然发病、症状危重、担心预后有关。

（四）预期目标

1. 呼吸困难程度减轻或消失。
2. 呼吸平稳，能有效排痰，呼吸道通畅。
3. 意识障碍程度减轻或意识恢复正常。
4. 能说出个人经历的危机、绝望，痛苦程度减轻，重新树立生活信心。
5. 不出现药物毒副作用、并发症。
6. 皮肤完整性得到保护。
7. 焦虑恐惧得到缓解。

（五）急救原则及措施

1. 立即终止病人与毒物的接触 抢救现场如有毒物（特别是气态毒物）继续遗漏时，应立即切断毒物来源，同时应迅速使病人脱离现场，清洗接触部位的皮肤，如由胃肠道进入的毒物应立即停止服用。

2. 迅速处理危及生命的问题 当中毒情况危急时，应立即检查呼吸、循环功能和生命体征。严重中毒出现心搏骤停、休克、循环衰竭、呼吸衰竭、肾衰竭等情况时，应立即采取有效急救措施，维持生命体征；对急性中毒昏迷的病人要保持呼吸道通畅、维持呼吸和循环功能；病人出现惊厥时，应选用抗惊厥药，如苯巴比妥钠或地西泮等。

3. 清除尚未吸收的毒物 对于毒物经消化道吸收中毒的病人，清除胃肠道内尚未吸收的毒物最为有效的方法是催吐、洗胃、导泻和灌肠。

（1）催吐：适用于中毒时间短，估计胃内仍有药物存留，神志清醒且能合作的病人。一般先行机械催吐，可先让病人饮温水 300~500ml，然后用压舌板、匙柄或手指刺激咽后壁或舌根诱发呕吐，如此反复进行，直至胃内容物完全排出为止；必要时也可用药物催吐，如吐根糖浆、阿扑吗啡等催吐。当病人处于昏迷、惊厥、肺水肿以及原有高血压、心脏病、食管胃底静脉曲张等情况时，禁忌催吐。吞服腐蚀性毒物时，催吐易引起出血、食管撕裂。胃穿孔也不应催吐。

（2）洗胃（gastric lavage）：是消化道吸收中毒抢救最常用的方法，是能否抢救成功的关键。

1）适应证：若无禁忌，服毒后 6h 以内者均应洗胃；对于胃排空慢、毒物量大、毒物颗粒小（易嵌入黏膜皱襞内）、有机磷农药中毒等情况，即使超过 6h 也应该进行洗胃。

2）禁忌证：对于服用强腐蚀性毒物、食管胃底静脉曲张、惊厥病人，不宜进行洗胃。

3）方法：主要有经胃管洗胃机或手动洗胃法和胃造瘘洗胃法两种，前者运用洗胃机或人工操作洗胃，是最常用的洗胃方法；后者适用于口服大量毒物严重中毒的早期病人、中毒后喉头水肿或牙关痉挛不能置入胃管，或饱餐后胃管反复堵塞者。胃造瘘洗胃法的优点是洗胃彻底，但损伤大，且可能导致毒物直接进入血液循环，故应严格掌握适应证。

4）操作要点：①胃管的选择：洗胃所需胃管口径应稍大一些且要有一定硬度，在头端多剪几个侧孔，以免堵塞或负压回吸导致管壁塌陷，引流不畅；②病人体位：洗胃机洗胃时应使病人呈左侧卧位，头稍低位；③胃管置入：插入深度一般为 50~55cm，太深会弯曲或插入至十二指肠，洗胃效果受影响。

判断插入是否成功的标志：①发现胃液及胃内容物从胃管出来；②注入 50ml 空气后剑突下听诊有气过水音；③三是观察病人的反应，如有无气急、呛咳等刺激症状，将胃管外露端浸没于水瓶中观察无气泡溢出；④洗胃液的选择：可根据毒物类型选用不同的洗胃液，见表 2-3-2。

表 2-3-2　临床常用洗胃液的选择

洗胃液	毒物种类	注意要点
清水或生理盐水	砷、硝酸银、溴化物及不明原因中毒	
1：5000 高锰酸钾	催眠或镇静药、阿片类、烟碱、氰或砷化物、无机磷或士的宁	1605、有机磷中毒禁用
2% 碳酸氢钠	有机磷杀虫剂、氨基甲酸酯类、拟菊酯类、苯、铊、汞、硫、铬、硫酸亚铁或磷	美曲膦酯或强酸中毒禁用 口服液状石蜡后再用清水洗胃
0.3% 过氧化氢溶液	阿片类、士的宁、氰化物或高锰酸钾硫磺	
液状石蜡		
1%~3% 鞣酸	吗啡类、辛可芬、洋地黄、阿托品、颠茄、发芽马铃薯或毒蕈	
0.3% 氧化镁	阿司匹林或草酸	
5% 硫酸钠	氯化钡或碳酸钡	
石灰水上清液	氟化钠、氟硅酸钠或氟乙酰胺	
10% 药用炭混悬液	河豚或生物碱	
鸡蛋清、牛奶	腐蚀性毒物、硫酸铜或铬酸盐	
10% 面糊	碘或碘化物	

（3）导泻：洗胃后会有部分毒物进入肠道，可经胃管注入泻药后再拔除胃管。临床常用50%硫酸镁40~60ml、50%硫酸钠30~50ml或20%甘露醇250ml灌入，一般1h后开始腹泻，3h后排空。

（4）灌肠：全肠道灌洗是一种快速有效的肠道毒物去除法。除腐蚀性毒物中毒外，适用于口服中毒6h以上、导泻无效、抑制肠蠕动毒物（如巴比妥类、颠茄类或阿片类）、吸收缓慢、中毒严重者等。常用高分子聚乙二醇等渗电解质溶液，以2L/h的速度灌洗。

（5）吸附：活性炭是强有力的吸附剂，可在表面吸附多种水溶性或脂溶性毒物（氰化物除外），以阻止毒物在消化道内吸收。目前认为活性炭应用越早越好，特别是对有症状并且毒物能重新排入肠道（如巴比妥类、氨茶碱等）的病人效果明显。常用为药用炭（20~30g加于200ml温水中）和万能解毒剂（药用炭2份、鞣酸1份、氧化镁1份，即2∶1∶1），让中毒者吞服或由胃管灌入胃内，随后用催吐或洗胃法，将吸附毒物的炭末排出，此法可反复使用。

4. 促进毒物的排出

（1）利尿及改变尿液酸碱度：很多毒物可由肾脏排泄，加速利尿可促进毒物排出。根据血浆电解质和渗透压情况选用液体，对于心、肺和肾功能不全者慎用。改变尿液pH可促进毒物由尿液排出，如使用碳酸氢钠可使尿液碱性化，可以增加弱酸性化合物如苯巴比妥和水杨酸盐离子化，因不易通过肾小管上皮细胞重吸收，而由尿液中排出。

（2）氧疗：CO中毒时，吸氧可促使碳氧血红蛋白解离，加速CO排出。高压氧治疗是CO中毒的特效疗法。中毒时间过长，毒物与血浆蛋白结合，则不易排出。

（3）血液透析：用于清除血液中分子量较小的非脂溶性的毒物，如苯巴比妥、水杨酸类、甲醇等，急性肾衰竭是血液透析的首选指征。一般在中毒后12h内进行效果较好。

（4）血浆置换：将病人体内含有毒素或毒物的血液和血浆分离出来，补充正常的血浆。此法适用于血液透析无效或小儿病人无法施行上述方法者。

5. 特效解毒剂的应用 大多数毒物无特效解毒剂，仅少数毒物能利用相应药物达到解毒作用，常用特效解毒剂见表2-3-3。

表2-3-3 常用特效解毒剂

解毒剂	毒物种类
去甲肾上腺素及拟肾上腺素类（α受体兴奋剂）	酚妥拉明、妥拉唑林（α受体阻断剂）
异丙肾上腺素（β受体兴奋剂）	普萘洛尔（β受体阻断剂）
阿托品（抗胆碱药）	毛果芸香碱、新斯的明、毒扁豆碱（拟胆碱药）
碘解磷定、氯解磷定	有机磷农药、神经性毒气
亚硝酸盐、硫代硫酸钠	氰化物、砷、汞、铅、碘、溴
依地酸钙钠（金属络合剂）	重金属类（铅、铜、铁、镁、锰、钴等）
亚甲蓝	亚硝酸盐、苯胺
半胱氨酸	河豚毒素

6. 对症治疗及预防并发症 很多急性中毒无特效解毒疗法，对症治疗很重要，目的在于保护重要脏器，使其恢复功能。如常规卧床休息、保暖、留置导尿、静脉补液、维持有效循环血容量，维持水、电解质及酸碱平衡，惊厥时应用抗惊厥药，出现脑水肿时应用甘露醇行脱水疗法。另外，应积极防治感染和其他并发症。

（六）护理措施

1. 迅速恢复与维持生命体征 一旦发现中毒病人，应立即使其脱离中毒环境，迅速协助医生作好初步诊断，并立即给予有效的通气和循环支持，包括保持呼吸道通畅、吸氧、快速建立有效静脉通路。对于休克者予以平卧位，头偏向一侧。对于心搏、呼吸骤停者行心肺复苏术。

2. 留取样本作毒物鉴定 留取呕吐物、洗胃液样本，并及时送检血、尿标本，尽早作毒物鉴定，确定毒物种类，以便采取有针对性的措施。

3. 加强监护 密切观察病人的临床症状、呼吸、脉搏、血压及瞳孔的变化；密切观察病人呕吐物、排泄物的性状，必要时按医嘱留取标本做毒物鉴定；对于惊厥者，应有专人护理；对于昏迷者，应确定其昏迷程度，按昏迷常规护理。

4. 正确使用解毒药物 熟悉解毒药物的性能，根据不同的毒物使用相应的解毒药品。在洗胃过程中应绝对避免用错洗胃液而导致病情加重。

5. 生活和心理护理 对于口服腐蚀性毒物者，应加强口腔护理。抢救同时，注意对病人及家属进行心理安慰、疏导等护理。对于自杀病人经抢救清醒者，应给予安全防护措施，保证无再次自杀危险，须有专人陪护，了解病人自杀原因，对病人进行耐心细致的劝导工作，从而打消其轻生的念头。

（七）健康教育

1. 加强防毒宣传 结合不同地区和不同职业的人群实际，针对易于中毒的情况进行防毒知识宣传，如在我国北方冬季，向居民宣传预防一氧化碳中毒知识；在农村使用农药季节或灭鼠、灭蝇季节，要宣传农药中毒知识。

2. 加强毒物管理 严格遵守有关毒物管理、防护和实用规定，加强毒物保管。毒物生产设备密闭化，在厂矿中有毒物车间和岗位，应加强局部通风和全面通风，以达到排出毒物的目的。遵守车间空气中毒物最高允许浓度规定，工作人员定期体检。要加强杀虫剂和灭鼠药的保管，装杀虫剂的容器要有醒目标识，投放鼠药也要有标记，以免误食。家庭用药应妥善保管，远离婴幼儿。

3. 预防食物中毒 食用特殊的食品前，要了解有无毒性。不要吃有毒或变质的食品。不可食用不能辨认的蕈类。河豚、木薯、附子等经过适当的处理后可消除毒性，如无把握，不可食用。不宜用镀锌器皿盛放酸性食品。变质韭菜、菠菜、萝卜等蔬菜和新腌制的咸菜不可食用等。

4. 预防地方性中毒病 地方饮水中含氟量过高，可引起地方性氟骨症，通过打深井、换水等方法改善水源可以预防。某些地方井盐中的钡含量过高，可引起地方性麻痹病，把井盐中的氯化钡提出后可消除此病。棉籽油中含有棉酚，食用可引起中毒，加碱处理后可消除其毒性。

二、有机磷农药中毒救护

案例导入

病人，女，40岁，与丈夫吵架、服农药约50ml入院。体检：T 37℃，P 106次/min，R 22次/min，BP 100/70mmHg；面色苍白，口唇发绀，多汗，流泪流涎，呼出气体中有大蒜味，心率100次/min，律齐，第一心音减弱。两肺呼吸音减弱，双下肺少量湿性啰音。腹部软、无压痛，肝、脾未触及。既往健康，无重大疾病史。

问题：①根据病史你认为是何种毒物中毒？②需做哪些检查和化验进行确诊？③如何进行急救处理？

有机磷杀虫药(organophosphorous insecticide,OPI)是目前我国广泛使用的一类高效杀虫剂。它属于有机磷酸酯或硫代磷酸酯类化合物，多呈油状液体，多呈淡黄色至棕色，有大蒜味，稍有挥发性，有很大毒性。这些药物在生产中违章使用或防护不严、生活中误服误用、服毒自杀或投毒均可引起中毒。有机磷农药中毒是我国农村最常见的一种中毒，主要出现胆碱能神经功能紊乱，病死率较高。

(一)病因及中毒机制

1. 病因、病史

(1) 职业性中毒：接触史常较明显，多由于生产、运输、使用过程中不遵守操作规程或不重视个人防护，经皮肤或呼吸道途径吸收中毒。

(2) 非职业性中毒：多由于误食、自服或食用近日内喷洒过农药的瓜果蔬菜所致，常以口服途径中毒为主。

2. 中毒机制 有机磷农药经消化道、呼吸道或皮肤黏膜等途径进入人体，其有机磷酸酯迅速与胆碱酯酶结合形成稳定的磷酰化胆碱酯酶，从而抑制了该酶的活性，使其失去分解乙酰胆碱的能力，引起组织中乙酰胆碱过量蓄积，产生胆碱能神经功能紊乱，出现毒蕈碱样、烟碱样和中枢神经系统症状，严重者可因呼吸衰竭而死亡。

(二)临床表现

1. 毒蕈碱样(M样)表现 系乙酰胆碱蓄积，副交感神经节后纤维兴奋所致。出现腺体分泌亢进、平滑肌痉挛及血管功能受抑制的表现，如恶心、呕吐、腹痛、腹泻、多汗、流涎、视力模糊、瞳孔缩小、呼吸困难、呼吸道分泌物增多，心动过缓、血压下降、心律失常，严重者可能出现肺水肿(表2-3-4)。

2. 烟碱样(N样)表现 系乙酰胆碱在横纹肌神经肌肉接头处蓄积所致，表现为胸部压迫感、全身紧束感、肌纤维颤动(常见于面部、胸部)，甚至全身肌肉强制性痉挛。继而发生肌力减退和瘫痪、呼吸肌麻痹。

3. 中枢神经系统表现 可出现头晕、头痛、疲乏、共济失调、失眠或嗜睡、言语不清，烦躁不安、谵语，严重者抽搐及昏迷。

4. 局部症状 二氯乙烯基二甲基磷酸酯、对硫磷、内吸磷接触皮肤后可引起过敏性皮炎，也可出现水疱。有机磷杀虫药接触眼部可引起结膜充血和瞳孔缩小。

5. 迟发症和并发症

(1) 迟发性神经病变：急性中毒病情消失后，经2~3周潜伏期出现症状，通常首先累及感觉神经，逐渐累及运动神经，主要累及四肢末端，下肢较上肢严重，并可发生下肢瘫痪、四肢肌肉萎缩等神经系统表现。

(2) 中间综合征，又称间型综合征(intermediate syndrome,IMS)：发生在急性中毒症状缓解后迟发性神经病变发作前，一般在急性中毒后的24~96h突然出现呼吸困难并进行性加重等呼吸肌麻痹为主的表现，若不及时救治，可迅速导致死亡。其发生与胆碱酯酶受到长期抑制，影响神经肌肉接头处突触后功能有关。

(3) 中毒性肺水肿、脑水肿、呼吸衰竭。

(4) 中毒“反跳”：二甲基硫代磷酸酯和马拉硫磷口服中毒者，易出现中毒后“反跳”现象。表现为经急救症状好转后数日至1周突然再次昏迷，甚至发生肺水肿或突然死亡。可能与在皮肤、毛发和胃肠道残留的有机磷杀虫药重新吸收、解毒药减量过快或停用过早有关。

6. 实验室检查

（1）全血胆碱酯酶活力测定：正常人全血胆碱酯酶活力为100%，有机磷杀虫药中毒时该值下降至70%以下，是诊断有机磷杀虫药中毒的特异性指标，能反映中毒严重程度、判断疗效、估计预后。是临床上常用的检验诊断项目。

（2）尿中有机磷杀虫药分解产物测定：对硫磷和甲基对硫磷在体内氧化分解生成对硝基酚，敌百虫在体内生成三氯乙醇，均由尿排出。该测定有助诊断。

表2-3-4　有机磷农药中毒主要表现

项目	毒蕈碱样作用	烟碱样作用	中枢神经系统
侵袭部位	副交感神经节前及节后纤维（支配脏器平滑肌腺体、虹膜括约肌）；部分交感神经节后纤维（支配汗腺及血管平滑肌）	交感神经节前纤维（包括支配肾上腺髓质交感神经）支配横纹肌运动神经末梢	中枢神经系统的突触
临床表现	头晕、头疼、多汗、流涎、食欲缺乏、恶心、呕吐、腹痛、腹泻、视物模糊、瞳孔缩小、呼吸困难、支气管分泌物增多，严重者出现肺水肿	肌纤维颤动、全身紧束感、肌力减退，甚至呼吸肌麻痹引起周围性呼吸衰竭，脉搏加快，血压升高、心律失常等	头晕、头疼、乏力、共济失调、烦躁不安、抽搐、意识不清、语言障碍、大小便失禁、昏迷等
胆碱酯酶活力	50%~60%	30%~40%	<30%
中毒程度	见于轻度以上中毒	见于重度以上中毒	见于重度中毒

（三）救护措施

有机磷农药中毒的救护原则为：脱离毒源，彻底清除毒物，消除乙酰胆碱蓄积，恢复胆碱酯酶活力，严密监测病情，以防出现“反跳”。

1. 紧急复苏　首先使病人脱离中毒环境，立即清除气道内分泌物，保持气道通畅并给氧。对于呼吸衰竭者，应用机械通气辅助呼吸。心搏骤停时立即进行体外心脏复苏，如胸外心脏按压、电除颤等。同时立即用大号静脉留置针行静脉穿刺，开放静脉通道以保证抢救成功。脑水肿昏迷时，快速静脉输注甘露醇，并给予糖皮质激素等治疗。

2. 立即终止毒物接触　迅速清除未吸收毒物。

（1）职业性中毒：对于皮肤污染中毒者，去除污染的衣服，用清水或肥皂水彻底清洗污染的皮肤、毛发和甲缝等处，避免毒物再吸收。

（2）生活性中毒：对于眼部污染中毒者，用生理盐水反复冲洗后，滴入抗生素眼药水或涂眼膏；对于口服中毒者，应尽量于6h内选用清水、生理盐水、2%碳酸氢钠（敌百虫中毒禁用，因碱性溶液可使其转化为毒物更强的敌敌畏）或1∶5000高锰酸钾（对硫磷中毒时忌用）反复洗胃，直至洗出液清亮为止。并保留胃管24h以上，以便反复洗胃。然后以硫酸钠20~40g溶于20ml水中口服或由胃管注入以导泻。下列情况需反复洗胃：①首次洗胃不彻底，呕吐物仍有农药味；②有机磷被大量吸收，血中药物重新弥散到胃液中；③胃黏膜皱襞内残留毒物随胃蠕动而再次排入胃腔。

3. 应用特效解毒药

（1）胆碱酯酶复活药：如碘解磷定（PAM）、氯解磷定（PAM-C1）、双复磷（DOM）和双解磷（TMB）。该类药物能分解磷酰化胆碱酯酶，恢复胆碱酯酶活力。但中毒48~72h后，磷酰化胆碱酯酶"老化"，胆碱酯酶复活药疗效降低。因此，应早期足量使用，其足量的指征是：肌颤消失和全血胆碱酯酶活力恢复至正常的60%以上。

（2）抗胆碱药：正确应用阿托品，是抢救成功的极为重要的决定性因素。阿托品能阻断乙酰胆碱对副交感神经和中枢神经的M受体作用，能缓解毒蕈碱样症状，兴奋呼吸中枢；但不能恢复胆碱酯酶活力，对烟碱样症状及晚期呼吸麻痹无效。其应用原则为早期、足量、反复使用直至阿托品化，并维持足够时间。达阿托品化后应逐渐减量，不能突然停药，以防病情反复。阿托品化表现为：瞳孔较前扩大不再缩小、心率增快、颜面潮红、口干、皮肤黏膜干燥、肺内湿性啰音消失。

特效解毒药应尽早使用。对于轻度有机磷杀虫药中毒病人，可单独应用胆碱酯酶复活药；对于中、重度中毒病人，应联合应用阿托品和胆碱酯酶复活药，联用时应减少阿托品用量。

阿托品中毒、阿托品化与有机磷中毒的主要区别如表2-3-5所示。

表2-3-5 阿托品中毒、阿托品化与有机磷中毒的主要区别

主要影响	阿托品中毒体征	阿托品化体征	有机磷中毒体征
神经系统	谵妄、幻觉、抽搐、昏迷	意识开始清醒	表情淡漠、昏迷
皮肤	颜面绯红、干燥	颜面潮红、干燥	苍白、潮湿
瞳孔	极度放大	由小扩大后不再缩小	缩小、直至濒死
体温	高热39℃以上	无高热（37~38℃）	无高热
心率	心动过速>120次/min	<120次/min	心率慢

4. 对症治疗 有机磷杀虫药主要死因是肺水肿、呼吸衰竭。对症治疗以维持正常呼吸功能为重点，保持呼吸道通畅，正确给氧及应用呼吸机辅助呼吸。肺水肿用阿托品，脑水肿用脱水剂和糖皮质激素、冬眠低温疗法等，休克用升压药，危重病人可用输血治疗法。同时加强基础护理，尽量减少各种并发症。

5. 加强监护 有机磷杀虫药中毒病情变化快且易反复，常因肺水肿、脑水肿、呼吸衰竭等并发症而死亡。因此应密切观察病情变化。

（1）密切观察生命体征、瞳孔、意识的变化。

（2）密切观察解毒药的疗效及副作用。如动态监测全血胆碱酯酶活力，观察面色、皮肤、口唇、心率、肺部啰音等。

（3）观察有无"反跳"与猝死的发生。"反跳"与猝死多发生于中毒后2~7d，病死率是急性有机磷中毒者的7%~8%。因此，对于重度中毒者，症状消失停药后，至少应继续观察3~7d，严密观察病情，定期复查全血胆碱酯酶活力，发生异常应迅速通知医生，并做相应处理。

（4）观察病人情绪反应，尤其对自杀者，更应仔细观察，耐心疏导做好心理护理。

6. 心理护理 了解其发生中毒的具体原因，根据不同的心理反应给予耐心疏导和心理

支持。如为自杀所致，护理人员应态度耐心，去除厌烦情绪，诚恳地为病人提供情感上的帮助，向病人解释厌世轻生对社会、家庭及个人带来的危害，使其认识到自身价值，鼓起生活的勇气。认真做好家属及亲友的劝说工作，为病人创造良好和谐的生活环境，协助医护人员打消再次自杀的念头，提高病人心理适应能力，使其出院后能以饱满的热情投入工作、学习和生活中。

（四）健康教育

1. 加强防毒宣教工作　对农药接触人员讲解防护知识，严格执行安全操作规程。

2. 喷洒农药应注意　包括：①佩戴个人防护用具，避免皮肤和农药接触；②施药前后禁止饮酒，操作过程中不能吸烟或进饮食；③施药时需顺风行进，隔行喷洒，衣服被污染时更换并清洗皮肤；④施药后凡接触农药的用具、衣物及防护品均需用清水冲洗，盛过农药的容器不能存放食品；⑤喷洒农药过程中出现头晕、胸闷、流涎、恶心、呕吐等症状时，应立即到当地医院就诊。生产有机磷农药工厂的生产设备必须密闭化并经常进行检修，防止毒物、毒气泄漏，定时监测工作环境毒物浓度，定期体检测定全血胆碱酯酶活力，活性在60%以下者不宜从事农药生产工作。

3. 出院时告知病人应在家休息2~3周，按时服药。不可单独外出，防止发生迟发性神经损害。

三、镇静催眠药中毒救护

案例导入

病人，女，39岁，昏迷不醒18h入院。体检：神志不清，强刺激反应迟钝，痛觉存在，能发声但含糊不清，P 60次/min，呼吸幅度浅，无啰音，BP 100/70mmHg。病人床边发现安眠药空瓶和空酒瓶各一个。

镇静催眠药是中枢神经系统抑制药，小剂量使用产生镇静、催眠作用，使人体处于安静状态、易于入睡，用于治疗焦虑、解除肌肉痉挛、控制癫痫发作。大剂量使用可产生麻醉作用，促使人昏睡甚至昏迷。因自杀或误服大量镇静催眠药引起的中毒称为急性镇静催眠药中毒，可严重影响机体生理功能，导致病人死亡。长期滥用可引起耐药性和依赖性而导致慢性中毒。

巴比妥类药物为应用较普遍的安眠药，按其作用时间分为长效、中效、短效三大类。一般口服2~5倍催眠剂量的巴比妥类药物即发生轻度中毒。一次用药为催眠剂量的5~9倍以上可引起中等程度中毒。15~20倍时引起重度中毒，有生命危险。

（一）病因及中毒机制

临床上镇静催眠药主要有巴比妥类和非巴比妥类两大类，常见的巴比妥类药物有苯巴比妥和硫喷妥钠，常见的非巴比妥类药物有地西泮和氯氮䓬等。其作用机制都是对中枢神经系统产生抑制作用，剂量大时可直接抑制呼吸中枢和循环中枢，导致呼吸循环衰竭。

1. 巴比妥类药物的中毒机制

（1）中枢神经系统抑制作用：使机体反应全面下降，反射功能消失。

（2）呼吸系统抑制作用：使延髓对二氧化碳分压及pH的刺激敏感性降低甚至消失，呼吸运动减弱，最终导致呼吸衰竭。

（3）心血管系统的抑制作用：过量的巴比妥类药物对心肌及血管床有直接抑制作用，使心肌收缩力减低，心排血量减少。药物抑制血管运动中枢，导致容量血管扩张、有效血容量减少，回心血量进一步降低，使血压下降，最终导致循环衰竭。

（4）体温调节中枢抑制作用：可抑制丘脑体温调节中枢使体温下降。

（5）胃肠道的抑制作用：巴比妥类药物中毒后胃肠道张力及运动降低。病人昏迷及肠鸣音消失可认为是严重中毒。

2. 非巴比妥类药物中毒机制 可能是抑制脑干网状结构和大脑边缘系统，过量服用后可导致病人昏迷，经静脉注射有明显的呼吸及心血管抑制作用。

（二）临床表现

1. 中枢神经系统抑制 轻度中毒出现头痛、头晕、乏力、动作不协调、语言含糊不清、视物模糊、皮肤湿冷、嗜睡等；重度中毒时出现昏睡、昏迷，角膜反射、瞳孔反射、咽喉反射消失。

2. 呼吸抑制 胸闷，呼吸浅、慢，潮气量减少，甚至呼吸停止。

3. 循环抑制 脉搏增快、血压下降，皮肤黏膜苍白或发绀，可出现室性期前收缩、房室传导阻滞，严重者出现心搏骤停。

4. 实验室检查 胃内容物、血液及尿液中药物浓度测定对诊断有参考价值，可做巴比妥类和地西泮类药物的定性和定量检测。

（三）救护措施

1. 防止毒物的进一步吸收

（1）洗胃：对于口服中毒者，立即用温开水或1∶5000高锰酸钾溶液洗胃。对于服药量大者，超过6h仍需洗胃，尽量排出毒物，减少进一步的吸收。

（2）活性炭及泻剂的应用：首先使用活性炭50~100g，用2倍水制成悬浮液口服或胃管内注入。应用活性炭治疗同时要给予盐类泻剂，防止便秘，常用硫酸钠250mg/kg。

2. 加速已吸取药物的清除 遵医嘱使用利尿剂、碱化尿液、透析、血液灌流等方法促进已吸收毒物的清除。

3. 呼吸支持 呼吸抑制是此类中毒的主要死亡原因，应密切观察病人呼吸变化，如出现呼吸变浅、不规则，应将病人安置于仰卧位，头偏向一侧，或安置成侧卧位，以保持呼吸道通畅，给予持续吸氧。如病人有大量呕吐物或痰液时要及时吸出，必要时行气管插管或气管切开使用呼吸机辅助呼吸。

4. 使用中枢兴奋剂 纳洛酮、贝美格等中枢兴奋剂可拮抗镇静催眠药的中枢抑制作用，兴奋呼吸循环中枢，促进病人清醒。

5. 对症处理 对血压下降者加快补液速度，必要时使用升压药；抽搐者给予脱水剂。

（四）健康教育

对于误服和滥用者，应帮助病人分析失眠原因，向病人讲解长期服用此类药物的危害，指导病人安全用药；对于蓄意服毒者要积极开导，帮助病人树立生活的信心，使其走出自杀的阴影，并在住院期间做好必要的防护，以防再度自杀。

四、酒精中毒救护

案例导入

病人，男，23岁，聚餐后反复呕吐、昏迷20min入院。体检：神志不清，面色苍白，皮肤湿冷，躁动，呼吸急促，呼出气体有浓酒味，P 130次/min，律齐，R 24次/min，BP 100/66mmHg，肺部无啰音。

问题:①该病人最可能发生什么中毒?②中毒特征有哪些?③如何进行急救处理?

酒精(乙醇)中毒俗称醉酒,系由一次性饮入过量的酒精或酒类饮料引起的中枢神经系统由兴奋转为抑制的过程。临床上将其分为急性中毒和慢性中毒两种,前者可在短时间内给病人带来较大伤害,甚至可以直接或间接导致死亡。后者给病人带来的是累积性伤害,如酒精依赖、精神障碍、酒精性肝硬化及诱发某些癌症(口腔癌、舌癌、食管癌、肝癌)等。近年来,随着生活条件的不断提高,其发病率不断增高。

(一)病因及中毒机制

酒精中毒大多数由过量饮酒造成,摄入的酒精80%由十二指肠和空肠吸收,其余由胃吸收,吸收后迅速分布至全身各组织。饮酒后5min血中就可出现乙醇,1h左右血液中乙醇浓度达到高峰,在肝脏的作用下,乙醇氧化分解代谢,部分乙醇随着呼出的气体、排泄出的尿液排出体外,数小时后可以全部排出。

酒精中毒主要影响中枢神经系统,早期少量的乙醇刺激中枢,使其兴奋性增高,大量的乙醇对中枢系统全面抑制,呼吸循环中枢的严重抑制导致呼吸循环衰竭而致死。高浓度的乙醇对胃肠黏膜有很强的刺激性,可引起黏膜糜烂,广泛出血。

(二)临床表现

根据乙醇对中枢系统影响,典型的临床表现大致可分为3期。

1. 兴奋期　血中乙醇含量在40~100mg/dl,病人出现不同程度的眼结膜充血、颜面潮红、轻度眩晕、兴奋健谈、情感丰富、自我节制力下降、情绪不稳,也有安静入睡者。

2. 共济失调期　血中乙醇含量在100~200mg/dl,多数病人口齿不清、语无伦次、步态蹒跚、动作笨拙、反应迟钝、意识模糊。

3. 昏睡、昏迷期　血中乙醇含量在200~400mg/dl,病人脸色苍白、皮肤湿冷、口唇发绀、处于昏睡状态难以叫醒、血压下降、呼吸缓慢、瞳孔散大,严重者可进入休克状态、大小便失禁、抽搐、昏迷。当血中乙醇含量达400mg/dl以上,可抑制延髓生命中枢,最终因呼吸、心搏停止而死亡。

辅助检查:血清乙醇浓度测定是判定酒精中毒的重要依据,长期酗酒的病人还会出现不同程度的肝功损害。

(三)救护措施

1. 保持呼吸道通畅　安置病人于去枕平卧位,头偏向一侧,以防呕吐物误吸;对于呼吸抑制者,给予呼吸兴奋剂,必要时行气管插管或呼吸机辅助呼吸。

2. 清除未吸收的酒精　如病人饮酒时间未超过2h,可用催吐或洗胃的方法清除胃肠道内未吸收的酒精。

3. 兴奋呼吸、催醒　纳洛酮是阿片受体拮抗剂,对于昏迷和呼吸抑制的病人有兴奋呼吸和催醒作用。对于轻度中毒(兴奋期和共济失调期)者,可给予0.4~0.8mg纳洛酮肌内注射或加入10%葡萄糖溶液40ml稀释后静脉注射;对于重度中毒(昏睡、昏迷期)者,给予0.4~0.8mg纳洛酮加入10%葡萄糖溶液40ml静脉注射,对于1h后症状无改善者,可重复给予0.4mg。

4. 镇静　对于躁狂者,可给予氯丙嗪25mg肌内注射,或地西泮10mg稀释后缓慢注射。这些药物能与酒精起协同作用,对中枢神经系统产生抑制作用,使用时要特别注意。

5. 对症处理　轻度急性酒精中毒者不需要特殊处理,卧床休息,保暖,数小时后可自行恢复;严重者常出现酸中毒、低血糖、低血压,应给予50%葡萄糖溶液100ml静脉滴注,胰岛素8~12U皮下注射,维生素B_1 100mg肌内注射,以加速酒精氧化,采用此方法时应加强血钾监测,以防低钾血症出现;给予病人高蛋白、高维生素饮食。

6. 加强监护 对于严重酒精中毒病人,应有专人陪护,防止出现意外损伤,如出现严重并发症,应及时报告医师。

五、一氧化碳中毒救护

案例导入

病人,男,35岁,火灾中昏迷30min入院。体检:P 126次/min,心律齐,BP 110/76mmHg。神志不清,面色潮红,口唇樱红,呼吸急促,两侧瞳孔4mm,等大等圆,对光反射迟钝。两肺无明显湿啰音。

问题:①火灾中最易发生什么中毒? ②这类中毒严重后果者的临床特征有哪些? ③如何进行急救处理?

一氧化碳是一种无色、无味、无刺激性的窒息性气体。在生产和日常生活中,由于不注意煤气管道的密闭和环境的通风或含碳物质燃烧不完全都会产生CO。

(一)病因及中毒机制

1. 病因 环境通风不良或防护不当可使空气中CO浓度超过允许范围,是发生中毒的先决条件。人体吸入的空气中CO含量超过0.01%时,即有急性中毒的危险,空气中CO浓度达12.5%时,有爆炸的危险。

(1)生活性中毒:家用煤炉产生的气体中CO浓度高达6%~30%,若室内门窗紧闭,火炉无烟囱或烟囱堵塞、漏气、倒风,在通风不良的浴室内使用燃气热水器,在CO浓度较高的失火现场等都可发生CO中毒。使用的液化气、天然气泄漏也是常见原因。

(2)职业性中毒:常为意外事故,多发生集体中毒。工业上,高炉煤气和煤气发生炉中CO浓度达到30%~35%,水煤气中可达30%~40%。在炼钢、炼焦、烧窑等工业生产中,煤炉关闭不严,管道泄漏及煤矿瓦斯爆炸等都可产生大量CO于环境中。

2. 中毒机制 CO中毒主要引起组织缺氧。经呼吸道吸入肺内的CO,有85%迅速与血红蛋白(Hb)结合形成碳氧血红蛋白(COHb)。CO与Hb的亲和力比氧与Hb的亲和力大200余倍。COHb不能携带氧,且不易解离,其解离比氧合血红蛋白慢3600倍。COHb的存在还使血红蛋白氧解离曲线左移,血氧不易释放给组织而造成组织缺氧。CO还可与肌红蛋白结合,影响氧从毛细血管弥散到细胞内,同时CO还与细胞色素氧化酶结合,抑制其活性,影响细胞呼吸和氧化过程,阻碍对氧的利用。脑和心肌对缺氧最敏感,CO中毒时首先出现脑和心肌缺氧表现,脑内小血管迅速麻痹、扩张,进而发生脑水肿、脑血栓形成、脑皮质和基底核局灶性缺血坏死以及广泛的脱髓鞘病变。严重中毒可出现严重的脑水肿、肺水肿、心肌损害,并可因缺氧窒息造成死亡。

(二)临床表现

1. 轻度中毒 表现为头疼、头晕、耳鸣、眼花、四肢无力、恶心、呕吐、心悸以及感觉迟钝、表情淡漠、嗜睡、意识模糊等症状。如能及时脱离有毒环境,吸入新鲜空气,症状可较快消失。

2. 中度中毒 除以上症状加重外,常出现浅昏迷,瞳孔对光反应和角膜反射迟钝,腱反射迟钝，呼吸和脉搏增快、皮肤多汗。颜面潮红、口唇呈樱桃红色。经积极治疗后很快清醒，数日可康复，一般无明显并发症及后遗症。

3. 重度中毒 病人迅速陷入深昏迷，各种反射消失、呼吸困难、脉搏微弱、血压下降、四肢厥冷、大小便失禁。常并发脑水肿、肺水肿、中枢性高热、肺炎、心肌损害及心律失常，部分病人背部和肢体受压处出现水疱和红肿，最后可因呼吸循环衰竭而死亡。抢救后存活者常留有去大脑皮质状态、帕金森病、瘫痪等神经系统后遗症。

4. 实验室及辅助检查

（1）血液碳氧血红蛋白测定：轻度中毒时为10%~20%，中度中毒时为30%~40%，重度中毒时在50%以上。

（2）心电图检查：重度中毒病人可因心肌缺氧性损害出现ST段及T波改变、心律失常。

（3）脑电图检查：中、重度中毒病人可见低幅波增多，与缺氧性脑损害进展相平行。

（4）头部CT检查：可见脑部有病理性密度减低区。

（三）救护措施

1. 及时纠正脑组织缺氧，促进细胞代谢

（1）立即将病人转移至通风良好处，取平卧位，松解衣服，呼吸新鲜空气，促进一氧化碳排出，但需注意保暖。

（2）评估病人一氧化碳中毒程度，纠正缺氧。对于轻、中度病人，可采用面罩或鼻导管高流量吸氧（5~10L/min）；对于严重中毒病人，应尽快采用高压氧治疗。清醒后可给予间歇吸氧。氧疗过程中注意随时清除口鼻腔及气道分泌物、呕吐物、保持呼吸道通畅，以提高氧疗效果，头偏向一侧，防止发生窒息。

（3）观察呼吸的频率、节律、幅度，若发现病人呼吸不规则、浅表呼吸或呼吸困难，应立即报告医师并做好气管插管、器官切开及使用呼吸机辅助呼吸的准备工作。呼吸停止时，应及早进行人工呼吸，或用自动人工呼吸器维持呼吸。对于危重病人，可考虑换血疗法。

（4）配合治疗：遵医嘱给予促进脑细胞功能恢复的药物。如：三磷腺苷、细胞色素C、辅酶A、大剂量维生素C、葡萄糖等。

2. 降低颅内压，消除脑水肿

（1）严重一氧化碳中毒后24~48h为脑水肿发展的高峰并可持续数日。因此，病人应绝对卧床休息，保持病室安静、清洁，床头宜抬高15°~30°。

（2）严密观察病人有无喷射性呕吐、头痛等脑水肿征象，每小时测生命体征1次，并记录，严测并记录24h液体出入量。观察病人的神志、意识、瞳孔的变化，一旦发现瞳孔不等大、呼吸不规则、抽搐等，可能为脑疝的早期表现，及时报告医师，协助抢救。

（3）对于高热者，采用物理降温，头部戴冰帽，体表放置冰袋，使体温保持在32℃左右，头部置冰袋可增加脑组织对缺氧的耐受性并降低颅内压。

（4）配合治疗：严重中毒后，脑水肿可在24~48h发展到高峰。遵医嘱给予200g/L甘露醇快速静脉滴注，待2~3d后颅内压增高现象好转，可减量。也可注射呋塞米或其他镇静剂如地西泮、水合氯醛等控制。以免耗氧过多而加重脑水肿。在进行脱水疗法期间应注意水和电解质平衡，适当补充钾盐。

3. 保持皮肤黏膜完整性

（1）对皮肤出现水疱和水肿的病人，应及时评估受损部位、范围和程度，对病人家属做好解释工作。该处皮肤应避免搔抓，并将肢体抬高，内衣要柔软、宽大等。

(2) 皮肤局部水疱可用无菌注射器将水疱内液体抽出,消毒后用无菌敷料包扎,定期换药,严格执行无菌操作,防止感染。

(3) 对于昏迷病人,应定时翻身,四肢皮肤易损或受压部位要铺以棉垫或气垫,以预防压疮。对于意识障碍病人,忌用热水袋取暖,以防皮肤烫伤。

4. 预防并发症

(1) 对昏迷病人,宜取平卧位,头偏向一侧,以防误吸呕吐物引起吸入性肺炎。注意保暖,预防继发感染。注意鼻饲营养。病人如出现呼吸困难加重,咳多量白色或粉红色泡沫痰,两肺布满干湿性啰音,应考虑中毒性肺水肿,应立即高压给氧并协助医生进行抢救。

(2) 对于有心肌损害或心律失常病人,应给予心电监护,发现严重心律失常征兆应及时报告医师给予紧急处理。

(3) 对于严重中毒病人,清醒后仍应继续高氧治疗,并绝对卧床休息,密切监护 2~3 周,直至脑电图恢复正常为止,积极预防迟发性脑病。

5. 心理护理 对意识清醒者,应做好心理护理,表现出高度的同情心,安慰病人安心治疗,增强康复信心,积极配合治疗和功能锻炼。

6. 健康指导

(1) 急性一氧化碳中毒预防最重要,应大力加强中毒防护措施的宣传,介绍一氧化碳中毒的基本知识和防护措施。

(2) 寒冷季节室内使用煤炉、煤气灶或煤气热水器要安装烟筒或排气扇,并定期开窗通风,保持空气流通。装有煤气管道的房间不能做卧室。切勿将煤气热水器装在浴室内。

(3) 有可能接触一氧化碳的人如出现头晕、头疼、应立即离开所在环境,吸入新鲜空气,严重者须及时就医治疗。

(4) 出院时若留有后遗症,应鼓励病人继续治疗,如有自理丧失或低下时,应嘱其家属细心照料,加强对病人进行语言训练和肢体功能锻炼。

六、毒品中毒的救护

案例导入

病人,男,38 岁,因昏迷 2h 急诊入院。查体:神志不清,昏迷,腹壁反射消失,四肢腱反射未引出,R 5~7 次 /min,BP 10.0/6.0kPa,双侧瞳孔针尖样大小,口吐白沫,唇颊青紫,皮肤湿冷,两肺可闻及湿啰音,双上肢沿静脉走行满布注射痕迹。向家属询问病史,吸食海洛因 2 年,近 1 年开始静脉注射海洛因,用量 1g/d,4 次 /d,就诊前 2h 在住所一次静脉注射约 0.5g,家人发现时已呼之不应。

根据《中华人民共和国刑法》第 357 条规定,毒品是指鸦片、海洛因、甲基苯丙胺(冰毒)、吗啡、大麻、可卡因,以及国家规定管制的其他能够使人形成瘾癖的麻醉药品和精神药品。短时间内滥用、误用、故意使用大量毒品超过个体耐受量而产生相应临床表现时称为急性毒品中毒(acute narcotics intoxication)。急性毒品中毒者常死于呼吸、循环衰竭。吸食的毒品主要有大麻、苯丙胺类、海洛因、可卡因和氯胺酮等。我国吸毒者吸食的主要毒品是海洛因和苯丙胺类毒品。根据国际禁毒署的报告,毒品问题将成为“21 世纪的主要敌人”。目前我国已是毒品过境与消费并存的毒品受害国。吸毒除损害身体健康外,还给公共卫生、社会、经济和政治带来严重危害。目前毒品中毒已成为许多国家继心、脑血管疾病和恶性肿瘤后的重要致死原因。

（一）病因及中毒机制

绝大多数毒品中毒为过量滥用所致，方式为口服、吸入、注射等。不同性质的毒品进入人体出现中毒的机制不同。如吗啡进入体内后在肝主要与葡萄糖醛酸结合或脱羧基形成去甲基吗啡；海洛因较吗啡脂溶性强，易通过血 - 脑脊液屏障，在脑内分解为吗啡起作用；苯丙胺能促进脑内儿茶酚胺递质（多巴胺和去甲肾上腺素）释放，减少抑制性神经递质 5- 羟色胺的含量，产生神经兴奋和欣快感。

（二）临床表现

临床表现与剂量和个体耐受性有关。

1. 症状

（1）阿片类中毒：典型阿片类中毒“三联症”表现为针尖样瞳孔、呼吸抑制和昏迷。中毒初始有欣快感和兴奋表现，继之心慌、头晕、出汗、面色苍白、口渴、恶心、呕吐、便秘、谵妄；后期针尖样瞳孔，对光反射消失；呼吸减慢或停止；脉搏细弱、血压下降、心动过缓、室性心律失常、休克及肺水肿，海洛因、美沙酮过量或中毒也可出现非心源性肺水肿。重者昏迷或癫痫发作、呼吸抑制、惊厥、牙关紧闭、角弓反张，最后死于呼吸、循环衰竭。

（2）吗啡中毒：典型表现为瞳孔缩小或针尖样瞳孔、呼吸抑制和昏迷、发绀、血压下降。

（3）海洛因中毒：除具有吗啡中毒三联症外，还有呼吸浅快、严重的心律失常、非心源性肺水肿。

（4）哌替啶中毒：哌替啶中毒时心动过速、瞳孔散大、血压下降、谵妄、抽搐、呼吸抑制、昏迷。

2. 戒断综合征 阿片类戒断后出现中枢神经系统兴奋性增强、瞳孔扩大、血压升高、发热、出汗、畏食、恶心、呕吐、腹泻、肌痛、震颤、肌肉抽搐，有时类似典型流感表现。药物剂量增加和成瘾时间越长则戒断症状越严重。海洛因成瘾者停用药 4~6h 后出现戒断症状，37~72h 达高峰，早期表现为静息呼吸频率加快（大于 16 次 /min）、打哈欠、流泪和流涕，上述症状 5~8d 消失。服用美沙酮病人戒断症状较轻，出现较迟。

3. 并发症

（1）营养不良：居吸毒并发症的首位。长时间吸毒可引发呕吐、食欲减退、体重下降，后期可骨瘦如柴。

（2）静脉炎：多因静脉注射毒品所致，表现为病变区域内出现条状或网状物，红肿、压痛，有时可以在全身几个部位同时发现。

（3）吸入性肺炎：多因长期吸食掺入了滑石粉、咖啡因、淀粉等粉状杂物的毒品所致，表现为呼吸困难、咳嗽、咯血、进行性气短等。

（4）人格障碍：因毒品的作用及吸毒后生活方式的改变，吸毒者多有人格改变和精神症状，如自私、冷漠、社会公德意识差，甚至出现幻觉冲动，发生攻击行为、自残、伤人或自杀。

（5）艾滋病：多数因滥用注射器导致，表现为反复出现的低热，伴有寒战、消瘦、乏力、体重下降、极度嗜睡、日常工作不能自理、周围淋巴结肿大等。

4. 心理 - 社会状况 病人极度紧张，有恐惧、焦虑、抑郁、依赖心理，其感情脆弱、自我意识强，对人际关系敏感，甚至有攻击行为发生。

5. 辅助检查

（1）毒物检测：留取胃内容物、呕吐物或尿液、血液进行毒物定性检查，有条件时测定血药浓度有助于诊断。

（2）动脉血气分析：严重麻醉药类中毒者表现为低氧血症和呼吸性酸中毒。

（3）脑电图：成瘾者多有脑电图异常，表现为 α 波频率减慢、波幅增高、慢波数量增多、阵发性 θ 节律等。

（三）救护措施

1. 防止毒物进一步吸收

（1）催吐：对于神志清楚者，禁用阿朴吗啡催吐，以防加重毒性。

（2）洗胃、导泻：对于口服中毒者，胃排空延迟，不应常规洗胃。摄入致命剂量毒品时，1h 内洗胃，先用 0.02%~0.05% 高锰酸钾溶液洗胃，后用 50% 硫酸镁导泻。

（3）活性炭吸附：应用活性炭混悬液吸附未吸收的毒物。丙氧芬过量或中毒时，由于进入肠肝循环，多次给予活性炭疗效较好。

2. 保持呼吸道通畅 病人仰卧，头偏一侧，及时清理呼吸道分泌物。对于呼吸困难者，应持续给氧。

3. 使用解毒剂 使用解毒剂须遵医嘱，如纳洛酮、烯丙吗啡均可拮抗阿片受体，应注意观察药物反应。

4. 体位 对于意识障碍者，取仰卧位，头偏向一侧；对于精神亢奋的病人，需特别进行保护和适当约束，防止伤害他人或自己。

5. 病情观察 严密观察意识、瞳孔、情绪及生命体征变化。如阿片类中毒后瞳孔明显缩小，呈针尖样；苯丙胺类毒品中毒后瞳孔明显散大；亚甲二氧甲基苯丙胺中毒后有头颈摇摆不停等。注意病人表情、姿势、眼神、语言和语调等变化，以便正确判断其心理动向，避免某些恶性事件的发生。

6. 对症护理 保持呼吸道通畅，清理呼吸道分泌物，给予氧气吸入；注意保暖；对于休克及脱水者，应注意水电解质及出入量平衡；对于出现肺水肿、脑水肿者，予以脱水、利尿治疗；对于兴奋激动、行为紊乱者，可使用镇静剂；对于躁动者，给予保护性措施防止坠床；对于昏迷者，按昏迷病人常规护理。

7. 心理护理 加强心理疏导，关爱病人，主动与病人聊天、谈心，耐心解答他们的问题，在闲聊中传授有关吸毒的危害等知识，帮助吸毒者建立戒除毒品和重新生活的勇气与信心，使其积极地配合治疗。

（四）健康教育

1. 加强宣传毒品的危害，加强宣传力度，使公民认识到毒品带给人们生活和社会的危害，坚决打击贩卖阿片类药物的犯罪活动，防止误食和滥用。

2. 加强心理疏导，倡导人们面对毒品诱惑时不为所动，要热爱生活、珍惜生命、远离毒品、回避毒友。

3. 加强戒毒宣教，告知人们识别的方法、种类、中毒的途径、中毒后的表现、戒毒方面的方法及目前国家关于毒品管理、毒品犯罪的有关法律法规，提高对毒品中毒的认识，减少毒品犯罪。对中毒者进行戒毒教育，指导病人开展有益身心健康的活动，营造健康的生活环境。

4. 加强药品管理，由专人负责加锁保管。严格控制麻醉镇痛剂的使用，掌握用药剂量及持续时间，切勿滥用本类药品。晚期癌症病人用药必须按处方内容逐一登记，并将病人住址及症状做简要记录。

七、急性食物中毒病人

(一)评估食物中毒的原因和临床表现

1. 原因 食物中毒是指病人所进食物被细菌或细菌毒素污染,或食物含有毒素而引起的急性中毒性疾病,通常都是在不知情的情况下发生食物中毒。常见的食物中毒,按照致病物的不同可分为以下4类。

(1)细菌性食物中毒:食物被致病性微生物污染后,在适宜的温度、湿度和营养条件下大量繁殖。人吃了这种含有大量细菌及其毒素的食物,就可以发生食物中毒。

(2)化学性食物中毒:食物经有毒的化学物质污染后被人食用而引起的中毒。

(3)动植物性食物中毒:一些动物、植物本身含有某种天然有毒成分,或由于贮存条件不当,形成某种有毒物质,被人食用后造成中毒,如发芽土豆、鲜黄花菜、河豚鱼中毒等。

(4)真菌性食物中毒:某些食物存放时发生霉变,人食入这类含有大量真菌毒素的食物而中毒,如霉变甘蔗、红薯等中毒。

2. 临床表现 根据病因不同可有不同的临床表现。

(1)细菌性感染型中毒:有发热,急性胃肠道症状明显,潜伏期较长些。

(2)细菌性毒素型中毒:发热不明显(或伴低热),多以恶心、呕吐为重,潜伏期较细菌感染型短。

(3)肉毒毒素中毒:有典型的神经系统(肌肉麻痹)症状。

(4)食用天然有毒物质中毒和化学性食物中毒:潜伏期更短些,剧烈呕吐,不发热,病死率高(毒蘑菇中毒等)。

(5)金属中毒:上消化道有烧灼感,米汤汁泔水样便。

(6)亚硝酸盐中毒:出现发绀、缺氧的典型体征。

3. 实验室检查

(1)细菌培养:应取可疑食物、呕吐物和粪便做细菌培养。

(2)细菌学、血清学实验:根据不同病因做相应的细菌学、血清学检查。

(3)血培养:对重症病人进行血培养。留取早期及病后2周的双份血清与培养分离所得可疑细菌进行血清凝集试验,双份血清凝集效价递增者有诊断价值。可疑时,尤其是怀疑细菌毒素中毒者,可做动物试验,以检测细菌毒素的存在。

(二)急诊救护

1. 对食物仍在胃肠道尚未吸收者,予以大量饮水、催吐、洗胃、导泻。

2. 快速建立静脉通道,促进已吸收毒物的排泄,遵医嘱予以利尿对症补液治疗。

3. 遵医嘱及时采集标本送检,防止发生水电解质紊乱。

4. 加强饮食管理。对于病情轻者,给予清淡流质饮食,鼓励口服补液;呕吐剧烈者应暂禁食。

5. 对于重症病人,给予吸氧并绝对卧床休息。

八、强酸、强碱类药物中毒

(一)强酸中毒及其表现

急性强酸类中毒是指硫酸、盐酸、硝酸等经呼吸道、皮肤或消化道进入人体,引起局部烧伤及全身中毒。

1. 中毒表现 可出现呛咳、胸闷、流泪、呼吸困难、发绀、咯血性泡沫痰、肺水肿、喉头痉挛或水肿、休克、昏迷等;皮肤及眼烧伤部位呈灰白、黄褐或棕黑色,周围皮肤发红,界限分明,局部剧痛,面积大者可发生休克;眼烧伤可见角膜混浊,甚至穿孔,以致完全失明。

2. 由消化道进入性中毒 可见口唇、口腔、咽部、舌烧伤,有口腔、咽部、胸骨后及腹上区剧烈灼痛,并有恶心、呕吐,呕吐物为大量褐色物及食管、胃黏膜碎片,还可出现胃穿孔、腹膜炎、喉头痉挛或水肿。

3. 强酸类中毒还可出现头痛、头晕、恶心、乏力等,重者烦躁不安、惊厥、昏迷以及肺水肿、肝肾损害等。

(二)强碱中毒及其表现

急性强碱类中毒是指氢氧化钠、氢氧化钾、氧化钾、碳酸氢钾等经皮肤或消化道进入人体,引起局部烧伤及全身中毒。

1. 中毒表现

(1)皮肤烧伤:可见皮肤充血、水肿、糜烂,开始为白色,后变为红色或棕色,并形成溃疡,局部伴有剧痛。

(2)眼烧伤:可引起严重的角膜损伤,以致失明。

(3)消化道烧伤:可出现口唇、口腔、咽部、舌、食管、胃肠烧伤。

2. 烧伤部位剧痛,伴有恶心、呕吐,呕吐物为褐红色黏液状物,并有腹痛、腹泻、血样便、口渴、脱水等症状。重者可发生消化道穿孔,出现休克,还可发生急性肾衰竭及碱中毒等。

(三)急救护理措施

1. 立即将中毒者转移至空气新鲜流通处,并注意抢救者的自我保护,如戴口罩、手套、穿靴子或戴脚套等。

2. 对于强酸所致的皮肤及眼烧伤,要立即用大量清水彻底冲洗创面及眼内至少 20min。待脱去污染的衣服后,再用清水或 40% 碳酸氢钠冲洗,以中和与湿敷。

3. 在彻底清洗皮肤后,烧伤创面可用无菌或洁净的三角巾、床单、被罩、衣服等包扎。眼内彻底冲洗后,可应用氢化可的松或氯霉素眼药膏或眼药水点眼,并包扎双眼。

4. 对于强碱所致皮肤及眼烧伤,立即用大量清水彻底冲洗创面及眼内,直到皂样物质消失为止。皮肤创面彻底冲洗后,可用食醋或 2% 醋酸冲洗或湿敷,然后包扎。眼内彻底冲洗后(禁用酸性液体冲洗),可应用氯霉素等抗生素眼药膏或眼药水,然后包扎双眼。

5. 对于强酸所致的消化道烧伤,应立即口服牛奶、蛋清、豆浆、食用植物油等,每次 200ml;亦可口服 2.5% 氧化镁溶液或氢氧化铝凝胶 100ml,以保护胃黏膜。严禁催吐或洗胃,以免消化道穿孔;严禁口服碳酸氢钠,以免因产生二氧化碳而导致消化道穿孔。

6. 对于强碱所致消化道烧伤,应立即口服食醋、柠檬汁、1% 醋酸等,亦可口服牛奶、蛋清、食用植物油等,每次 200ml,以保护胃黏膜。严禁催吐或洗胃,以免发生消化道穿孔。

(四)护理要点

首先要查明究竟是误服强酸还是强碱。假如误服的是强酸,可以口服 3%~4% 的氢氧化铝凝胶 60ml 或 0.17% 的氢氧化钙 200ml。若一时找不到上述药物,可服生鸡蛋清或牛奶 60ml 或植物油 100ml,以保护食管及胃黏膜。禁止催吐、洗胃,禁服硫酸氢钠液。若误服的是强碱,则应立即口服稀释的米醋或 2% 的醋酸,或柠檬汁(碳酸盐中毒时禁用)。随后也可生服鸡蛋清或牛奶及植物油,用量同前,催吐及洗胃也属禁忌。随即送医院。

九、洗胃术

洗胃是将胃管插入病人胃内，反复注入和吸出一定量的溶液，以冲洗并排除胃内容物，减轻或避免吸收中毒的胃灌洗方法。常用方法：口服催吐法、胃管（漏斗灌注）法、电动吸引器洗胃、全自动洗胃机洗胃。

（一）适应证

1. 清除胃内各种毒物。

2. 治疗完全或不完全性幽门梗阻。

3. 急、慢性胃扩张。

（二）禁忌证

1. 腐蚀性胃炎（服入强酸或强碱）。

2. 食管或胃底静脉曲张。

3. 食管或贲门狭窄或梗阻。

4. 严重心肺疾患。

（三）操作前的准备

1. 详细询问现病史，全面复习病历，认真确定适应证，特别要注意有无消化道溃疡、食管阻塞、食管静脉曲张、胃癌等病史。

2. 器械准备　治疗盘内备漏斗洗胃管、镊子、纱布（用无菌巾包裹）、橡胶围裙、液状石蜡、棉签、弯盘、大水罐或量容器内盛洗胃液、压舌板、开口器、治疗巾、输液架，以及盛水桶2只。使用电动洗胃机洗胃时，应检查机器各管道衔接是否正确牢固、运转是否正常，以及电源是否已接地线。

3. 洗胃后如需灌入药物应做好准备。

（四）操作方法

1. 口服催吐法　用于服毒量少的清醒合作者。

体位：协助病人取坐位。

准备：围好围裙，取下义齿，置污物桶于病人坐位前或床旁。

自饮灌洗液：指导病人每次饮液量为300~500ml。

催吐：自呕和（或）压舌板刺激舌根催吐。

结果：反复自饮—催吐，直至吐出的灌洗液澄清无味。表示毒物已基本干净。

2. 胃管洗胃（漏斗灌注）法

体位：取左侧卧位（左侧卧位可减慢胃排空，延缓毒物进入十二指肠的速度）；对于昏迷病人，可取平卧位，头偏向一侧并用压舌板、开口器撑开口腔，置牙垫于上、下磨牙之间，如有舌后坠，可用舌钳将舌拉出。置盛水桶于头下，置弯盘于病人口角处（图2-3-1）。

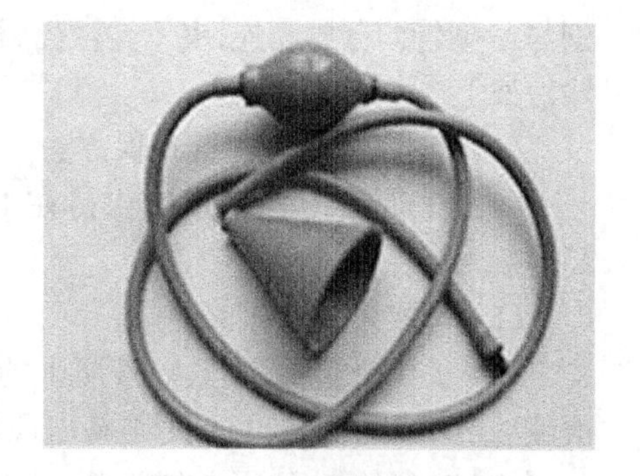

图2-3-1　胃管

（1）插洗胃管：用液状石蜡润滑胃管前端，润滑插入长度的1/3；由口腔插入55~60cm，插入长度为前额发际至剑突的距离；（动作轻、稳、准、尽量减少对病人的刺激与不适）。

（2）检测胃管的位置：通过三种检测方法确定胃管确实在胃内。

（3）固定胃管：用胶布固定。

（4）灌洗

1）置漏斗低于胃部水平位置，挤压橡胶球，抽尽胃内容物；（利用挤压橡胶球所形成的负压作用，抽出胃内容物；留取第一次标本送检）。

2）举漏斗高过头部30~50cm，将洗胃液缓慢倒入漏斗内300~500ml，当漏斗内尚余少量溶液时，速将漏斗降低至胃部位置以下，并倒向污水桶内（利用虹吸原理）。

3）如此反复灌洗，直至洗出液澄清无味为止。

注意：一次灌入量过多则胃容积增大，胃内压明显大于十二指肠内压，促使胃内容物进入十二指肠，加速毒物吸收，同时灌入量过多也可引起液体反流，导致呛咳、误吸或窒息；灌入量过少则洗胃液无法与胃内容物充分混合，不利于彻底洗胃，延长洗胃时间。

3. 电动吸引器洗胃 特点为快、准、省力、彻底（图2-3-2）。

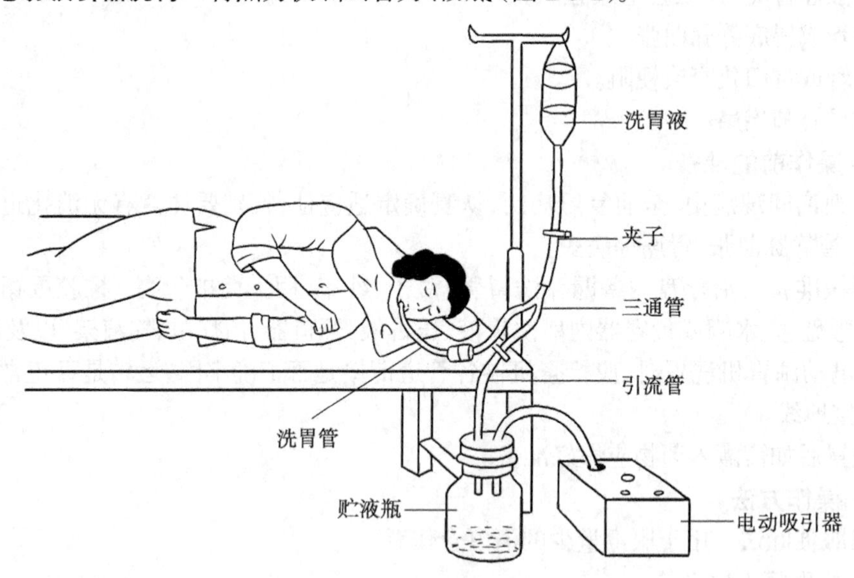

图2-3-2 电动吸引器洗胃法

（1）接通电源，检查吸引器功能。

（2）安装灌洗装置：输液管与Y型管主管相连，洗胃管末端及吸引器贮液瓶的引流管分别与Y型管两分支相连，夹紧输液器，检查各连接处有无漏气，将灌洗液倒入输液瓶内，挂于输液架上。

（3）插管，同漏斗胃管洗胃方法。

（4）开动吸引器，负压宜保持在13.3kPa左右，吸出胃内容物（避免压力过高而引起胃黏膜损伤）。

（5）留取第一次标本送检。

（6）关闭吸引器，夹紧贮液瓶上的引流管，开放输液管，使溶液流入胃内300~500ml（一次灌洗量不得超过500ml，否则易出现危险）。

（7）夹紧输液管，开放贮液瓶上的引流管，开动吸引器，吸出灌入的液体。

（8）反复灌洗，直至洗出液澄清无味为止。

4. 全自动洗胃机洗胃

（1）操作前检查：通电，检查机器功能完好，并连接各种管道，将3根橡胶管分别与机器的药管(进液管)、胃管、污水管(出液管)相连。

(2)插胃管。

(3)准备洗胃液,将胃管与病人连接,将已配好的洗胃液倒入水桶内,药管的另一端放入洗胃液桶内,污水管的另一端放入空水桶内,胃管的另一端与已插好的病人胃管相连,调节药量流速(药管管口必须始终浸没在洗胃液的液面下)。

(4)按"手吸"键,吸出胃内容物,吸出物送检,再按"自动"键,机器即开始对胃进行自动冲洗。

(5)自动洗胃,直至洗出液澄清、无味为止。

(6)观察:洗胃过程中,随时注意洗出液的性质、颜色、气味、量及病人面色、脉搏、呼吸和血压的变化。

(7)拔管:洗毕、反折胃管、拔出。

(8)整理:协助病人漱口、洗脸、帮助病人取舒适卧位,整理床单位、清理用物。

(9)清洁:自动洗胃机三管同时放入清水中,按"清洗"键,清洗各管腔后,将各管同时取出,待机器内水完全排尽后,按"停机"键关机。

(10)记录:灌洗液名称、量,洗出液的颜色、气味、性质、量、病人的反应。

注意:对幽门梗阻病人洗胃,可在饭后4~6h或空腹进行,记录胃内潴留量,便于了解梗阻程度;胃内潴留量=洗出量-灌入量。

十、洗胃术操作评分标准

项目	评分细则
目的10%	1. 通过实施洗胃抢救中毒病人,清除胃内容物,减少毒物吸收,利用不同的灌洗液中和解毒 2. 减轻胃黏膜水肿,预防感染
评估10%	(1)了解病人病情,安抚病人,取得病人合作 (2)对中毒病人,了解病人服用毒物的名称、剂量及时间等 (3)评估病人口鼻腔皮肤及黏膜有无损伤、炎症或者其他情况
操作60%	(1)口服洗胃法:病人取坐位,取下病人活动性义齿,将一次性围裙围至病人胸前,水桶放于病人面前;用压舌板刺激病人咽后壁或者舌根诱发呕吐,遵医嘱留取毒物标本送检;协助病人每次饮洗胃液300~500ml,用压舌板刺激病人咽后壁或者舌根诱发呕吐,如此反复进行,直至洗出液水清、嗅之无味为止 (2)自动洗胃机洗胃法:连接洗胃机并打开电源;病人取左侧卧位,昏迷者取去枕平卧位,头偏向一侧;取下病人活动性义齿,取一次性围裙围于胸前,置弯盘及纱布于口角旁;润滑胃管,据病人情况选择胃管插入的深度;确定胃管在胃内后,遵医嘱留取毒物标本送检;连接洗胃机管道,调节参数,每次注入洗胃液300~500ml;洗胃过程中,密切观察病人病情、生命体征变化及洗胃情况,观察洗胃液出入量的平衡、洗出液的颜色、气味
注意事项20%	1. 插管时动作要轻快,切勿损伤病人食管及误入气管 2. 病人中毒物质不明时,及时抽取胃内容物送检,应用温开水或者生理盐水洗胃 3. 病人洗胃过程中出现血性液体,立即停止洗胃 4. 对于幽门梗阻病人,洗胃宜在饭后4~6h或者空腹时进行,并记录胃内潴留量,了解梗阻情况,供补液参考 5. 对于吞服强酸、强碱等腐蚀性毒物病人,切忌洗胃,以免造成胃穿孔 6. 及时准确记录灌注液名称、液量,洗出液量及其颜色、气味等洗胃过程 7. 保证洗胃机性能处于备用状态

十一、连续性血液净化治疗

连续性血液净化技术(continuous blood purification,CBP)又名连续性肾脏替代治疗(continuous renal replacement therapy,CRRT),是指所有连续、缓慢清除水分和溶质的治疗方式的总称。

(一)操作规程

1. 开机,进入参数系统,查看各项压力参数是否正常。
2. 重新启动,使机器进入自检状态。
3. 自检结束后,安装血滤器、血路管、置换液管路及排出液管路。
4. 用血液滤过置换液 + 肝素(具体用量遵医嘱)预冲血滤器及血路管、置换液管路及排出液管路并将各个出口开放冲洗,排净血滤器内的空气。
5. 评估病人,建立血液通路。
6. 遵医嘱设置血流量、置换液量、超滤量及肝素量,使机器进入治疗状态。
7. 监测病人的生命体征,调整血流量,记录病人情况及相关治疗参数。
8. 治疗结束,用500ml生理盐水回血,回血速度80~100ml/min。
9. 断开血液通路,关机,断开电源。进行机器表面的消毒用含500mg/L三氯异氰脲酸钠速溶泡腾制剂的消毒毛巾擦拭机器表面。
10. 处理废弃的血滤器及管路,严格执行医用垃圾处理规定。

(二)护理要点

1. 严密观察生命体征 连续性血液净化治疗过程中,应密切监测病人的体温、心率、血压、呼吸、血氧饱和度,持续心电监护,及时发现和处理各种异常情况并观察疗效。

2. 监测血电解质及肾功能 电解质的测定可以提示病人的电解质情况,血尿素氮及肌酐的变化可以反映肾功能的好坏。配制置换液时,必须严格遵医嘱加入钾、钠、钙、镁等电解质,严格执行查对制度,无误后方可用于病人。治疗过程中,还应定期监测病人内环境状况,根据检测结果随时调整置换液配方现配现用,以保证病人内环境稳定。

3. 血管通路的管理 维持血管通路的通畅是保证连续性血液净化治疗有效运转的最基本要求。治疗期间,应保证双腔静脉置管、血液管路的固定、通畅,无脱落、打折、贴壁、漏血等发生,每半小时或根据医嘱冲洗管路,先内后外。置管口局部敷料清洁、干燥、潮湿、污染时,及时予以换药,减少感染机会。常规换药每天1次。还应注意观察局部有无渗血、渗液、红肿等。导管使用前常规消毒铺巾,抽出上次封管的肝素弃去,确定导管内无血栓且血流通畅后方可行连续性血液净化治疗。

4. 血滤器凝血的观察 长时间连续体外循环,治疗中应注意观察有无滤器凝血的先兆,如滤器的中空纤维出现暗黑色条纹、在血流量恒定不变的情况下超滤率逐渐下降、静脉压力增高等。观察TMPA(跨膜压)\ΔP FILT(滤器下降压)有无增高(200~300mmHg)。

(三)护理要点

1. 心理护理 由于病人起病急,病程长,经济负担较重,对治疗缺乏认识,加上颜面水肿明显,破坏了个人形象,产生了紧张、焦虑、悲观、失望心理。护士对病人进行了心理疏导,讲解有关治疗方面的知识,建立护患之间的信任感,让病人确信治疗是安全有效的,消除病人及家属的疑虑,并积极寻求病人家属和单位的支持,缓解病人紧张的情绪,树立战胜疾病的信心，积极配合治疗。

2. 饮食指导 遵医嘱给予高热量、高维生素、低脂、低盐低钠、优质蛋白饮食，注意饮食调配，增进病人食欲，提高营养状况。

3. 做好基础护理 病人病情危重，连续性血液净化治疗时间长，活动受限，生活不能自理，应做好口腔、皮肤等基础护理。在做基础护理时，动作应轻柔、仔细，防止各种管路的脱落、扭曲；注意观察牙龈有无出血，各种穿刺部位有无渗血；保持床单位整洁、干燥，睡气垫床，防止皮肤压伤；病室每天定时通风，并以紫外线消毒 2 次 /d。

4. 做好记录和计算 连续性血液净化治疗过程中液体平衡的管理、生命体征的变化都至关重要。虽然我们所用的机器能使大部分液体平衡得以控制，但仍必须要求护理人员准确记录、统计各种出入量数据，生命体征及病情变化，为设定机器参数、临床治疗提供依据。要求将各种出入量、生命体征、病情，随时记录于制式的表格上，每班进行小结，24h 进行总结，做好交接班，为临床治疗提供准确的液体平衡数据。

（四）并发症的观察与预防

1. 出血 连续性血液净化治疗中抗凝剂的应用使出血危险明显增加或加重出血。因此，应注意观察引流液、大便、创口、牙龈等的出血情况，并做好记录，及早发现，及时调整抗凝剂的使用或使用无肝素技术，以避免出现由此引起严重并发症。

2. 感染 病人病情危重，抵抗力低下，加之各种侵入性的检查、治疗，细菌极易侵入、繁殖，从而引起感染。因此，在进行各项护理技术操作时，都应严格执行无菌技术操作原则。如在配液过程中，应注意各个环节，减少致热反应的发生；做好留置置管的护理，防止医源性感染。

能 力 检 测

一、选择题

1. 口服大量乐果后，需立即洗胃，应选用哪种洗胃溶液
   A. 蛋清水　B. 1：(15 000~20 000）高锰酸钾溶液
   C. 2%~4% 碳酸氢钠溶液　D. 0.1% 硫酸铜溶液
   E. 牛奶
2. 误服巴比妥类药物中毒，急送医院，宜选择下列哪种洗胃溶液
   A. 2%~4% 碳酸氢钠溶液　B. 1：(15 000~20 000）高锰酸钾溶液
   C. 5% 醋酸溶液　D. 0.1% 硫酸铜溶液
   E. 2.5% 醋酸溶液
3. 皮肤接触强酸，立即用下列哪种溶液冲洗
   A. 肥皂水　B. 2%~5% 碳酸氢钠溶液
   C. 1% 氨水溶液　D. 清水
   E. 1% 醋酸溶液
4. 急性有机磷农药中毒最主要的死因是
   A. 中毒性休克　B. 急性肾衰竭　C. 呼吸衰竭
   D. 中毒性心肌炎　E. 脑水肿

5. 病人，男，46岁，饮酒近20年，就诊前一天与同事一起饮白酒近400ml，出现明显的烦躁不安、过度兴奋状。针对目前病人的情况，可选用的镇静药物是

A. 小剂量地西泮　　B. 吗啡　　C. 氯丙嗪
D. 苯巴比妥类　　E. 水合氯醛

6. 下列说法哪项是错误的

A. 一氧化碳与血红蛋白的亲和力要比氧与血红蛋白的亲和力大200~300倍
B. 短期内大量有机磷农药进入人体抑制了胆碱酯酶的活性造成组织乙酰胆碱聚集，出现全身中毒症状
C. 大剂量的巴比妥类药物可直接抑制延脑呼吸中枢导致呼吸衰竭
D. 碳氧血红蛋白解离度比氧和血红蛋白快3600倍
E. 强碱类毒物接触皮肤或进入消化道后，可与组织蛋白结合成可溶性、胶样碱性蛋白盐，并能皂化脂肪使组织脱水

7. 有关安眠药中毒的护理诊断，哪项是错误的

A. 清除呼吸道无效与药物对呼吸中枢抑制、咳嗽反射减弱或消失有关
B. 组织灌注量改变与肢体受压及皮肤缺氧损害有关
C. 皮肤完整性受损与肢体受压及皮肤缺氧损害有关
D. 情境性自我贬低，与学业、事业、家庭、婚姻等受到挫折失去生活信心有关
E. 有皮肤完整性受损的危险与皮肤水疱、意识障碍有关

二、简答题

1. 简述急性中毒的一般处理原则。
2. 毒物的分类有哪些？
3. 简述有机磷中毒的中毒机制及主要临床表现。
4. 简述中毒病人洗胃的适应证、禁忌证。
5. 简述阿托品化和阿托品中毒的区别。
6. 简述有机磷中毒的急救护理。
7. 简述镇静安眠药的临床表现及救治原则。
8. 简述杀鼠剂中毒的急救护理。
9. 简述急性CO中毒的急救护理。
10. 简述急性酒精中毒的急救护理。
11. 简述急性食物中毒的急救护理。
12. 简述急性毒品中毒的急救护理。

三、论述题

病人，女，30岁，因“口服甲胺磷100ml后半小时”入院。病人半小时前和家人吵架后口服甲胺磷100ml，10min前家人发现其神志不清、皮肤湿冷而急送本院，当时无大小便失禁，无抽搐。入院后体检：BP 130/80mmHg，R 26次/min，P 60次/min，T 36.5℃，浅昏迷，两侧瞳孔等大约0.1cm，皮肤潮湿多汗，心率60次/min，律齐，未及明显的病理性杂音，两肺呼吸音粗，两侧肺底可及湿啰音，腹部软，肝脾肋下未及，全腹无压痛反跳痛，脊柱四肢无殊。辅助检查：血胆碱酯酶活力为0，血气分析和血生化未见明显异常。

问:①该有机磷杀虫药中毒的病情严重程度属于几级及其理由?②有机磷杀虫药中毒的特效解毒剂有哪些(只要答3个)?③阿托品化和阿托品中毒怎么区别?

参考答案

1. B 2. B 3. D 4. B 5. C 6. B 7. E

(李 冬 张秋月 张 路 吕 淼)

任务四 常见危重病人的急诊救护

案例导入

某天深夜,"110"将一个昏迷病人送入急诊室,作为值班护士,你该怎么做救护过程?

一、昏迷病人的急诊救护

(一) 接诊病人

将病人安置成平卧位,头偏一侧。

(二) 评估昏迷的病因和临床表现

1. 病因

(1) 昏迷伴有神经系统定位体征:见于脑出血、脑梗死、脑外伤、脑肿瘤、脑脓肿、脑炎、脑寄生虫病及脑疝等。

(2) 昏迷伴有脑膜刺激征:各种细菌、病毒、真菌引起的脑膜炎,全身感染引起的急性脑膜炎;脑出血、脑外伤等血液进入蛛网膜下隙;脑肿瘤、脑脓肿、脑炎等侵及蛛网膜下隙;以及蛛网膜下隙出血、颅内静脉血栓形成、高颅压等。

(3) 全身疾病导致的昏迷:包括感染性疾病、内分泌和代谢障碍性疾病、电解质紊乱等。

(4) 急性中毒导致的昏迷:包括气体中毒(如一氧化碳中毒)、农药类中毒(如有机磷中毒)、药物类中毒(如安眠药中毒)、动物类中毒(如蛇咬伤)等。

(5) 物理因素导致的昏迷:急性中暑、溺水、触电、高山性昏迷、放射性脑病等。

2. 临床表现

(1) 昏迷程度

1) 浅昏迷:随意运动丧失,仅有较少的无意识自发动作,对疼痛刺激(如压迫眶上缘)有躲避反应和痛苦表情,但不能回答问题或执行简单的命令;吞咽反射、咳嗽反射、角膜反射及瞳孔对光反射、腱反射仍然存在,生命体征无明显改变,可同时伴有谵妄与躁动。

2) 深昏迷,自发性动作完全消失、肌肉松弛、对外界刺激均无任何反应,角膜反射、瞳孔反射、咳嗽反射、吞咽反射及腱反射均消失,呼吸不规则、血压下降,即各种反应的反射都消失,病理征继续存在或消失,可发生生命体征的改变。

(2) 格拉斯哥昏迷分级(Glasgow coma scale,GCS)计分检查:该方法检查颅脑损伤病人的睁眼反应、言语反应和运动反应三项指标,具体见表2-4-1,确定这三项反应的计分后,再累计得分,作为判断伤情轻重的依据。

表 2-4-1 格拉斯哥昏迷分级计分

计分项目	反应	计分	计分项目	反应	计分
睁眼反应	自动睁眼	4	运动反应	能按指令动作	6
	言语刺激睁眼	3		对刺激能定位	5
	疼痛刺激睁眼	2		对刺痛能躲避	4
	任何刺激不睁眼	1		刺痛时肢体屈曲	3
语言反应	对人物、时间、地点定向准确	5		刺痛时肢体过伸	2
	言语错乱、定向障碍	4		对刺痛无任何反应	1
	说话能被理解，但无意义	3			
	能发出无法理解的声音	2	总分		
	无语言能力	1			

轻型：13~15 分，伤后昏迷时间 20min 以内；中型：9~12 分，伤后昏迷时间 20min 至 6h；重型：3~8 分，伤后昏迷时间 6h 以上，或在伤后 24h 内出现意识恶化并昏迷在 6h 以上

（3）生命体征的观察：体温升高可见于脑炎、脑膜炎、癫痫持续状态者；急骤高热提示脑干出血、中暑、抗胆碱能药物中毒等；体温过低见于休克、低血糖、巴比妥类药物中毒等。脉搏变慢见于颅内压增高；脉搏增快见于高热或感染性疾病；脉搏先慢后快伴血压下降，考虑脑疝。呼吸深大见于代谢性酸中毒、糖尿病、尿毒症、败血症、严重缺氧等；呼吸减弱见于肺功能不全、镇静剂中毒等；呼吸气味异常，如糖尿病有烂苹果味、尿毒症有氨气味、有机磷中毒呈大蒜味、酒精中毒有乙醇味。血压升高见于颅内压增高、高血压脑病等；血压速降见于休克、心肌梗死、安眠药中毒等。

（4）瞳孔：观察昏迷病人的瞳孔变化，对确定昏迷的病因、损害程度、病变程度、抢救治疗和预后帮助极大。双侧瞳孔散大常见于濒死状态，以及阿托品类药物、一氧化碳、二氧化碳中毒病人；双侧瞳孔缩小见于脑桥出血，以及吗啡类、巴比妥类、有机磷类药物中毒病人；一侧瞳孔散大见于动眼神经麻痹、小脑幕切迹疝；一侧瞳孔缩小见于脑疝、颈交感神经麻痹等。

（5）脑膜刺激征：脑膜刺激征包括颈部抵抗、布氏征、克氏征等，阳性反应见于蛛网膜下隙出血、各种脑膜炎、脑炎或枕骨大孔疝。

（6）皮肤：皮肤发绀提示缺氧；皮肤呈樱桃红色可能为一氧化碳中毒；皮肤瘀点见于细菌性、真菌性败血症或流行性脑脊髓膜炎和血小板减少性紫癜；皮肤色素沉着见于肾上腺皮质功能减退。

（7）运动功能：偏瘫见于对侧大脑半球病变；肌张力增高见于基底节和外囊处病变；肌张力降低多见于急性皮质脊髓束受损；深昏迷时肌张力完全松弛；扑翼样震颤或多灶性肌阵挛为代谢性脑病和肝性脑病常见。

（8）反射和病理征：脑局限性病变常表现为单侧角膜反射、腹壁反射或提睾反射减弱或消失，以及深反射亢进或病理征等。

3. 辅助检查

（1）实验室检查：血、尿、大便常规及血糖、电解质、血氨、血清酶、肝肾功能、血气分析等检查。

（2）特殊检查：心电图、脑电图、CT、MRI、B 超、X 线等检查。

（三）昏迷病人的急诊救护

1. 将昏迷病人于安置平卧位，头偏向一侧。

2. 保持呼吸道畅通，持续给予氧气吸入。必要时进行气管插管、气管切开、人工呼吸等。

3. 密切观察病情变化，发现异常应及时报告医生，迅速进行救治。

4. 维持水、电解质和酸碱平衡，保证热量的供给。

5. 对症处理 用脱水剂、利尿剂消除脑水肿；促进脑功能恢复，应用促进脑细胞功能恢复的药物；控制病人的体温，有条件者可采用低温疗法。

6. 病因治疗 及时去除病因，阻止病情进一步恶化。

7. 做好基础护理，预防并发症。

二、高热病人的急诊救护

（一）接诊病人

根据病人的情况安排舒适卧位。

（二）评估高热的原因和临床表现

引起发热的病因可分为急性感染性疾病和急性非感染性疾病两大类。前者最为多见，如细菌、病毒引起的呼吸道、消化道、尿路及皮肤感染等，后者主要由变态反应性疾病如药物热、血清病以及自主神经功能紊乱和代谢疾病所引起。

发热是人体患病时常见的病理生理反应。不同的疾病，在发热时常有不同的其他症状，大体来说有以下几种情况：

1. **发热伴寒战** 可能是肺炎、急性胆囊炎、急性肾盂肾炎、流行性脑脊髓炎或败血症等。

2. **发热伴咳嗽、吐痰、胸痛、气喘等** 可能是肺炎、胸膜炎、肺结核或肺脓肿。

3. **发热伴头痛、呕吐** 可能是上呼吸道感染、流行性脑脊髓膜炎、流行性乙型脑炎等。

4. **发热伴上腹痛、恶心、呕吐** 可能是急性胃炎、急性胆囊炎等。

5. **发热伴下腹痛、腹泻、里急后重、脓血便等** 可能是细菌性痢疾。

6. **发热伴右上腹痛、畏食或黄疸等** 可能是病毒性肝炎或胆囊炎。

7. **发热伴关节肿痛** 可能是风湿热或败血症等。

8. **发热伴腰痛、尿急、尿痛** 可能是尿路感染、肾结核等。

9. **发热伴有局部红肿、压痛** 可能是脓肿、软组织感染等。

10. **间歇性发热伴寒战、畏寒、大汗等** 可能是疟疾或伤寒病等。

11. **发热伴皮下出血及黏膜出血** 可能是流行性出血热、重症病毒性肝炎、败血症或急性白血病等。

（三）高热病人的急诊治疗

1. 严密观察病情 注意病人神志、生命体征、末梢循环以及伴随症状的变化，记录出入量，保持液体平衡。

2. 降温

（1）物理降温：降低环境温度，应用冰水擦浴、温水擦浴、酒精擦浴、冰敷、冷盐水灌肠、使用降温毯等方法。

（2）药物降温：根据医嘱用药。

（3）冬眠降温

3. 积极寻找病因，进行对因治疗。

4. 加强基础护理，预防并发症。

三、休克病人的急诊救护

（一）接诊病人

将病人采取中凹卧位。

（二）评估休克的原因和临床表现

1. 病因 休克是机体有效循环血容量减少、组织灌注不足，细胞代谢紊乱和功能受损的病理过程。休克按病因可分为：低血容量性、感染性、过敏性、心源性和神经源性休克。

2. 临床表现

（1）意识和表情：休克早期病人呈兴奋状态、烦躁不安；休克加重时表情淡漠、意识模糊、反应迟钝，甚至昏迷。若病人意识清楚，对刺激反应正常，表明循环血量已基本补足。

（2）皮肤色泽及温度：评估有无皮肤、口唇黏膜苍白、四肢湿冷；休克晚期可出现发绀，皮肤呈现花斑状征象。补充血容量后，若四肢转暖、皮肤干燥，说明末梢循环恢复，休克有好转。但暖休克时皮肤表现为干燥潮红、手足温暖，当警惕。

（3）血压与脉压：休克时收缩压常低于 90mmHg，脉压小于 20mmHg。

（4）脉搏：休克早期脉率增快；休克加重时脉细弱，甚至摸不到。

（5）呼吸：注意呼吸次数及节律。休克加重时呼吸急促、变浅、不规则。呼吸增至 30 次 /min 以上或 8 次 /min 以下表示病情危重。

（6）体温：大多偏低，但感染性休克病人有高热，若体温升至 40℃以上或骤降至 36℃以下，则病情危重。

（7）尿量及尿比重：是反映肾血流灌流情况重要指标之一。每小时尿量少于 25ml、尿比重增高，表明肾血管收缩或血容量不足。尿量大于 30ml/h，表明休克有改善。

3. 辅助检查

（1）周围血检查：红细胞计数、血红蛋白值可提示失血情况。血细胞比容增高反映血浆丢失。血细胞计数和中性粒细胞总比例增加常提示感染存在。

（2）动脉血气分析：有助于了解有无酸碱平衡失调。动脉血二氧化碳分压正常值 4.8~5.8kPa。休克时因肺过度换气，可致 $PaCO_2$ 低于正常；若换气不足，$PaCO_2$ 明显升高，若超过 5.9~6.6kPa 而通气良好，提示严重肺功能不全。

（3）动脉血乳酸盐测定：反映细胞缺氧程度，正常值为 1.0~1.5mmol/L。

（4）血浆电解质测定：可了解体液代谢或酸碱失衡的程度。

（5）中心静脉压可反映血容量和右心功能。正常值为 0.49~1.18kPa（6~12cmH_2O）。低于 0.49kPa（5cmH_2O）表示血容量不足；高于 1.47kPa（15cmH_2O）表示有心功能不全；高于 1.96kPa（20cm）则提示充血性心功能衰竭。

（三）休克病人的急诊救护

1. 血容量不足

（1）专人护理

（2）建立静脉通路。

（3）合理补液：一般先快速输入晶体液，后输胶体液。

（4）准确记录出入量。

（5）严密观察病情变化：每15~30min测体温、脉搏、呼吸、血压1次。若病人从烦躁转为平静，淡漠迟钝转为对答自如；唇色红，肢体转暖；尿量>30ml/h，提示休克好转。

2. 组织灌流量改变

（1）休克体位：将病人头和躯干抬高20°~30°，下肢抬高15°~20°。

（2）应用血管活性药物。

3. 呼吸困难

（1）观察呼吸形态、监测生命体征及动脉血气变化，了解缺氧程度。

（2）遵医嘱给予吸氧，经鼻导管给氧时用40%~50%氧浓度，每min6~8L的流量，以提高肺静脉血氧浓度。

（3）对于严重呼吸困难者，备好气管插管及呼吸机等抢救物品，必要时遵医嘱配合医生进行气管插管，行呼吸机辅助呼吸治疗。

4. 有窒息的危险

（1）及时清除呼吸道分泌物及其他血污。

（2）呕吐时头偏向一侧，防误吸。

（3）保持室内温度和湿度，湿化气道，避免痰液黏稠不易排出。

（4）遵医嘱使用抗生素防治呼吸道感染。

5. 感染的危险 休克时机体免疫功能下降，容易继发感染。

（1）严格执行无菌技术操作规程。

（2）遵医嘱全身应用有效抗生素。

（3）协助病人咳嗽、咳痰。及时清除呼吸道分泌物，必要时雾化吸入，有利于痰液稀释和排出，防止肺部感染的发生。

（4）保持床单清洁、平整、干燥。病情许可时，每2h翻身、拍背1次，按摩受压部位皮肤，以预防皮肤压疮。

6. 体温异常

（1）密切观察体温变化。

（2）保暖：盖棉被、毛毯等，调节室温。切忌热水袋、电热毯，以免烫伤。

（3）降温：高热时应予物理降温；可用冰帽、冰袋降温；也可用4℃等渗盐水100ml灌肠；必要时药物降温。

能力检测

一、简答题

1. 简述休克时护士进行临床观察的主要内容。
2. 简述休克病人的血流动力学监测项目及其意义。

二、病案分析

病人，男，45岁，腹部撞伤2h入院。病人因车祸，当即感到腹部疼痛，送当地医院就诊。经治疗及观察2h，入院后腹痛加剧，烦躁不安，测血压为90/60mmHg，脉速，怀疑有腹内脏器损伤，转来急诊。查体：神志清，急性病容，呻吟，唇发绀，肢端皮肤湿冷，腹稍胀，腹肌中度紧张,有压痛及反跳痛,左上腹明显,左下腹穿抽得不凝固血液,BP 60/40mmHg,P 128 次 /min,R 24 次 /min,X 线腹透未及膈下游离气体。拟诊断脾破裂,准备剖腹探查。问:①请判断该病人处于休克的什么阶段及休克的严重程度?②护士应采取哪些措施维持病人的生命体征平稳?③术前给予扩容治疗,护士如何判断血容量是否合适?

(张秋月 张 路)

项目三　院内重症监护技术

任务一　认识重症监护病房

学习目标

知识目标:熟悉 ICU 的分类、组织架构及人员组成,了解 ICU 的历史。熟悉 ICU 病人收治指征,熟悉危重病护理延伸服务的概念。

能力目标:能识别病人的病情变化。

素质目标:具有时间就是生命的态度。

案例导入

病人,男,23 岁,双下肢挤压伤,神志尚清,表情淡漠,口渴,面色苍白,皮肤湿冷,脉搏 112 次 /min,血压 12.0/8.0kPa(90/60mmHg),中心静脉压 0.39kPa(4mmH_2O),毛细血管充盈迟缓。血气分析:pH 7.30,HCO_3^- 15mmol/L,BE −9mmol/L。

问题:①该病人可能发生了什么问题?②该病人应当被送到哪里?③该病人的监护重点是什么?

重症监护病房(intensive care unit,ICU)是医院的重要组成部分之一,是全院危重病人进行集中救治的场所,它可视为普通病房的升级版,在此有必要对其所具有的特质进行一定的阐述。

一、ICU 的历史

ICU 最早的雏形被认为是 1854 年的克里米亚战争中,由近代护理事业的创始人 Florence Nightingale 创立,她的初衷是为了把那些受伤较为严重的伤员与普通伤员分开进行集中照护,这个措施据说也确实把这些重伤员的死亡率由 40% 降低到了 2%。1953 年欧洲暴发流行脊髓灰质炎的治疗进一步推动了现代危重病医学的发展,丹麦麻醉医生 Ibsen 招募了 200 位医学生来给气管插管病人捏皮球,开创了气管插管后正压通气的先河,并把该脊髓灰质炎引起的呼吸衰竭病死率由 90% 降至 25%。1958 年美国 Baltimore City 医院的麻醉科医生 Peter Safar 创建了第一个提供 24h 生命支持的监护病房,并正式命名为 ICU。而我国的第一家 ICU 是由北京协和医院曾宪九教授于 1982 年按照国外先进模式成立的,如今已经成为医院中不可获取的一个重要组成部分。

二、当今的 ICU

1. 重症医学学科的建立　按照中华医学会重症医学分会制定的《中国重症加强治疗病房(ICU)建设与管理指南(2006)》的定义,ICU 是重症医学学科的临床基地,它对因各种原因导致一个或多个器官与系统功能障碍危及生命或具有潜在高危因素的病人,及时提供系统的、高质量的医学监护和救治技术,是医院集中监护和救治重症病人的专业科室。ICU 内的医护人员应用先进的诊断、监护和治疗设备与技术,对病情进行连续、动态的定性和定量观察，并通过有效的干预措施，为重症病人提供规范的、高质量的生命支持，改善生存质量。2008年7月，卫生部正式批准重症医学为临床医学二级学科，2009年1月29日，卫生部在《医疗机构诊疗科目名录》中增加了“重症医学科”。

2. ICU（Intensive Care Unit）的分类 目前，ICU主要分为两大类：专科ICU和综合ICU。专科ICU往往隶属于某一科室，例如外科ICU（surgery intensive care unit，SICU）、呼吸ICU（breath intensive care unit，RICU）、神经ICU（nerve intensive care unit，NICU）、心脏ICU（circulate intensive care unit，CCU）等，是专科建设的延伸与发展，主要收治一些本专业内危重病人，对于专科问题有着较强的处理能力。而综合ICU，顾名思义，是更综合性、全专业化的，由于重症医学是一门多学科交汇的医学，所以从长远发展来看，这种多学科模式的综合ICU肯定是更具前景的，也对改善病人预后有着更大的帮助。

三、ICU的设置

ICU设置总的原则：方便病人的转运；靠近急诊科、手术室及提供经常性服务的部门如血库、检验科等，便于紧急手术、输血和化验；周围的环境要相对安静，以保证病人的治疗和休息；外界环境要清洁，以减少对ICU的可能性污染；室内空间要足够大，以方便治疗和减少病人间的相互干扰；要求室温保持在20~22℃，湿度保持在50%~60%，有良好的通风和消毒条件。

1. 床单位设置 ICU每个床位占地面积不小于20m^2，以25m^{2}为宜，相邻床位可根据需要使用玻璃间隔。同时应有1~2个单间，面积稍大，用于特殊病人的隔离。各种仪器设备应布局合理，保证有足够的空间，方便各种抢救措施的实施。

病床应是多功能的。每个床位应配置氧气、负压吸引插口各2~3个，配有简易呼吸器、床头灯，同时还应有紫外线消毒灯。电源的插孔要求是多功能的，每张床位的电源插孔不应少于20个。配有电源自动转换装置，一旦断电，可自动启动备用系统。ICU应使用带有升降功能的输液轨。为减少交叉感染，有条件者两床之间配洗手池，并装备自动吹干机。自来水开关应具备自动感应功能。ICU床边X线片检查频繁，病室内应设防辐射的防护设施，对病人和医务人员进行一定的保护。

2. 中心监护站设置 中心监护站原则上应设置在所有病床的中央地区，以能直接观察到所有病人为佳。病床围绕监护站呈扇形或环形排列。可设中心监护仪、电子计算机等设备。治疗室、换药室的设置也应以能尽量直接观察到病人为原则。

3. 人员编制 鉴于ICU各类危重病人集中治疗，工作量大，治疗手段多，设备技术更新快，故对医护人员的配备要求明显高于其他科室。一般综合性ICU要求医生与床位的比例为（1.5~2）：1，护士与床位的比例要求（3~4）：1。ICU还应配备呼吸治疗师。

4. 医疗器械设备 ICU医疗器械设备包括监测设备和治疗设备两种。常用的监测设备有：多功能生命体征监测仪、血流动力学监测设备、呼吸功能监测装置、血气分析仪、心电图机等。常用的治疗设备有：有创与无创的呼吸机、除颤仪、临时心脏起搏器、主动脉球囊反搏装置、血液净化装置、输液泵、微泵、加压输液袋等。影像学检查仪器包括床边X线机、超声设备及纤维支气管镜等。

四、ICU的管理

健全的ICU制度是发挥ICU功能和避免医疗护理差错的重要保证。制度与管理的好坏直接影响ICU的护理质量，而护理质量又直接影响到危重病人的抢救成功率、死亡率和病残率。

1. ICU的基本功能 综合ICU应具备以下功能：①心肺复苏能力；②呼吸道管理及氧疗能力；③持续生命体征监测和有创血流动力学监测的能力；④紧急心脏临时起搏能力；⑤对各个脏器功能较长时间的支持能力；⑥进行全肠道外营养支持的能力；⑦对各种检验结果作出快速反应的能力；⑧能够熟练掌握各种监测技术及操作技能；⑨在病人转送过程中有生命支持的能力。

2. ICU的收治范围 ICU的收治对象是经过集中强化治疗和护理后，能度过危险期而有望恢复的各类危重病病人。所谓危重病是指病情危重，处于生死关头，甚至有猝死的危险。ICU收治对象具体包括：①创伤、休克、感染等引起多系统器官功能衰竭者；②心肺脑复苏术后需对其功能进行较长时间支持者；③严重的多发性复合伤；④物理、化学因素导致危急病症，如中毒、溺水、触电、虫蛇咬伤和中暑者；⑤有严重并发症的心肌梗死、严重的心律失常、急性心力衰竭、不稳定型心绞痛病人；⑥术后重症病人或者年龄较大，术后发生意外的高危病人；⑦严重水、电解质、渗透压和酸碱失衡病人；⑧严重的代谢障碍性疾病，如甲状腺、肾上腺、胰腺和垂体等内分泌危重病人；⑨各类大出血、突然昏迷、抽搐、呼吸衰竭等各系统器官功能不全需要支持者；⑩脏器移植术后需要加强护理者。

3. 组织管理 ICU实行院长领导下的科主任负责制。护士长负责科室管理工作，如护理人员排班、护理质量检查、监督医嘱执行情况及护理病历书写等。护理队伍是ICU的主体，承担监测、护理、治疗等任务。当病情突然改变时，他们要能在几秒、几分钟内准确作出反应并及时进行处理。所以，ICU护士应有不怕苦、不怕累的奉献精神，训练有素，熟练掌握各种抢救技术，密切配合医生，完成抢救任务。

4. 规章制度 制定完善的规章制度是做好抢救工作的基本保障。ICU应建立一整套具有ICU专科特点的规章制度，如入室、出室、转送病人制度；交接班制度；抢救制度；药品管理制度；探视制度；消毒隔离制度；仪器设备的维修与保管制度等。

5. 提倡团结协作精神 ICU较普通病房更加强调提倡团结协作精神，包括护理队伍内部、医疗队伍内部、医护之间，以及ICU与其他临床科室、辅助科室之间能够做到配合默契，在转送、抢救病人时各部门工作能及时到位，配合有序。

能力检测

简答题

1. 请说出ICU的收治对象有哪些？
2. ICU常用的医疗器械有哪些？

（张　路）

任务二　体温监测技术

学习目标

能力目标：掌握常用体温监测的方法。

知识目标： 掌握体温变化的临床意义。

素质目标： 为病人选择正确的监测体温的方法，并及时了解体温情况，为病情变化提供依据。

案例导入

某病人因车祸伤致神志不清入院，手术治疗后病情有所好转，现行气管切开，予呼吸机辅助呼吸。经抗生素治疗、吸痰、营养脑细胞、控制神经症状及维持内环境稳定处理后，仍间歇气促、发热，最高体温39℃，无畏寒、寒战。病人应选择何种体温监测方法及如何降温？

体温是生命体征的指标之一，其测量的准确性直接关系疾病的诊断、治疗和护理效果。体温监测又称体温测量，是指对人体内部温度进行测试、测量从而对疾病诊治提供依据的方法，是常用的临床监测措施，通过监测体温，可了解病人的病情变化。感染或手术后病人体温升高，极度衰弱的病人体温降低；动态监测危重病人的皮肤温度与中心温度有重要意义，根据两者之间的温差，可判断休克有无纠正；心肺复苏中行低温疗法时，需连续监测体温。因此，体温监测是重症监护中的一项重要工作。

一、常用的测温仪器

（一）玻璃内汞温度计（水银温度计）

是临床上最常用的一种体温表，使用方便，缺点是精确度差，如测温时间少于维持热平衡的3min会造成所测体温偏低。

（二）液晶温度计

形状似胶带贴于病人额部，体温的改变可在胶带上显示。即使小于0.2℃的温度改变也可测出。适用于皮肤血流灌注稳定的病人。

（三）电子温度计

1. 热敏电阻温度计

2. 温差电偶温度计

前者利用温度计中的电阻随温度改变而改变的原理，后者利用两种金属构成的电流与其接受的温差有关的原理制成。

因为科技的快速发展及成本的下降，电子温度计越来越流行。电子温度计不仅可以制作成为类似水银温度计一样的断续测量的温度计，还可以做成可以连续测量的温度计（每秒测量1次），这为体温连续监测的实现提供了极大的帮助。

（四）红外线体温计

主要用于鼓膜温度的测定，由于其反应速度快、与中心温度有较好的相关性，不足的是探头为一次性使用，位置安放不当将影响测定结果，并且只能间断测定不能连续观察。另外，红外温度计的一大优势是可以实现远距离测量，这为在公共场合下进行体温的初筛，提供了很好的工具。

二、测温部位

1. **直肠温度** 较恒定，临床应用较多，但易受粪便影响，中心温度变化时反应较慢。
2. **食管温度** 将测温电极放置在咽喉部或食管下段，上端接近气管支气管中段，温度易受周围空气影响，食管远端接近心脏和大血管，温度随中心温度改变迅速。

3. 鼻咽温度 将温度计插到鼻咽部测得。深部鼻腔温度接近颅底，可反映脑部温度。

4. 鼓膜温度 将专用的鼓膜测温电极置于外耳道鼓膜上，该处的温度可反映流经脑部血流的温度，认为与大脑温度非常接近。

5. 口腔和腋下温度 腋下测温是常用的体温监测部位，腋下温度一般比口温低0.3~0.5℃，将腋窝温度加0.5~1℃与直肠温度接近。危重病人口温测量有诸多不便，常被腋温代替。

6. 其他测温部位 还有膀胱测温、中心静脉测温、皮肤测温等。大腿内侧皮肤温度与平均皮肤温度非常接近，故常规将皮肤温度探头置于大腿内侧。目前的监护设备均具有T1、T2二个插孔，这两个插孔用于监测中心温度与平均皮肤温度，以显示温差。正常情况下，温差应小于2℃。连续监测皮肤温度与中心温度，可以帮助判断外周循环灌注是否减少或改善，温差值进行性扩大，提示病情恶化。

三、临床意义

正常成人体温随测量部位的不同而异，口腔舌下温度为36.3~37.2℃，腋窝温度为36~37℃，直肠温度为36~37.5℃。昼夜间可有轻微波动，清晨稍低，逐渐升高，下午或傍晚稍高，但波动范围一般不超过1℃。

（一）体温升高

正常体温为37℃ ±0.4℃。大于正常，为体温升高。

1. 发热的病因 引起发热的病因众多，临床上可分为感染性和非感染性两大类。感染性发热是由机体受细菌、病毒及真菌感染，病原体的代谢产物或毒素作用于白细胞，释放出致热原导致。非感染性发热的原因包括肿瘤、血液病、变态反应性疾病、结缔组织病、产热与散热异常及体温调和中枢障碍等。

2. 发热程度分类 按发热程度，临床将发热分为以下几类：①低热：体温为37.4~38℃；②高热：体温高于38℃而低于41℃；③超高热：体温超过41℃。

3. 发热的处理要点 对于发热的病人必须积极予以降温处理，以减少病人的氧耗和能量代谢。对高热病人，可采用物理降温法，如将病人移至温度较低的环境、用酒精擦浴、在大血管附近使用冰袋、使用降温毯等，也可根据医嘱肌内注射氨基比林。

（二）体温过低

正常人体温相对恒定，维持在36.5~37.5℃，体温低于35℃为体温过低。临床对体温过低程度划分（以口腔温度为例）：轻度：32~35℃；中度：30~32℃；重度：30℃、瞳孔散大、对光反射消失；致死温度：23~25℃。体温过低多表现为四肢和躯干发凉、表皮出现花斑、寒战等。在体温过低时，机体的应激反应及呼吸功能、循环功能、肝功能、肾功能受到抑制。危重病人、极度衰弱的病人失去产生足够热量的能力，导致体温过低。严重创伤病人常发生体温过低，且中心体温和创伤程度呈负相关；休克伴体温过低时，死亡率明显升高。对这类危重病人，应严密监测体温变化情况，并采取积极治疗措施，加强营养支持，供给足够的热量，以增强机体抵抗力。

知识拓展

降温毯的使用

冰毯降温仪:降温毯采用计算机自动控制,其作用机制是经过调节毯面内的循环水温的高低而调节毯面的温度,从而来控制病人体温的降低速度。冰毯降温仪可以将病人体温降低到设定温度,经4~12h达到亚低温的目标温度,撤除冰毯机后,病人体温自主恢复,具有降温效果好、温度控制方便、操作简单、安全性能高、节省时间等优点。具体操作方法:将病人身上过多衣物脱去,穿上单衣,并给予皮肤清洁,然后将冰毯平铺于病人床上,上端齐肩,并铺上床单。连接主机、冰毯、冰帽。连接管自然弯曲下垂,防止扭曲,否则影响水在毯面与机器间的循环。向主机加注蒸馏水至"满",再将体温探头薄膜套上润滑后插入肛门4~6cm,打开开关,此时病人体温显示,开始设定控温参数。如果选择毯温控制模式降温:毯温设置在10~18℃,开毯时不低于18℃;半小时观察体温波动和机体反应:当体温下降>0.5℃,维持原毯温;如果病人体温不下降或<0.5℃,即将毯温下调2℃,即16℃,最后毯温不低于10℃,直到体温降至37℃左右。如果选择体温控制模式降温:将发热病人降温的预期目标设在37~38℃(肛温),控温机即自动不断地以病人体温和预期体温之间调整毯温,使病人体温降至预期目标。降温毯对一些颅脑疾病病人,如同时戴冰帽,一方面有降温作用,另一方面可减少脑组织耗氧量,保护脑细胞,防止脑水肿的发展,降低颅内压,为控制感染提供了保证,同时可减少强力抗生素的使用量,进而减少了病人的医药费用,从而提高了社会效益。又大大降低了医护人员的劳动强度,克服了冰袋冷敷、酒精拭浴中的冰袋需随时更换,以及所需护理时限长的缺点。而且降温毯的毯面温度可进行调节,病人不易发生寒战,感觉舒适。冰毯降温仪的缺点是毯面与病人接触面积约占体表的30%,热交换效率低,核心体温下降速度慢,达到治疗温度所需时间长,对于一些需要快速诱导亚低温的疾病不能立即显效。

能力检测

简答题

1. 常用的测量体温的方法都有哪些?
2. 测量体温的临床意义是什么?

(张 路)

任务三 呼吸系统监测技术

学习目标

知识目标:掌握常用的呼吸功能监测的方法,掌握影响血氧饱和度的因素,理解血气分析中各项指标的临床意义。

能力目标:能及时为医护人员提供警报,及时把握救治机会,预防呼吸衰竭的发生。

素质目标:具备珍惜生命、爱护生命的责任意识,形成"时间就是生命"的急救意识。

一、呼吸功能监测

呼吸功能监测是重症监护中极重要的一个环节。在进行呼吸功能监测时,病人的通气功能、氧的传递、血流动力学情况以及组织接受和利用氧的能力是四项最基本的内容。

(一)肺容量的监测

1. 潮气量(tidal volume,VT) 指平静呼吸时每次吸入或呼出的气体量。成人潮气量为5~7ml/kg。一般情况下,吸入气量稍多于呼出气量。呼吸机附设的气量表位于呼出气一侧,故实际测定的不是吸入气量,而是呼出气量。潮气量必须动态监测,最后参考血气分析结果确定潮气量是否适宜。

2. 肺活量(vital capacity,VC) 为最大吸气后所能呼出的最大气量,正常值为60~80ml/kg。肺活量的测定可分为一次和多次两种,正常人两者应相等。有阻塞性肺部疾病的病人分次肺活量大于一次肺活量。临床上VC<15ml/kg为机械通气的指征之一。

3. 功能残气量(functional residual capacity,FRC) 为平静呼气后肺内所残留的气量,可衡量肺泡是否过度通气。临床上将残气量占肺活量百分比一起考虑。FRC有气体缓冲作用,使肺泡氧分压在呼吸周期中保持相对恒定,限制性肺疾患使FRC下降。体位改变会影响RFC值。

(二)肺通气功能测定

1. 分钟通气量(minute-ventilation,MV) 在静止状态下,每分钟呼出或吸入的气量,是潮气量与每分钟呼吸频率的乘积。

2. 生理无效腔(physiological dead space) 即解剖无效腔+肺泡无效腔。每次吸入的气体,一部分将留在从上呼吸道至呼吸性细支气管以前的呼吸道内,这部分气体不参与肺泡与血液之间的气体交换,称解剖无效腔,容积约为150ml。进入肺泡的气体,因血流在肺内分布不均而未能都与血液进行气体交换,未能发生交换的这一部分肺泡容量称为肺泡无效腔。健康人平卧时,生理无效腔等于或接近于解剖无效腔。

3. 每分钟肺泡通气量(alveolar ventilation per minute) 在静息状态下,每分钟吸入气量中能达到肺泡进行气体交换的有效通气量为每分钟肺泡通气量。可通过潮气量减去生理性无效腔量再乘以每分钟呼吸频率求得:VA=(VT-VD)·RR。潮气量不足,机体为了维持$PaCO_2$在正常范围内,就必须增加RR加以代偿,虽然肺通气量影响不大,但由于呼吸频率增快,无效腔量增加,呼吸做功也明显增加,反而使VA减少。可见对肺换气而言,浅而快的呼吸是不利的。

(三)气道压力监测

1. 气道阻力 气体进入肺内的非弹性阻力。受气流速度、气流形式和管径大小的影响。流速快,阻力大;流速慢,阻力小。层流阻力小,湍流阻力大。气流太快和管道不规则容易发生湍流。气道阻力峰值突然增高可能是气胸、气道阻塞的一个有价值的早期指标。如气管内有黏液、渗出物或肿瘤、异物等,可用排痰、清除异物、减轻黏膜肿胀等方法减少湍流,降低阻力。

2. 顺应性(compliance) 肺和(或)胸廓的顺应性是指单位压力变化所致的容积变化。一般机械通气病人的顺应性较正常人低。

(四)脉搏氧饱和度(SpO_2)监测

脉搏血氧饱和度仪(pulse oximetry,POM)是广泛用于危重症监护及麻醉科的一种仪器,

SpO_2与动脉血氧饱和度(SaO_2)有显著的相关性,从而间接判断病人氧供情况,并可同时计数脉搏。

1. 原理及正常值 POM是个电子分光光度计,由三部分组成,即光电感受器、微处理机和显示部分。根据光电比色的原理,利用不同组织吸收光线的波长不同而设计的。HbO_2与Hb两种物质可以吸收不同波长的光HbO_2可吸收可见红光(波长660nm),Hb可吸收红外线(波长940nm)一定量的光线传到分光光度计探头,随着动脉搏动吸收不同的光量。光线通过组织后转变为电信号,经微机放大处理后将光强度数据换算成氧饱和度百分比,正常值为96%~100%。

2. 临床意义 通过SpO_2监测,间接了解病人PO_2高低,以便了解组织的氧供情况。它是通过已知氧饱和度与氧离曲线对应关系,求算出的病人的氧分压。SpO_2与PO_2在一定范围内呈线型相关,在一定范围内SpO_2升高,PO_2也随之升高。但当PO_2>13.3kPa(100mmHg)时,氧离曲线呈平坦部分SpO_2为100%,以后随着PO_2升高SpO_2仍为100%,即使PO_2 300mmHg以上SpO_2仍为100%。从氧离曲线特点可知,PO_2在99mmHg以下时,SpO_2较敏感地反映PO_2变化,特别是当PO_2<60mmHg时,氧离曲线在陡直部位SpO_2下降比PO_2降低更为迅速。所以用SpO_2间接了解PO_2改变十分可靠,能在症状出现前即可作出诊断并马上给予反馈。

3. 影响S曲线因素

(1)S曲线受温度、血液pH及$PaCO_2$影响:温度升高,pH下降、$PaCO_2$升高均可使氧合血红蛋白解离曲线右移。pH每下降0.1,曲线右移3mm,反之左移3mm。

(2)受RBC内2,3-DPG影响:RBC内含有大量糖分解的中间产物2,3-DPG。一分子的2,3-DPG能与一分子Hb结合,形成HbDPG,释放出O_2,而且使Hb不易再与O_2结合。因此,2,3-DPG可使S曲线右移。氧离曲线移位的基准是以P_{50}即氧饱和度为50%时氧分压值,正常情况下pH=7.40,$PaCO_2$=40mmHg,BE=0,T 37℃时P_{50}为26.6mmHg,P_{50}<26mmHg S曲线左移,P_{50}>26.6mmHg S曲线右移。

(3)其他影响因素:肺泡弥散功能,心脏输出量,通气与血流比例等均可影响SpO_2数值。COHb与指甲油(蓝色)两种物质均可吸收波长为660nm可见红光,对光谱的吸收能力与HbO_2非常相似,故当有CO中毒和蓝指甲油染色时,可出现错误的高读数。病人躁动、传感器松动、手术时电灼,均可影响SpO_2正确读数。因此,临床上将不同规格和形状的传感器固定在不同的毛细血管搏动部位(如指、趾端甲床,耳垂、鼻翼、足背)以免影响结果。

(五)呼气末二氧化碳监测(end tidal carbon dioxide monitoring,PET CO_2)

呼气末二氧化碳指呼气终末部分气体中的PCO_2,用于估计$PaCO_2$高低,调节肺泡通气量。最常用的有红外线旁气流和主气流测定法,其他有质谱仪法和比色法等。影响PET CO_2因素有:

(1)大多数情况下可代替$PaCO_2$,但当VD/VT比值增大,呼吸频率增快的因素均可使PET CO_2低于$PaCO_2$。

(2)引起PET CO_2异常升高的原因:CO_2产生量增加,如体温升高等;CO_2排出障碍,如呼吸肌麻痹、神经疾病等引起通气不足等。

(3)导致PET CO_2异常降低的原因:CO_2产生减少,如低温、麻醉等,各种原因引起肺血流灌注显著减少如呼吸、心搏骤停,低心排血量,各种原因的肺动脉栓塞等;麻醉机或呼吸机衔接管脱落,气管插管误入食管等。临床上低温麻醉手术中,PET CO_2变化较体温变化更为敏感,在体外循环心内修补手术时,如果$PETCO_2$仍高,则应考虑是否为体循环和肺循环之间还存在着异常通道。当 PET CO_2 异常升高或降低时，应做血气分析检查，寻找原因并进行相应处理。

二、动脉血气与酸碱监测

血液气体分析有助于对呼吸状态进行全面而精确的分析，评价治疗效果，并参考调整呼吸机参数。血液气体分析已成为 ICU 病房常规的监测手段。而酸碱失衡是多种疾病发展的共同通道，因此血气分析与酸碱参数监测，对早期诊断、早期治疗均极为重要。

（一）血气分析参数正常值及临床意义

1. pH（血液酸碱度）是[H^+]的负对数 正常值：动脉血为 7.35~7.45。静脉血比动脉血低 0.03。

临床意义：pH 是一个综合性指标，反映血液酸碱平衡总的结果，仅此一项不能区分酸碱平衡紊乱的类型，但能反映酸碱失衡程度。人体能耐受的最低 pH 为 6.90，最高 pH 为 7.70，酸碱失衡时，如果 pH 变化较大，则对机体代谢和内脏功能均有明显影响。

2. $PaCO_2$（动脉血二氧化碳分压） 正常值为 35~45mmHg。临床意义：是唯一代表呼吸因素的指标，是衡量肺泡通气量是否适当的一个客观指标。$PaCO_2$ 轻度增高时可刺激呼吸中枢增加排出 CO_2，当 $PaCO_2$ 达 55mmHg 时即抑制呼吸中枢发生呼吸衰竭的危险，更高时出现 CO_2 麻醉、昏迷。

3. PaO_2（氧分压） 是指血浆中物理溶解 O_2 的张力。正常值为 80~100mmHg。临床意义：反映机体氧合状态的重要指标，对于缺氧的诊断和程度的判断有重要意义。PaO_2/FiO_2 为氧合指数。

4. AB（实际 HCO_3^-） 指实际测得的动脉血中 HCO_3^- 含量。正常值为 22~27mmol/L。受代谢和呼吸双重因素的影响。

5. 标准碳酸氢根（standard bicarbonate radical） 全血在标准状态下（体温为 37℃，HbO_2 100% 饱和，用 $PaCO_2$ 40mmHg 的气体平衡）所测得的血浆 HCO_3^- 含量。由于标准化后 HCO_3^- 不受呼吸因素的影响，因此 SB 是判断代谢因素的指标。在代谢性酸中毒时降低，在代谢性碱中毒时升高。正常值为 22~27mmol/L，平均为 24mmol/L。

临床意义：AB 与 SB 比较，可以反映呼吸因素和代偿程度。SB 与 AB 的关系：先考虑 SB 再考虑 AB。正常情况下，SB ≈ AB。若 SB 正常，SB>AB 为呼碱，SB<AB 为呼酸；若 SB↓≈ AB↓为代酸失代偿；若 SB↑≈ AB↑为代碱失代偿。

6. 碱剩余（base excess，BE） 指标准条件下，用酸或碱滴定 1L 全血标本至 pH 到 7.40 时所需的酸或碱的 mmol/L 数。正常范围为 −3.0~3.0mmol/L。临床意义：BE 不受呼吸因素的影响，完全代表代谢因素。代谢性酸中毒时 BE 负值增加；代谢性碱中毒时 BE 正值增加。临床可指导补碱量。

7. 阴离子间隙（anion gap，AG） 指血浆中未测定的阴离子（UA）与未测定的阳离子（UC）的差值。正常值是（12±2）mmol/L。AG 可增高也可降低，但增高意义较大，多以 AG>16mmol/L 作为判断是否有 AG 增高型代谢性酸中毒的界限。

（二）判断酸碱紊乱类型的“六步法”

1. 第一步：评价 pH pH<7.35 为失代偿性酸中毒。pH>7.45 为失代偿性碱中毒。pH 7.35~7.45 有三种情况：①正常，无酸碱失衡；②代偿了的酸碱紊乱；③互相抵消的酸碱紊乱，可能是两种、三种，pH 变化方向相反而相互抵消表现为“正常”，如代酸＋代碱、呼酸＋代碱等。单纯酸碱平衡紊乱，继发性代偿变化一定小于原发性失衡，pH变化与原发的失衡一致；若存在两种以上的酸碱失衡，pH变化与主要的失衡一致。

2. 第二步：评价换气状态 $PaCO_2$>45mmHg，提示呼吸性酸中毒。$PaCO_2$<35mmHg，提示呼吸性碱中毒。

3. 第三步：评价代谢过程 根据AB、SB或BE值判断。若原发性HCO_3^-升高，为代谢性碱中毒，若HCO_3^-原发性降低，为代谢性酸中毒。

4. 第四步：判断原发还是继发，分清单纯还是混合 分析要点：

（1）首先结合病因、临床表现、治疗药物等判断，其次从$PaCO_2$与HCO_3^-变化规律判断：①无代偿，仅$PaCO_2$或HCO_3^-有变化；②部分代偿，$PaCO_2$和HCO_3^-均异常，pH异常，原发失衡决定pH变化；③完全代偿，$PaCO_2$和HCO_3^-均异常，pH正常。当pH在7.35~7.40，可以认为是原发性酸中毒；而pH在7.40~7.45，提示原发性碱中毒。多数情况下，当$PaCO_2$、HCO_3^-均异常时，一个反映原发性异常，另一个反映代偿性异常。

（2）$PaCO_2$和HCO_3^-呈相反变化必有混合性酸碱平衡紊乱。$PaCO_2$↑HCO_3^-↓肯定有呼酸+代酸，$PaCO_2$↓HCO_3^-↑肯定有呼碱+代碱。

（3）pH<7.25，应考虑呼酸+代酸。

（4）$PaCO_2$>60mmHg，pH>7.4，应考虑呼酸+代碱，$PaCO_2$>75mmHg，pH正常，考虑呼酸+代碱。

（5）判断三重混合性酸碱平衡紊乱，需要有AG值。

5. 第五步：评价氧合状态 PaO_2正常值为80~100mmHg。轻度低氧血症：PaO_2在60~80mmHg，SaO_2在91%~96%；中度低氧血症：PaO_2在40~60mmHg，SaO_2在75%~91%；重度低氧血症：PaO_2<40mmHg，SaO_2<75%。

6. 第六步：作出结论 结论应包括：代偿程度、原发异常和氧合状态。如"部分代偿的呼吸性酸中毒伴中度低氧血症"。

（三）血气分析标本的采集

1. 血气分析标本的留取 血样为动脉血或混合静脉血，抽取动脉血气标本时需用肝素稀释液湿润注射器，抽血前排尽空气和肝素液，以免影响结果。选择合适的动脉穿刺部位，一般在动脉搏动最明显处进针采血2ml。注意拔针后立即将针头斜面刺入橡皮塞内，以免空气进入而影响结果；若注射器内有气泡应尽快排出。采集的血气标本应立即送检，以免结果误差。

2. 影响血气分析结果的因素 包括：①心理因素：病人因紧张恐惧诱发快速呼吸可发生过度通气而导致$PaCO_2$降低，若病人害怕疼痛而屏气，可导致$PaCO_2$升高。②采血时机要合适：如呼吸机参数调整后使血气平衡需要20~25min，不宜过早采血。③标本留取：注射器内不得留有空气，标本抽出后立即隔绝空气，空气进入血标本会使血中PaO_2明显上升，$PaCO_2$降低而出现误差。④血标本送检时间：不能及时检测，应将标本置于碎冰块中或冰箱内贮藏，最长不能超过2h。室温下过久，血细胞代谢会使标本的PaO_2降低、$PaCO_2$升高，pH下降。

（四）动脉穿刺置管术

1. 适应证 重度休克须经动脉注射高渗葡萄糖液及输血输液等；某些特殊的检查如选择性动脉造影及左心室造影等；重危及大手术后有创血压监测；施行某些特殊治疗，如动脉注射抗癌药物行区域性化疗、主动脉球囊反搏等；需动脉采血检查，如血气分析。

2. 禁忌证 出血倾向、局部感染、侧支循环差。

3. 用物 治疗盘、无菌注射器及针头、肝素注射液、利多卡因溶液、无菌手套。动脉穿刺插管包：弯盘1个、洞巾1块、纱布4块、2ml注射器1个、动脉穿刺套针1根，另加无菌三通开关及相关导管、动脉压监测仪等。

4. 动脉穿刺部位 选择动脉置管部位选择：首选桡动脉（插管前需进行Allen试验）。其次为股动脉、肱动脉及足背动脉等。

5. 操作步骤 包括：①充分暴露穿刺部位，局部皮肤常规消毒。②术者戴无菌手套、铺洞巾。若仅穿刺，则不必戴手套而用碘伏消毒术者左手示指、中指指端。③于动脉搏动最明显处，用消毒后的两手指上下固定欲穿刺的动脉进针。④右手持注射器或动脉插管套针（预先用稀释肝素水湿润）。将穿刺针与皮肤呈15°~30°角朝近心方向斜刺，见鲜红动脉血回流即固定注射器，待注射器内动脉血回流至所需量即可拔针；若行动脉插管，则应取出针芯，如见动脉血喷出，应立即将外套管继续推进少许，使之深入动脉腔内以免脱出，根据需要接上动脉压监测仪或动脉加压输血装置等。如拔出针芯后无回血，可将外套管缓慢后退，直至有动脉血喷出，若无，则将套管退至皮下插入针芯，重新穿刺。⑤操作完毕，迅速拔针，用无菌纱布压迫针眼至少5min，以防出血。

6. 注意事项 包括：①严格无菌操作，以防感染。②置管时间原则上不超过4d，以预防导管源性感染。拔管后压迫局部，防止出血。③留置的导管用稀释的肝素液（浓度2U/ml）持续冲洗（3ml/h），保证管道通畅，避免局部血栓形成或远端栓塞。定时观察动脉穿刺部位有无肿胀、出血，导管有无脱落，以及肢端皮肤的颜色、温度等。

能力检测

简答题

1. 呼吸功能监测包括哪些项目？
2. 血气分析各项指标的临床意义是什么？

（张 路 郭 强）

任务四 循环系统监测技术

学习目标

知识目标：掌握心电图导联电极放置位置，掌握各种监测的影响因素及临床意义，熟悉心电监测的故障排除，了解无创监测的方法。

能力目标：能及时为医护人员提供警报，及时把握救治机会，预防心脏衰竭的发生。

素质目标：具备珍惜生命、爱护生命的责任意识，形成“时间就是生命”的急救意识。

案例导入

某天晚间1名心肺复苏成功的男性病人，需进监护室进行监护，作为监护室护士，如何为病人做好无创监测？

循环功能监测适应各科危重病人，可分无创和有创两大类。无创性循环功能监测指应用对组织器官没有机械损伤的方法，经皮肤或黏膜等途径间接获取有关心血管功能的各项参数，具有安全、操作简便、可重复等优点。如自动化无创动脉压监测（noninvassive blood pressure，NIBP）、心电图等，是常用的监测手段。有创性循环功能监测是指经体表插入各种导管或探头到心脏和（或）血管腔内，利用各种监测仪或装置直接测定各项生理参数的监测方法，如中心静脉压监测、漂浮导管等。

一、无创监测

血流动力学监测（hemodynamic monitoring）是指根据物理学定律，结合病例和生物学概念，对循环系统中血液运动的规律进行定量、动态、连续的测量和分析，得到的数据不仅为危重病人提供诊断资料，而且能及时反映病人的治疗效果，从而使病人得到及时、正确而合理的救治。血流动力学监测可分为无创和有创两大类，最常用的无创血流动力学监测有无创血压监测、心电图等。

（一）心电图监测

心电图（electrocardiogram，ECG）主要反映心脏激动的电生理活动。对各种类型的心律失常，具有独特的诊断价值。特征性的心电图改变和演变是诊断心肌梗死最可靠和最实用的方法。供血不足、药物影响及电解质异常，都可通过心电图的特征性改变来提示。因此，心电监护被列为ICU常规的监测手段。

1. 临床意义 包括：①及时发现心律失常：危重病人的各种有创的监测和操作、检查和治疗、酸碱失衡和电解质紊乱等均可引起心律失常，严重时，会引起血流动力学改变。心电图监测对发现心律失常、识别心律失常的性质、判断抗心律失常药物的治疗效果，有重要临床意义。②心肌缺血或心肌梗塞：血管的痉挛、狭窄、闭塞等均可引起心肌缺血导致心律失常发生。心率的增快使心肌耗氧量增加，会引起或加重心肌缺血。③监测电解质改变：危重病人在治疗过程中，易发生电解质紊乱，如低钾、低钙等，电解质紊乱严重时会表现出心电图的改变。持续心电监测对早期发现有重要意义。④观察起搏器的功能：对于安装临时或永久起搏器病人，监测心电图，对于观察心脏起搏器的起搏与感知功能非常重要。⑤手术监护：各种手术，特别是心血管手术或手术中应用高频电刀时应做心电监护，以免发生意外。各种特殊检查（心包穿刺、纤维支气管镜等）、治疗等也应做好心电监护。

模拟导联心电监护仅仅是为了监测心率、心律变化，不应以此去分析ST段异常或试图更详细地解释心电图，也不作为诊断心脏器质性病变的依据。如有必要应及时做12导联心电图以助分析诊断。

2. 心电图监测

（1）12导联或18导联心电图：是用心电图进行描记而获得的即时心电图，12导联心电图包括3个标准肢体导联，即Ⅰ、Ⅱ和Ⅲ导联，即aVR、aVL和aVF导联；6个胸导联，即V_1、V_2、V_3、V_4、V_5、V_6导联。18导联心电图是在12导联心电图基础上增加了6个胸导联，即V_{3R}、V_{4R}、V_{5R}、V_7、V_8、V_9导联。

（2）动态心电图：可分为分析仪和记录仪两部分。可随身携带的小型心电图磁带记录仪，通过胸部皮肤电极可24h记录心电图的波形，观察心脏不同状态下的心电图变化。其分析仪可应用微机进行识别。Holter（24h动态心电图）监测主要用于冠心病和心律失常诊断，也可用于监测起搏器工作情况、寻找晕厥原因及观察应用抗心律失常药物效果。但由于心电异常只能通过回顾性分析，不能反映出即时的心电图变化，因此，不能用于危重症病人连续、实时的心电图监测。

（3）心电监护系统：是通过心电监护仪连续、动态反映心电图的变化，对及时发现心电图异常起非常重要的作用，是 ICU 最常用的心电图监测方法。由多台床旁心电监护仪、计算机、打印机及心电图分析仪等构成心电监护系统。

3. 心电导联电极放置位置

（1）标准肢体导联（图 3-4-1）：属于双电极导联。Ⅰ导联为左上肢（+），右上肢（-）；Ⅱ导联为左下肢（+），右上肢（-）；Ⅲ导联为左下肢（+），左上肢（-）。

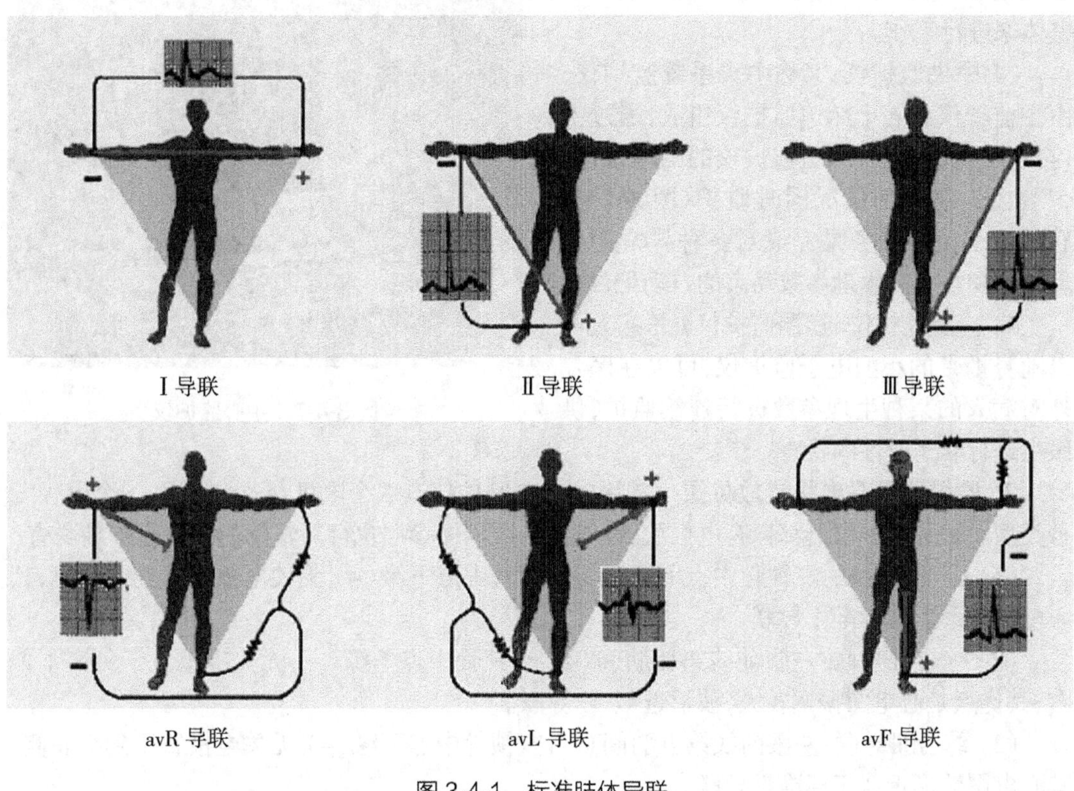

图 3-4-1 标准肢体导联

（2）加压肢体导联：属于单极导联。aVR、aVL 与 aVF 导联探查电极分别置于右腕部、左腕部及左足部。探查电极分别置于右腕部、左腕部及左足部。

（3）胸前导联（图 3-4-2）：属于单极导联。导联 V_1 电极置放于胸骨右缘第 4 肋间，V_2 置放于胸骨左缘第 4 肋间，V_4 置放于左侧锁骨中线与第 5 肋间交界处，V_3 导联电极位于 V_2 与 V_4 的中点，V_5 位于左侧腋前线与 V_4 同一水平，V_6 位于左腋中线与 V_4、V_5 同一水平，V_7 位于左腋后线与第 5 肋间相交处，V_8 位于左肩胛线与第 5 肋间相交处，V_9 位于第 5 肋间同水平脊柱左缘，V_{4R} 位于右锁骨中线与第 5 肋间相交处，V_{3R} 在 V_1 与 V_{4R} 的中点，V_{5R} 位于右腋后线与第 5 肋间相交处。

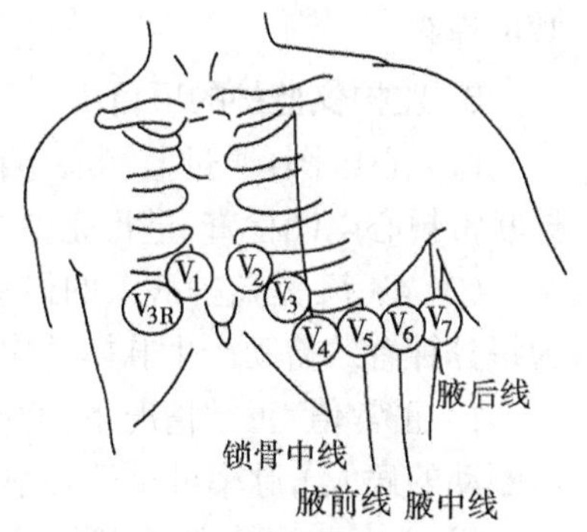

图 3-4-2 胸前导联

（二）监护仪使用

1. 监护仪分类

（1）根据结构分为4类：便携式监护仪、插件式监护仪、遥测监护仪、Holter心电监护仪。

（2）根据功能分为3类：床边监护仪、中央监护仪、离院监护仪（遥测监护仪）。

1）床边监护仪：是设置在病床边与病人连接在一起的仪器，能够对病人的各种生理参数或某些状态进行连续的监测，予以显示报警或记录，它也可以与中央监护仪构成一个整体来进行工作。

2）中央监护仪：又称中央系统监护仪，由主监护仪和若干床边监护仪组成，通过主监护仪可以控制各床边监护仪的工作，对多个被监护对象的情况同时监护（图3-4-3）。它的一个重要任务是完成对各种异常的生理参数和各病区生理参数动态的自动记录。

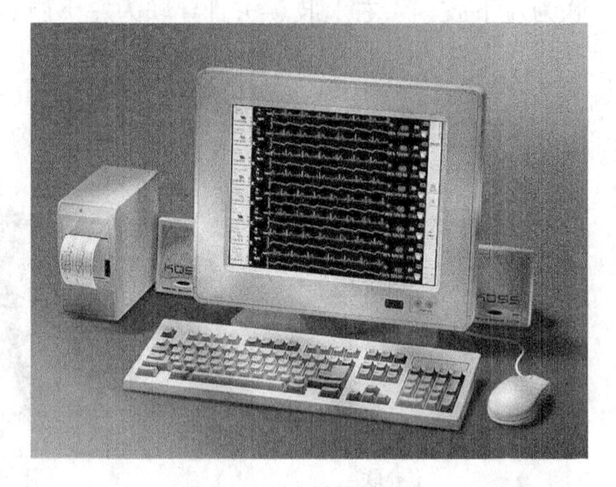
图3-4-3 中心监护仪

3）离院监护仪（遥测监护仪）：是病人可以随身携带的小型电子监护仪，可以在医院外对病人的某种生理参数进行连续监护，供医生进行非实时性的检查。

2. 监护仪导联电极置放位置 常用的心电监护仪有3个电极、4个电极和5个电极三种类型。每种监护仪器都标有电极放置示意图，可具体参照执行。常用的综合监护导联有：

（1）综合Ⅰ导联：左锁骨中点下缘（+），右锁骨中点下缘（-），无关电极置于剑突右侧，其心电图波形近似标准Ⅰ导联。

（2）综合Ⅱ导联：左腋前线第四肋间（+），右锁骨中点下缘（-），无关电极置于剑突下偏右，其优点是心电图振幅较大，波形近似V_5导联。

（3）综合Ⅲ导联：左腋前线第五肋间（+），左锁骨中点下缘（-），无关电极置于剑突右侧，其心电图波形近似于标准Ⅲ导联。

（4）改良的胸前导联（CM导联）：为双电极导联，是临床监护中常选用的导联连接方法。正极置于胸前导联（V_1~V_6）位置，负极置于胸骨上缘或右锁骨附近。CM5、CM6因其不影响手术切口消毒，成为手术病人监护的理想导联选择，同时也是监测左心室壁心肌缺血的理想监护导联。

3. 监护仪监护的项目

（1）心电图：通过监测心电图，观察各波形，分析各段有无异常情况，以便及时进行12导联常规心电图检查，进行完整综合的判断，协助疾病诊断，指导心脏和QRS波型态。

（2）心率：是监护病人的最基本的指标之一。心率是指心脏每分钟跳搏动的次数，脉率为每分钟有效搏动产生脉搏的次数。

1）正常值：正常情况下，心率等于脉率，在心脏功能不好或行心律紊乱的情况下（如心房颤动的病人），脉率可小于心率。不同年龄段心率的正常值详见表3-4-1。

2）心率监测的意义：判断心输出量：心率对心输出量影响很大，心输出量等于每搏输出量与心率的乘积，在一定的范围内，随着心率的增加心排出量会增加，但当心率太快（>160次/min）时，由于心室舒张期缩短，心室充盈不足，每搏输出量减少，而使心排血量减少。心

表 3-4-1 不同年龄段心率正常值

年龄段	心率（次 /min）	年龄段	心率（次 /min）
成人	60~100	1 岁以下小儿	110~130
2~3 岁小儿	100~120	新生儿	120~140

率减慢（<50 次 /min）时，由于心搏次数减少而使心输出量减少。进行性心率减慢是心脏停搏的前期。求算休克指数：失血性休克时，心率改变是最敏感的，故严密监测心率的动态变化，对早期发现失血极为重要。休克指数 =HR/SBP。血容量正常时，两者之比应等于 0.5，休克指数等于 1 时，提示失血量在 20%~30%。休克指数大于 1 时，提示失血量在 30%~50%。估计心肌耗氧：心肌耗氧（MVO_2）与心率的关系极为密切。心率快慢与心肌耗氧大小呈正相关。心率与收缩压的乘积（Rpp）反映心肌耗氧情况，Ppp=SBP × HR。

（3）呼吸：呼吸功能的监测主要包括呼吸的频率、节律，如观察病人有无潮式呼吸、呼吸暂停、浅慢呼吸，以维持病人良好的呼吸状态。正常的呼吸频率为（20 ± 2）次 /min。但小儿的年龄不同，呼吸频率也不同。新生儿 40~50 次 /min；1 岁以内，30~40 次 /min；2~3 岁，25~30 次 /min；4~7 岁，20~25 次 /min；7 岁以上同成年人。

（4）血压：血压是危重病人监护的重要项目之一，及时、准确地监测血压的动态变化，有助于判断病人体内血容量、心肌收缩力及外周血管压力等病情变化。监护界面血压报警限设置详见表 3-4-2。

表 3-4-2 不同年龄段血压报警限设置

项目	成人（mmHg）	小儿（mmHg）	新生儿（mmHg）
收缩压高限	160	120	90
收缩压低限	90	70	40
平均压高限	110	90	70
平均压低限	60	50	25
舒张压高限	90	70	60
舒张压低限	50	40	20

注：1mmHg=0.133kPa

1）无创动脉测压：手动测压法虽然具有操作方便、费用低、便于携带等优点，但由于不能连续监测动脉血压及设定报警上下限，且可因袖套或听诊器等因素而产生误差，因此，在急危重症病人监测中并不适宜。目前，在急诊与 ICU 广泛应用的测量动脉血压的方法是自动测压法。①自动间断测压法：又称自动无创伤性测压（automated noninvasive blood pressure，ANIBP 或 NIBP），是临床应用最为广泛的一种动脉血压监测方法，主要采用振荡技术通过充气泵定时地使袖带充气和放气来测定血压，能够自动定时显示出收缩压、舒张压、平均动脉压和脉率，且当血压超过预设的报警上限或低于报警下限显示能够自动报警，其对伪差的检出较可靠，如肢体抖动时充气即暂停，继而自动重新开始进行重启测压。②自动连续测压法：主要是通过红外线、微型压力换能器或光度测量传感器等实现对瞬时血压的测量，可以反映每个心动周期动脉血压的变化，但由于需要与标准的 NIBP 法校对，因而尚未在临床上得到广泛的应用。

2）决定血压的因素：①心输出量：正常成人在安静状态下，心脏每分钟泵血4000~6000ml，即心输出量。心输出量等于每搏输出量乘以心率。在外周阻力、心率不变的情况下，每搏输出量增大，心缩期泵入主动脉的血量增加，收缩压明显升高；心舒期大动脉存留的血量有所增加，舒张压升高，但不如收缩压明显；因而脉压增大。在外周阻力、每搏输出量不变的情况下，心率增快，血压升高，但收缩压升高不如舒张压明显，脉压减小。②外周阻力：主要是小动脉对血流的阻力，其次为毛细血管，与血管的口径有关。正常情况下，小动脉呈部分收缩状态，既不是完全舒张，也不是完全收缩，当血管的口径发生变化，就可影响血压的高低，并成为决定舒张压的最主要因素。③循环血容量：多数成人的循环血容量约为5000ml，且维持恒定。当血量增加时，收缩压和舒张压均上升；反之，出血会使血压下降。失血量占全身血容量的20%时，收缩压会下降30mmHg。④血液的黏滞度：由组成血液的成分决定，影响血液通过血管的难易，血液越黏稠，血压越高。⑤动脉壁的弹性：大动脉的弹性扩张可以缓冲血压，随着年龄的增长，血管的弹性减弱，缓冲能力下降，心脏泵血对抗较大阻力，收缩压升高，舒张压下降，脉压增加。在完整的机体中，血压由以上5个因素相互调节，调节中枢是位于脑干的血管运动中枢。血压能够反映心室后负荷、心肌耗氧及周围血管阻力。虽然血压能反映循环功能，但不是唯一指标，因为组织灌注取决于血压和周围血管阻力两个因素。若血管收缩，血压虽高，而组织血液减少，故此判断循环功能不能单看血压，应结合临床多项指标，综合分析。

3）血压监测的临床意义：①收缩压（systolic blood pressure，SBP）：重要性在于克服各脏器临界关闭压，保证脏器的供血。如肾脏的临界关闭压为70mmHg，当收缩压低于此值时，肾小球滤过率减少，发生少尿。②舒张压（diastolic blood pressure，DBP）：重要性在于维持冠状动脉灌注压（coronary perfusion pressure，CPP），CPP等于DBP和左心室舒张期末压（left ventricular end diastolic pressure，LVEDP）的差值。③平均动脉压（mean arterial pressure，MAP）：是心动周期血管内平均压力。MAP=DBP+1/3脉压=（2DBP+SBP）×1/3。MAP与心排血量和体循环血管阻力有关，是反映脏器组织灌注的良好的指标之一。MAP正常值为60~100mmHg，受收缩压和舒张压双重影响。

4. 心电监护的适应证 由于普通心电图只能记录某一段时间的心电活动，故价值有限。而心电监护系统可以连续实时观察并分析心脏活动情况，是心血管病十分有价值的监视病情的手段。

（1）心肺复苏：心肺复苏（cardio-pulmonary resuscitation，CPR）过程中的心电监护有助于分析心搏骤停的原因和指导治疗（如除颤等）；监测体表心电图可及时发现心律失常；复苏成功后应监测心律、心率变化，直至稳定为止。

（2）心律失常高危病人：许多疾病在发展过程中可以发生致命性心律失常。心电监护是发现严重心律失常、预防猝死和指导治疗的重要方法。

（3）危重症心电监护：如心肌炎、心肌病、心力衰竭、心源性休克、严重感染、预激综合征和心脏手术后等。对接受了某些有心肌毒性或影响心脏传导系统药物治疗的病人，亦应进行心电监护。此外，各种危重症伴缺氧、电解质和酸碱平衡失调（尤其钾、钠、钙、镁）、多系统脏器衰竭，皆应进行心电监护。

（4）某些诊断、治疗操作：如气管插管、心导管检查、心包穿刺时，均应发生心律失常，导致猝死，因此必须进行心电监护。

有条件的医院，一般在冠心病监护病室（coronary care unit，CCU）及重症监护病室

(intensive care unit,ICU)均配备有心电监护设备。有的监护系统还同时有体温、血氧饱和度、呼吸频率、有创或无创血压监测功能。有的便携式心电监护仪还同时配备有除颤仪,便于临床抢救使用。

5. 心电监护仪使用的注意事项

(1) 选择最佳的监护导联放置部位,以获得清晰的心电图波形。若存在有规则的心房活动,则应选择P波显示较好的导联。QRS波振幅应大于0.5mV,以触发心率计数。为了不影响常规心电图检查,胸电极不宜放在V_1~V_6导联的位置,且最好应避开心脏听诊、电复律等位置。

(2) 每天检查ECG电极贴片是否刺激皮肤。若有过敏表现,及时更换电极或改变位置;如果电极粘贴正确,而ECG波形不清晰,可考虑更换导联。病人做磁共振检查时应取下电极片,以免造成皮肤灼伤。

(3) 不要在同一肢体上同时进行血氧饱和度监测和NIBP测量,因为在NIBP测量时对血流的阻断会影响氧饱和度监测的值。

(4) 对于有严重凝血机制障碍的病人,由于肢体和袖带摩擦处有皮肤出血的危险,要根据具体情况决定是否进行自动血压测量。不可在局部皮肤破损或预期会发生损伤的肢体进行NIBP测量。

(5) 不要在有静脉输液或留置导管的肢体上测量血压。

(6) 监护仪及其传感器表面可用医用酒精擦拭,自然风吹干或用洁净、干爽的布清洁。袖带可以高压灭菌,或者浸入消毒液灭菌,但切记要取出橡胶袋。

6. 心电监护仪的故障排除、保养及维护

(1) 心电监护仪的故障排除

1) 开机无显示:①故障现象:当打开仪器时,屏幕无显示,指示灯不亮;外接电源时,电池电压低报警,然后机器自动关机;未外接电池时,电池电压低报警,然后自动关机,即使给机器充电也无用。②检查方法:Ⅰ.在仪器接交流电的情况下,检查12V电压是否偏低。该故障报警说明电源板上输出电压检测部分检测到电压偏低,可能为电源板检测部分故障或电源板输出故障,也可能是后端负载电路故障引起。Ⅱ.在装有电池时,此现象说明监护仪工作在电池供电状态,且电池电量基本用完,显示屏显示未正常工作。可能原因是220V电源插座本身无电,或保险丝烧断。Ⅲ.未外接电池时,判断可能是充电电池坏了,或者电源板/充电控制板故障引起电池无法充电。③排除方法:确保所有连接部位连接良好,接通交流电给仪器充电。

2) 白屏、花屏:①故障现象:开机有显示,但出现白屏、花屏。②检查方法:白屏、花屏说明显示屏有逆变器供电,但是无主控板的显示信号输入。可在机器后面VGA输出口外接显示器,若输出正常,可能为显示屏坏或显示屏到主控板接线接触不良;若VGA无输出,可能为主控板故障。③排除方法:更换显示器,或检查主控板接线是否稳固。VGA无输出时,需更换主控板。

3) ECG无波形:①故障现象:接上导联线而无心电波性,显示屏上显示“电极脱落”或“无信号接收”。②检查方法:第一,检查导联模式,可能是五导模式但是只用了三导的接法。第二,再确认心电极片贴放位置,在心电极片质量无问题的前提下,将此心电电缆线与其他机器上的互换,以确认是否心电电缆故障,是否电缆老化或插针断。第三,若排除心电电缆故障,可能原因为参数插座板上的“ECG信号线”接触不好,或心电板、心电板主控板连线板、主控板故障。③排除方法:A. 检查所有心电导联外接部位(与人体相接触的三/五根延长线到心电插头上相应的三/五根触针之间应导通,若电阻为无穷大,表明导联线断路,则应更换导联线。B. 如心电显示波形通道显示“无信号接收”,则表示心电测量模块与主机通讯有问题,关机再开机后仍有此提示,需与供应商联系。

(2)监护仪的保养及维护

1)保持监护仪在日常使用中的清洁,若遇污染,应按仪器使用说明书建议使用的消毒剂与消毒方法进行消毒。

2)设专人管理,保证监护仪的正常使用。

3)监护仪应放置在固定位置,便于清点与使用,并妥善保管好仪器使用说明书。

4)定期对监护仪的各项检测指标进行稳定性测试,并保存好合格记录。

5)监护仪出现故障时,应及时与维修人员联系进行检修,并保存好维修记录。

6)设有各类监护仪的操作规程(使用说明)及故障排除程序,便于护士使用。

7)设有监护仪的使用、保养、维修机消毒记录。

8)制定对护士进行监护仪使用及心电图识别等相关技能、知识培训的计划,并保存实施及考核记录。

9)监护仪用毕,应按操作规程要求进行清洁与消毒;待用的监护仪每周应检查、清洁保养。

(三)无创心排出量检测

心排出量(cardio output,CO)是指一侧心室每分钟射出的血液总量。正常人左右心室的射血量基本相等。CO是反映心脏泵血功能的重要指标,对评价心功能、补液与药物治疗均具有重要意义。

1. 胸腔生物阻抗法(thoracic electrical bioimpedance,TEB) 是采用生物电阻抗技术测量每个心动周期胸腔电阻抗值的变化,其改变主要与心脏、大血管血流的容积密切相关。通过公式计算可以得出CO的数值。该方法操作简单,使用安全,准确性较高,重复性好,可长时间连续监测,并可与计算机相连动态地检测CO的变化,现已成为一种实用的无创心功能监测方法(图3-4-4)。但其抗干扰能力差,易受病人呼吸、心律失常及操作等因素影响,有时很难进行鉴别,因而在一定程度上限制了其在临床的广泛应用。

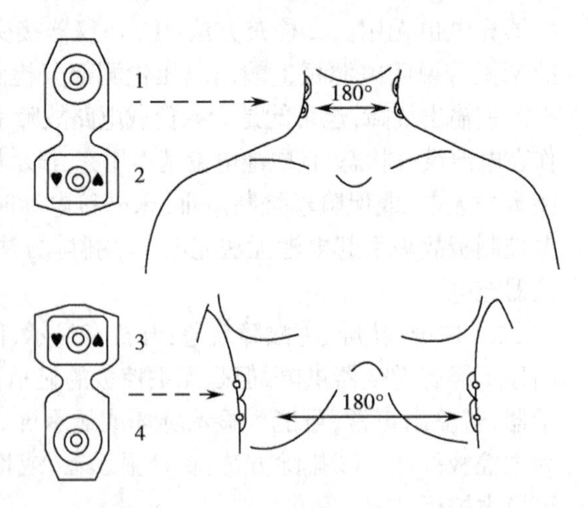

图3-4-4 胸腔生物阻抗电极贴放位置

2. 多普勒心排出量监测 是通过多普勒超声技术测量红细胞的移动速度来计算主动脉血流,进而计算出CO,实现连续性的CO监测。根据超声探头置放位置不同可分为经食管和经气管两种途径。此种方法测定CO的前提是升主动脉与降主动脉的血流分配比例恒定。为确保测量的准确性,探头的声波方向与血流方向的夹角不能超过20°,对探头的放置位置要求较高,故对于躁动及不合作的病人,不适宜使用此法。此外,有严重出血倾向及气管或食管疾患病人亦不适合。

(四) 脉搏氧饱和度(SpO_2)监测

SpO_2 监测是利用脉搏氧饱和度仪(pulse oximeter, POM)测得的病人血氧饱和程度(图 3-4-5),从而间接判断病人的氧供情况。其现被视为第五生命体征监测,且能够无创、持续经皮监测血氧饱和度。临床上 SpO_2 与 SaO_2 有显著的相关性,相关系数为 0.90~0.98,故被广泛应用于多种复合伤及麻醉过程中监测。

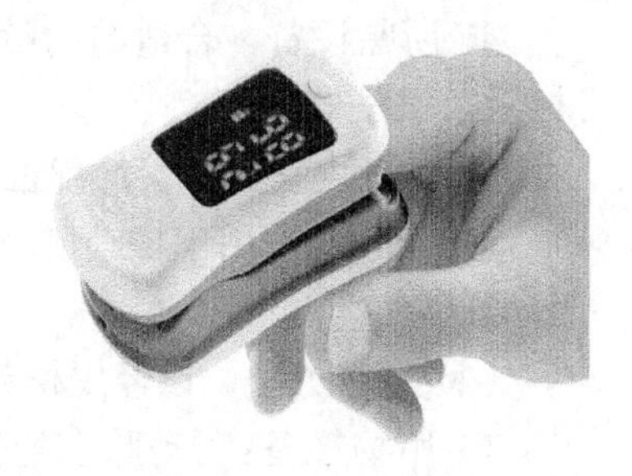

图 3-4-5 脉氧饱和度

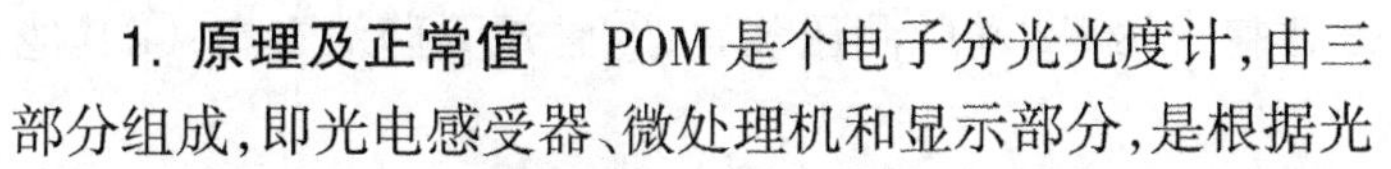

1. 原理及正常值 POM 是个电子分光光度计,由三部分组成,即光电感受器、微处理机和显示部分,是根据光电比色的原理,利用不同组织吸收光线的波长不同而设计的。HbO_2 可吸收可见红光(波长 660nm),Hb 可吸收红外线(波长 940nm),一定量的光线传到分光光度计探头,随着动脉搏动吸收不同的光量。光线通过组织后转变为电信号,经微机放大处理后,将光强度数据换算成氧饱和度百分比,按以下公式计算:$SpO_2=HbO_2/(HbO_2+Hb)\times 100\%$;正常值为 96%~100%。

2. 临床意义 通过 SpO_2 监测,间接了解病人 PO_2 高低,以便了解组织的氧供情况。

二、有创监测

学习目标

知识目标: 掌握有创监测的概念、适应证;熟悉有创监测中的注意事项;掌握传感器调零的意义及方法。熟悉有创动脉压监测与中心静脉压监测的适应证。熟悉肺动脉漂浮导管常用监测指标的意义。了解各种有创监测方法的原理。

能力目标: 通过学习,在以后的重症监护工作中,能更好地运用各种有创监测方法,配合医生进行操作,做好监测管道的日常维护工作。

素质目标: 具备珍惜生命、爱护生命的责任意识,形成"时间就是生命"的急救意识。

案例导入

SICU 刚刚收治了一位高龄胃穿孔术后的病人,气管插管接呼吸机辅助呼吸中,心电监护提示病人 HR 126 次 /min,BP 73/39mmHg,SpO_2 93%。该病人既往有慢性心功能不全病史,如果你是 SICU 的一名护理人员,你将依靠何种手段来判断病情,并准确地监测病人的生命体征?

(一) 有创动脉血压监测

1. 原理 是将动脉导管置入动脉内直接测量动脉内血压的方法。正常情况下有创动脉血压比无创血压高 2~8mmHg,危重病人可高 10~30mmHg。

2. 适应证 适用于休克、重症疾病、严重的周围血管收缩、进行大手术或有生命危险手术病人的术中和术后监护、其他存在高危情况病人的监护。

3. 优点

(1) 直接动脉压力监测为持续的动态变化过程,不受人工加压、袖带宽度及松紧度影响,准确可靠,随时取值。

(2) 可根据动脉波形变化来判断分析心肌的收缩能力。

(3) 病人在应用血管活性药物时,可及早发现动脉压的突然变化。

(4) 反复采集动脉血气标本,减少病人痛苦。

4. 所需设备 合适的动脉导管,充满液体带有开关的压力连接管,压力换能器,连续冲洗系统,电子监护仪。

5. 动脉内置入导管的部位及方法

(1) 部位:常用于桡动脉、股动脉、腋动脉、肱动脉、足背动脉,其中首选桡动脉,其次为股动脉。

(2) 置管方法 以经皮桡动脉穿刺置管法为例。

1) 用物准备:①动脉套管针(根据病人血管粗细选择)、12号或16号普通针头,5ml注射器、无菌手套、无菌治疗巾及1%普鲁卡因;②动脉测压装置;③常规无菌消毒盘;④其他用物:小夹板及胶布等。

2) 病人准备:①向病人解释操作目的和意义,以取得其配合。②检查尺动脉侧支循环情况。对于Allen试验阴性者,可行桡动脉置管。③前臂与手部常规备皮,范围约为2cm×10cm,应以桡动脉穿刺处为中心。

3) 穿刺与置管:①病人取平卧位,前臂伸直,掌心向上并固定,腕部垫一小枕手背屈曲60°。②摸清桡动脉搏动,常规消毒皮肤,术者戴无菌手套,铺无菌巾,在桡动脉搏动最清楚的远端用1%普鲁卡因做浸润局麻至桡动脉两侧,以免穿刺时引起桡动脉痉挛。③在腕褶痕上方1cm处摸清桡动脉后,用粗针头穿透皮肤做一引针孔。④用带有注射器的套管针从引针孔处进针,套管针与皮肤成30°角,与桡动脉走行相平行进针,当针头穿过桡动脉壁时有突破坚韧组织的脱空感,并有血液呈搏动状涌出,证明穿刺成功。此时即将套管针放低,与皮肤成10°角,再将其向前推进2mm,使外套管的圆锥口全部进入血管腔内,用手固定针芯,将外套管送入桡动脉内并推至所需深度,拔出针芯。⑤将外套管连接测压装置,将压力传感器置于无菌治疗巾中防止污染。第24h局部消毒并更换1次治疗巾。⑥固定好穿刺针,必要时用小夹板固定手腕部。

6. 动脉内压力图形的识别与分析 正常动脉压力波形:正常动脉压力波分为升支、降支和重搏波。升支表示心室快速射血进入主动脉,至顶峰为收缩压,正常值为100~140mmHg;降支表示血液经大动脉流向外周,当心室内压力低于主动脉时,主动脉瓣关闭与大动脉弹性回缩同时形成重搏波。之后动脉内压力继续下降至最低点,为舒张压,正常值为60~90mmHg。从主动脉到周围动脉,随着动脉管径和血管弹性的降低,动脉压力波形也随之变化,表现为升支逐渐陡峭,波幅逐渐增加,因此股动脉的收缩压要比主动脉高,下肢动脉的收缩压比上肢高,舒张压所受的影响较小,不同部位的平均动脉压比较接近。

7. 监测注意事项 注意压力及各波形变化,严密观察心率、心律变化,注意心律失常的出现,及时准确地记录生命体征。如发生异常,准确判断病人的病情变化,及时报告医生进行处理,减少各类并发症的发生。

8. 测压时注意事项 直接测压与间接测压之间有一定的差异,一般认为直接测压的数值比间接法高出5~20mmHg;不同部位的动脉压差,仰卧时,从主动脉到远心端的周围动脉,收缩压依次升高,而舒张压依次降低;肝素稀释液冲洗测压管道,防止凝血的发生;校对零点,换能器的高度应与心脏在同一水平;采用换能器测压,应定期对测压仪校验。

9. 临床护理

(1) 严防动脉内血栓形成:除以肝素盐水持续冲洗测压管道外,尚应做好以下几点:

1) 每次经测压管抽取动脉血后,均应立即用肝素盐水进行快速冲洗,以防凝血。

2) 管道内如有血块堵塞时应及时予以抽出,切勿将血块推入,以防发生动脉栓塞。

3）动脉置管时间长短也与血栓形成呈正相关，在病人循环功能稳定后，应及早拔出。

4）防止管道漏液，如测压管道的各个接头应连接紧密。压力袋内肝素生理盐水袋漏液时，应及时更换，各个三通应保持良好性能，以确保肝素盐水的滴入。

（2）保持测压管道通畅

1）妥善固定套管、延长管及测压肢体，防止导管受压或扭曲。

2）应使三通开关保持在正确的方向。

（3）严格执行无菌技术操作

1）穿刺部位每24h用安尔碘消毒及更换敷料1次，并用无菌透明贴膜覆盖，防止污染。局部污染时应按上述方法及时处理。

2）自动脉测压管内抽血化验时，导管接头处应用安尔碘严密消毒，不得污染。

3）测压管道系统应始终保持无菌状态。

（4）防止气栓发生：在调试零点、取血等操作过程中严防气体进入桡动脉内造成气栓形成。

（5）防止穿刺针及测压管脱落：穿刺针与测压管均应固定牢固，尤其是病人躁动时，应严防被其自行拔出。

10. 并发症监护

（1）远端肢体缺血：引起远端肢体缺血的主要原因是血栓形成，其他如血管痉挛及局部长时间包扎过紧等也可引起。血栓的形成与血管壁损伤、导管太硬太粗及置管时间长等因素有关，监护中应加强预防，具体措施如下：

1）桡动脉置管前需做Allen试验，判断尺动脉是否有足够的血液供应。

2）穿刺动作轻柔稳准，避免反复穿刺造成血管壁损伤，必要时行直视下桡动脉穿刺置管。

3）选择适当的穿刺针，切勿太粗及反复使用。

4）密切观察术侧远端手指的颜色与温度，当发现有缺血征象如肤色苍白、发凉及有疼痛感等异常变化，应及时拔管。

5）固定置管肢体时，切勿行环形包扎或包扎过紧。

（2）局部出血血肿：穿刺失败及拔管后要有效地压迫止血，尤其对应用抗凝药的病人，压迫止血应在5min以上，并用宽胶布加压覆盖。必要时局部用绷带加压包扎，30min后予以解除。

（3）感染：动脉置管后可并发局部感染，严重者也可引起血液感染，应积极预防。

1）所需用物必须经灭菌处理，置管操作应在严格的无菌技术下进行。

2）置管过程应加强无菌技术管理

3）加强临床监测，每天监测体温4次，查血象1次。如病人出现高热、寒战，应及时寻找感染源。必要时，取创面物培养或做血培养以协助诊断，并合理应用抗生素。

4）置管时间一般不应超过7d，一旦发现感染迹象，应立即拔除导管。

（二）中心静脉压监测技术

1. 简介 中心静脉压（CVP）是指流入右心房的胸腔内大静脉的压力，即由锁骨下静脉、颈静脉及股静脉插入导管送至静脉至右心房入口处所显示的压力。是判断血容量、右心功能和外周血管阻力的重要指标。正常值为5~12cmH_2O（3~8mmHg）。

2. 适应证 包括：①心血管手术及各类大手术的术中、术后监测；②各类原因引起休克急需抢救的危重病人；③心力衰竭时，判断心功能的程度；④急需大量输血、输液的病人；⑤协助诊断或鉴别诊断有无心包填塞；⑥大量应用血管活性药物、高浓度补钾及需静脉高营养治疗的病人。

3. 测量方法 用物准备，心电监护仪、有创测压线、压力套组、深静脉置管、三通、20ml注射器抽取肝素钠封管液。①将压力套组的测压管连接三通后与中心静脉导管尾端连接。连接过程中防止气泡进入。保持测压管与中心静脉导管相通。此时监测仪显示器上便出现中心静脉压的压力波形。②将压力传感器固定在与病人右心房（相当于平卧位时腋前线与腋中线中点平第四肋间）同一水平。关闭静脉通道，使压力传感器与大气相通，当压力线归0时，表示校正完毕。③使传感器与中心静脉相通，此时监护仪上可准确显示中心静脉压的数值（图3-4-6~图3-4-8）。

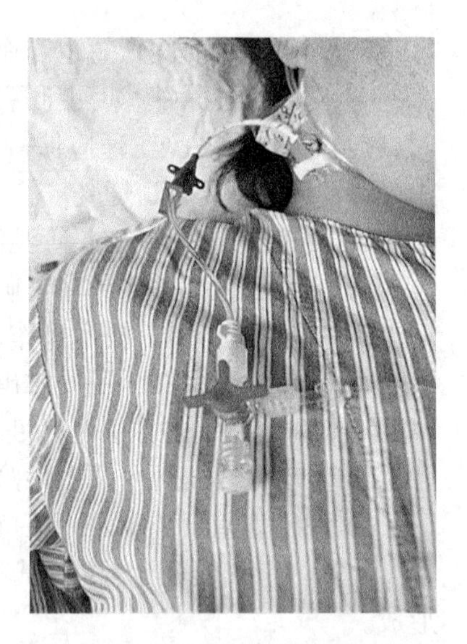

图3-4-6 将压力套组的测压管连接三通后与中心静脉导管尾端连接

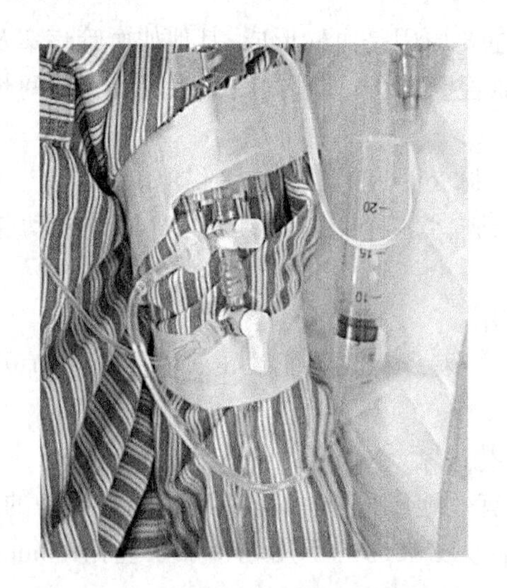

图3-4-7 将压力传感器固定在病人右心房

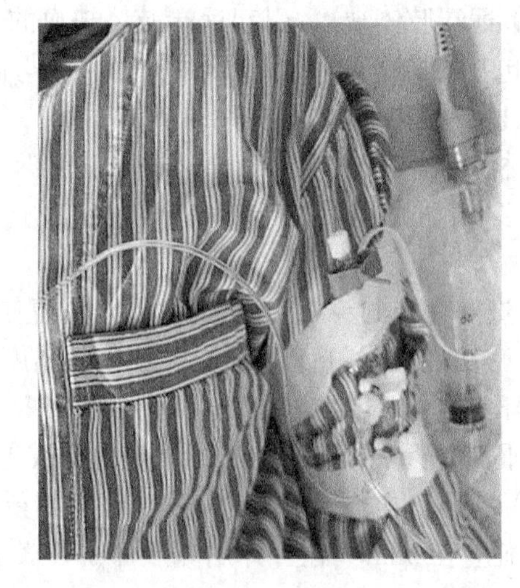

图3-4-8 使传感器与中心静脉相通

4. 测量中心静脉压注意事项 包括：①测压管“0”点必须与病人右心房在同一水平。病人体位变动时重新校正0点。以平卧位测压为宜。②定时冲洗测压管，保持导管的通畅，注意三通的使用方法。管道系统连接紧密，防止脱落，出血。③排尽管道内的空气，防止空气栓塞。注意无菌操作。④疑有管腔堵塞时不能强行冲注，只能拔除，以防血块栓塞。⑤严密观察生命体征的变化，病情不稳时随时测量并记录。根据测量结果调整输液速度、补液种类。⑥咳嗽、吸痰、呕吐、躁动、抽搐时均影响中心静脉压的数值，应安静10~15min后再测量，当使用呼吸机正压通气PEEP、吸气压大于25cmH_2O时，胸内压增加，影响中心静脉压值，使用呼吸机的病人所测的数值一般较正常值高2cmH_2O。

5. 临床意义

（1）CVP升高的常见原因：①右心功能低下（如心力衰竭、心源性休克）、中心静脉压在15cmH_2O以上者应注意有无咳嗽及血性泡沫痰，警惕肺水肿及心力衰竭的出现，同时减慢输液速度。②肺循环阻力增高，如肺水肿、肺梗死、支气管痉挛、肺动脉高压或肺动脉狭窄。③补液速度过量，速度过快。④药物影响，如使用强烈的收缩血管药物时，小静脉收缩，回心血量相对增加，导致中心静脉压增高。⑤胸内压升高时，如张力性气胸、血胸或使用呼吸机呼气末正压呼吸时、气道内吸痰及剧烈咳嗽、病人挣扎和躁动时。⑥致腹内压升高的各种疾病，一部分先天性或后天性心脏病，术后即使血容量不足，中心静脉压也会高于正常值。此类病人术后中心静脉压也应维持在较高水平。⑦心包压塞、缩窄性心包炎。

（2）CVP降低的常见原因：①血容量不足，包括大出血、大量利尿，而血液及液体未及时补充时。②用扩血管药物或心功能不全的病人，用洋地黄等强心药物后，血管张力降低，血容量相对不足，中心静脉压下降。③病人应用吗啡或地西泮等镇静药物后（表3-4-3）。

表3-4-3 中心静脉压、血压与补液的关系

CVP	BP	原因	处理原则
降低	降低	血容量不足	充分补液
正常	降低	可能为血容量不足或左心排出量低	强心或升压药并施行适当的输血输液
升高	正常	血容量超负荷或右心衰竭	强心利尿治疗
升高	升高	周围血管阻力增加，循环血量增多	血管扩张剂，利尿剂，控制输血输液
进行性升高	降低	可能有心脏压塞或严重心功能不全	强心，纠正酸中毒，舒张血管

6. 中心静脉压穿刺置管的术后护理 包括：①导管护理：定时更换贴膜，注意有无渗血、渗液。注意观察固定导管的缝线是否松动、脱落、穿刺处有无红肿等炎症表现。②保持管道的通畅，不测压时将其作为输液的通道、每次输液结束后用肝素液封管，疑有阻塞时只能抽吸而不能硬推注，以免栓塞，如发生栓塞，应立即拔管。③注意导管在体外的刻度，以确定其在体内的深度。④各项操作严格遵守无菌操作规程。⑤及时更换输液，以防空气进入而发生栓塞。

（三）肺动脉导管监测技术（Swan-Ganz导管）

1. 简介 Swan-Ganz又称肺漂浮导管，是利用顶端为可充气气囊的导管（图3-4-9），随着血液流动，经腔静脉→右心房→右心室，最终到达肺动脉，监测的压力有中心静脉压（central venous pressure，CVP）、右心房压（RAP）、右心室压（RVP）、肺动脉收缩压（pulmonary artery systolic pressure，PASP）、肺动脉舒张压（pulmonary artery dystolic pressure，PADP）、肺动脉平均压（mean pulmonary artery pressure，mPAP）与肺小动脉楔压（pulmonary artery wedge pressure，PAWP）（图3-4-10）。并且通过温度稀释法可计算出心排血量（CO）、心指数（CI）、每搏

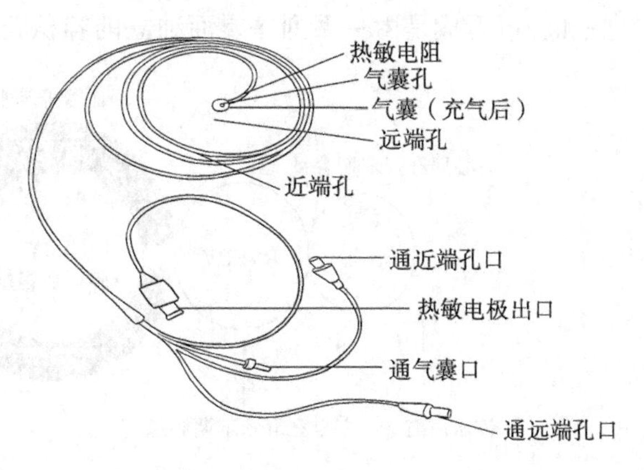

图3-4-9 肺动脉漂浮导管示意图

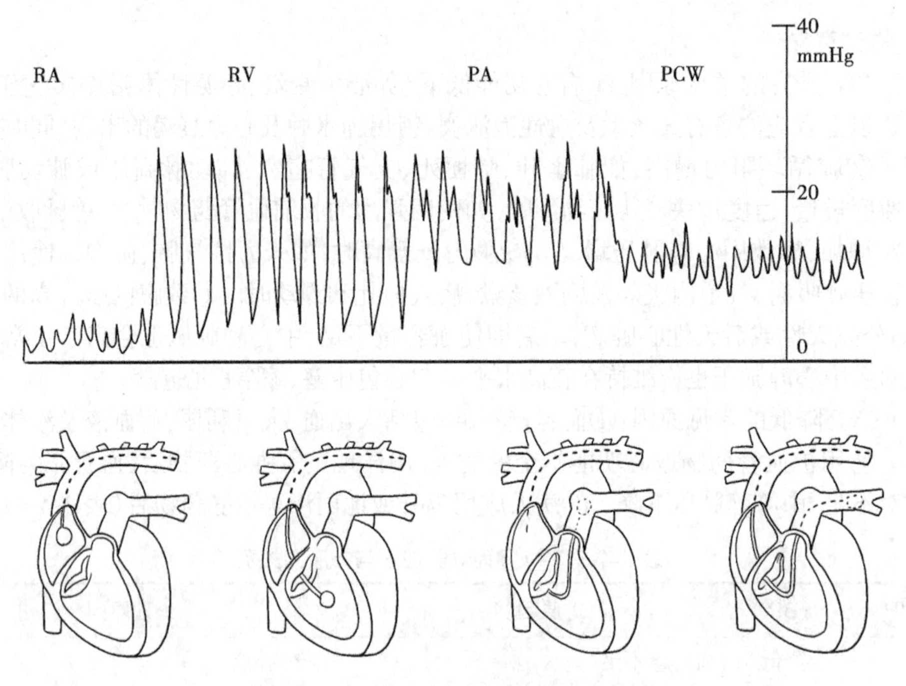

图 3-4-10 肺动脉导管测得的压力波形

量(SV)、每搏指数(SI)、肺循环血管阻力(pulmonary vascular resistance,PVR)和体循环血管阻力(systemic vascular resistance,SVR)。主要缺点是所需的时间以及插入和使用带来的并发症(如心律失常),操作相对复杂,技术性要求较高。另外,尽管能得到大量血流动力学信息,但使用它们是否能改善预后,是存在很大争议的。有研究显示,危重病人使用肺动脉导管监测与否与最终的死亡率没有相关性,所以对肺动脉导管使用的意义产生了不小的质疑,但这些仍需要更大样本量的研究来证明,在得出可靠结果之前,肺动脉导管监测技术仍被国际公认为是测定心排血量(CO)的"金标准"。

2. 适应证 一般来说,对于任何原因引起的血流动力学不稳定及氧合功能改变,或存在可能引起这些改变的危险因素的情况,都有应用 Swan-Ganz 导管的指征。

(四)经脉搏指示持续心功能监测

脉搏指示持续心排量(pulse indicator continuous cardiac output,PiCCO)技术是将经肺温度稀释技术与脉搏波型轮廓分析技术结合起来的一种持续性血流动力学监测方法。它将心脏和肺可看成是由一系列序贯而独立的容积腔组成(图 3-4-11),股动脉导管检测到稀释曲

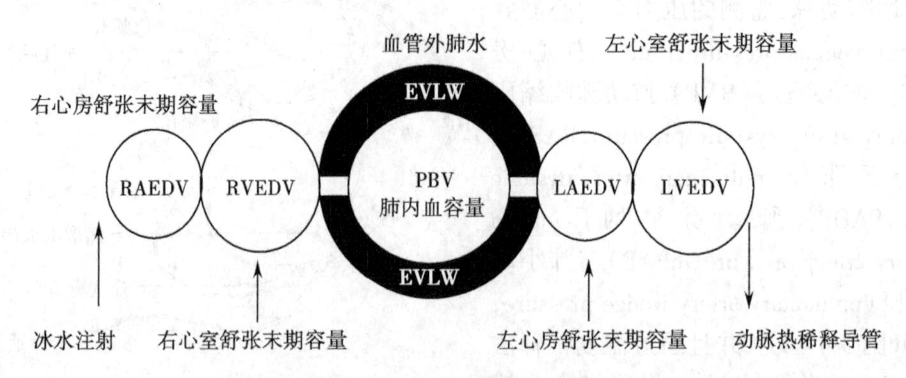

图 3-4-11 容积腔的定义

线可看成是每个容积腔稀释曲线的组合。在温度稀释法测量单次心输出量(CO)之后,通过分析动脉压力波型曲线下面积与CO存在的相关关系,从而获取持续心排血量、全身血管阻力、胸腔内血液体积以及血管外肺水的数值。测量只需要留置一根中心静脉导管和一条动脉通路(通常为股动脉置管),而无需使用右心导管(图3-4-12)。所以,该技术避免了肺漂浮导管的置入,从而避免了一系列相关并发症的风险。

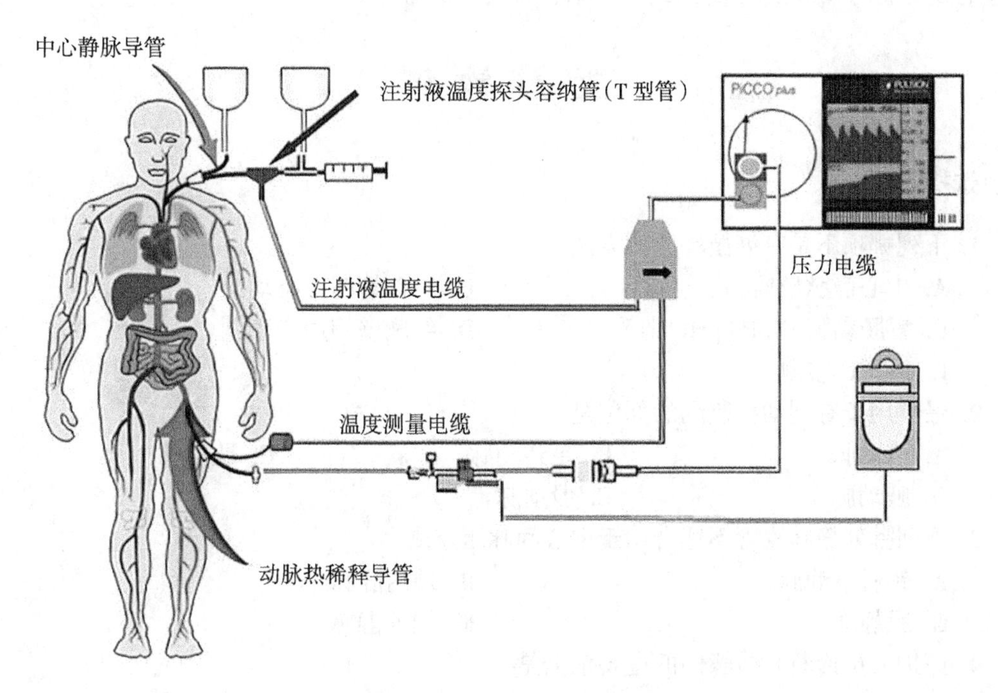

图3-4-12 PiCCO技术示意图

(五)经外周动脉持续心排量监测(APCO技术)

1. 简介 动脉波形心输出量(arterial pressure-based cardiac output,APCO)技术是一种利用外周动脉导管,通过连续计算病人每搏输出量(SV),再从动脉压数据,通过年龄、性别、身高和体重来确定病人的血管顺应性,测定并校准外周阻力和血管张力的动态改变,从而得出计算CO的公式。可以说是一项化繁为简的技术,无需任何校准,也不需要任何指示剂稀释来作对照,这是该方法的一个显著的优点。但它也有局限性,比如:在一些心内分流的心脏疾病中,动脉波型不能反映出实际的CO;任何原因造成的血管舒张会对动脉波形的测量分析造成干扰;血管活性药物(如去甲肾上腺素)引起的血管阻力和顺应性改变,会导致CO测量的稳定性下降。

2. 适应证 基本同PiCCO监测。

(六)其他

1. 经食管超声心动图(transesophageal echocardiography,TEE) 该技术是将一个超声波流量探头插入食管,将其另一端连接至监护仪,通过波形分析来精确反映胸主动脉中的血流。通过对波形各种特点的分析,得到血流动力学参数。

2. 胃肠黏膜内pH(pHi)监测 pHi监测是一种监测微循环状况的技术,通过测量胃黏膜组织内pH,反映组织灌注和氧代谢的情况。在休克时,由于胃肠道是缺血缺氧发生最早、但恢复最晚的器官，所以测量胃 pHi 可以帮助医师尽可能早地发现组织灌注水平降低，且敏感性高于乳酸。

有创监测是危重病人治疗过程中重要的辅助评估措施，它反映了即时准确的循环血流动力学情况，但如何有效地利用这些数值，而不被这些数值所束缚，应该是引起所有医护人员重视的问题，了解每一项监测措施的原理，熟悉每一项监测指标的意义，并清楚所有可能引起的并发症的风险，才能为最终的有效治疗奠定基础。

能力检测

一、选择题

1. 下列哪项不是有创循环监测方法
   A. 中心静脉压监测　B. 经食管超声心动图
   C. 胃肠黏膜内 pH(pHi)监测　D. 经胸壁超声心动图
   E. PiCCO 监测
2. 最常用于有创动脉监测的部位是
   A. 桡动脉　B. 足背动脉　C. 肱动脉
   D. 腋动脉　E. 股动脉
3. 下列哪处静脉置管不适合用于中心静脉压监测
   A. 锁骨下静脉　B. 颈内静脉
   C. 股静脉　D. 颈外静脉
4. 医护人员诊断心搏骤停的主要依据是
   A. 突然昏迷　B. 呼吸停止　C. 大动脉搏动消失
   D. 瞳孔散大　E. 面色发绀
5. 判断微循环状况的有创监测方法是
   A. 中心静脉压监测　B. 有创动脉压监测
   C. 胃肠黏膜内 pH(pHi)监测　D. 经胸壁超声心动图
   E. PiCCO 监测

二、简答题

1. ICU 内常用的有创监测方法有哪些？
2. 简述压力传感器调零的步骤。
3. 有创压力监测的适应证有哪些？
4. CVP、RAP、RVP、PASP、PADP、PAP、PAWP 对应的中文名称是什么？
5. 试述有创监测的护理注意事项。

参考答案

1. D　2. A　3. D　4. C　5. C

（张　路　才艳红　郑敏娜）

任务五 肾功能监测技术

学习目标

知识目标：掌握急性肾衰竭的临床表现、抢救原则。

能力目标：能根据病人临床表现判断病人肾衰竭分期；能熟练分析肾功能监测各项监测指标及实验室报告；能够配合医生完成肾衰竭病人抢救及治疗。

素质目标：具备珍惜生命、爱护生命的责任意识。

案例导入

病人，女，40岁。6d前自服鲤鱼鱼胆1枚后出现恶心、呕吐、腹痛、腹泻，伴腰痛4d，黄疸2d入院。查体：皮肤、巩膜黄染。心、肺无异常发现，腹软，肝肋下2cm，压触痛。实验室检查：血钾5.0mmol/L，血糖6.7mmol/L，血尿素氮(BUN)18.4mmol/L，血肌酐(Cr)158.6μmol/L。诊断：鱼胆中毒，急性肾衰竭。急诊碳酸氢钠透析治疗入院，入院后病人病情未见明显好转，2d后转入ICU。如果你是一名ICU护士，对该病人的监护主要包括哪些护理内容？

一、ICU 肾脏疾病概述

重症病人的肾功能状态对于整个机体或其他病损脏器功能的治疗均有明显的临床意义。严重的循环功能障碍和呼吸功能不全造成的低血压以及低氧血症、酸中毒等均可对肾脏构成严重的损害，导致肾功能不全或衰竭。持续或间断地监测肾功能对早期发现并及时处理肾脏方面的并发症尤为重要。

二、急性肾衰竭

急性肾衰竭(acute renal failure，ARF)是一组由多种原因引起的肾泌尿功能急剧下降，代谢产物潴留而导致体内水盐代谢紊乱、酸碱失衡和氮质血症等的临床综合征。ARF常伴有少尿和无尿，但有少数人尿量并不减少，称为非少尿型肾衰竭。ARF大多是可逆的，如能早期诊断、及时抢救，肾功能大多可以恢复，但由于发病急骤，机体来不及代偿适应，可能死于急性的内环境紊乱，也有一部分病例病情严重，迁延不愈，转为慢性肾衰竭。

1. 发病机制 ARF是一种多因素疾病，常是可逆的。常将缺血性ARF作为肾衰发病机制的模式。肾小球滤过率(GFR)被认为是ARF的中心环节，其主要机制为：①肾血流动力学异常及肾缺血；②肾小管上皮细胞代谢障碍；③肾小管损伤、阻塞及尿液反流。

2. 病因 急性肾衰竭的原因有很多，可以归纳为以下三大类。

(1) 肾前性：当各种肾前性因素(如大出血、脱水、大量腹水、严重水肿、心功能衰竭等)导致机体血管内有效血容量不足而发生休克时，为保证心、脑等重要脏器的供血，肾血管收缩，肾血流灌注减少，肾小球滤过率降低，导致肾功能损害。此种情况肾脏本身结构、功能正常，如能及时去除病因，肾功能可迅速恢复，否则，若致病因素持续存在，可转变为肾实质性损害。

(2) 肾性：由各种肾本身疾患所致肾实质性损害。见于以下情况：①肾小管疾患：是ARF的主要病因。缺血缺氧、肾毒性药物、异型输血、高钙血症等均可损伤肾小管，引起ARF。②肾小球疾患：见于各型急进性肾小球肾炎、急性弥漫性狼疮性肾炎等。③肾间质疾患等。

（3）肾后性：各种原因引起的急性尿路梗阻，梗阻上方压力升高，压迫肾实质使肾功能急剧下降。常见于双侧输尿管结石、膀胱颈及前列腺部梗阻性疾病。若能及时解除梗阻，可使肾功能很快恢复。

（一）临床表现

急性肾衰竭临床上按病程发展分为三期：

1. 少尿期 此期一般为7~14d，有时可超过2周或更久。但时间越久预后越差，若超过1个月以上，肾功能不全难以恢复。其主要表现如下：

（1）尿量明显减少：少于400ml/d为少尿，少于100ml/d为无尿。

（2）水中毒：表现为全身水肿、高血压、肺水肿、脑水肿，甚至抽搐、昏迷或并发心衰而死亡。

（3）电解质紊乱：主要表现为高钾血症，伴有低钠血症、高磷血症和低钙血症。

（4）代谢性酸中毒：出现乏力、麻木、嗜睡、反应迟钝、呼吸深而快、心肌收缩无力、心律失常、血压下降。

（5）代谢产物积聚：尿素氮、肌酐、胍类和酚类等毒性物质蓄积引起氮质血症和尿毒症。轻者可引起畏食、恶心、呕吐，严重时可出现嗜睡、躁动、谵妄，甚至出现抽搐、昏迷。

2. 多尿期 病人24h尿量超过400ml，即表示进入多尿期。历时1~3周。每天尿量可达3000~5000ml以上，病人可出现脱水、低钾、低钠、低钙，但血尿素氮、肌酐仍可进一步升高，并可能出现感染、其他脏器功能衰竭等并发症。

3. 恢复期 多尿期之后肾功能恢复正常需3个月到1年，大多数病人的肾功能可恢复维持日常生活及一般劳动，部分病人遗留有不同程度的肾功能损害。

（二）辅助检查

1. 尿液检查

（1）尿常规：尿呈酸性，有较多的蛋白、红细胞、上皮细胞管型。

（2）尿比重：常固定于1.010~1.014。

（3）尿钠浓度测定：尿钠常 >40mmol/L。

2. 血生化检查 包括：①血尿素氮、肌酐升高；②电解质检查包括（钠、钾、钙、镁、磷等）；③酸中毒：血生化中二氧化碳结合力下降或血气分析中pH降低，HCO_3^-降低。

（三）预防及治疗

1. 预防 ARF一旦发生，对人体危害极大，必须及早预防。主要采取纠正全身循环血流动力学障碍，以及避免应用和处理各种外源性或内源性肾毒性物质两大类措施。实验表明，使用利尿剂如呋塞米有益。其他可行的方案包括应用多巴胺、钙通道阻滞剂及在缺血或肾毒性损害前扩容。

2. 治疗

（1）少尿期治疗

1）严格限制液体入量：量出为入，防止水中毒。

2）营养支持：少尿初期（3d内）的机体分解代谢亢进，应限制蛋白质的摄入，热量供应以糖为主，同时补充各种维生素。

3）利尿剂：利尿剂通过维持尿量来限制肾损伤，以防止肾小管阻塞及其后遗症。但不要试图通过利尿剂将少尿型肾衰竭转变为非少尿型肾衰竭。

（2）多尿期治疗：①补液量按每天排出量的1/3~1/2计算，按每天电解质测定结果适当补充电解质;②加强营养支持;③防治感染,积极治疗并发症。

(3) ARF 并发症处理

1) 纠正酸碱、电解质紊乱。

2) 治疗感染。

3) 对症支持:针对病人出现的心力衰竭、高血压、贫血、感染等采取对症处理措施。使用抗生素时应考虑对肾有无毒性作用。

4) 肾脏替代疗法(renal replacement therapy,RRT):包括血液滤过和血液透析。

RRT 适应证:包括尿毒症综合征的治疗(如脑病、心包炎)、酸中毒、高钾血症和容量超负荷。在危重症中,尤其是连续血液滤过,有时用于急剧进展的氮质血症和液体超负荷。

三、ICU 中肾功能主要监测指标及护理

(一) 尿量

正常成人 24h 尿量平均为 1500ml。尿量变化是肾功能改变最直接的指标。危重病人通常记录 24h 甚至每小时尿量。每小时尿量少于 30ml 时,多为肾血流灌注不足,间接提示血容量不足的可能。24h 尿量少于 400ml 或每小时尿量小于 17ml 称为少尿,表示有一定程度的肾功能损害。24h 尿量少于 100ml 为无尿。24h 尿量超过 2500ml 为多尿。

(二) 肾小球功能监测

反映肾小球滤过功能的主要指标是肾小球滤过率。正常成人每分钟流经肾的血流量为 1200~1400ml,其中血浆为 600~800ml,有 20% 的血浆经肾小球滤过,产生的滤过液为 120~140ml/min。单位时间内(min)经肾小球滤出的血浆的毫升数,称肾小球滤过率(glomerular filtration rate,GFR)。临床上设计了各种物质的肾血浆清除率试验来测定肾小球滤过率,如菊粉清除率测定、尿素清除率测定、内生肌酐清除率测定等,最常用的为内生肌酐清除率测定。

1. 原理 内生肌酐为肌酸代谢产生,浓度相当稳定。一般情况下,内生肌酐绝大部分经肾小球滤过,而肾小管对其不吸收,亦不排泄。故单位时间内把若干毫升血浆中的内生肌酐全部清除去,称为内生肌酐清除率(endogenous creatinine clearance,Ccr)。

2. 方法

(1) 标准 24h 留尿计算法:①病人连续 3d 低蛋白饮食(蛋白质 <40g/d),并禁食肉类,避免剧烈运动;②于第 4 天晨 8 时排尿弃去后开始收集 24h 尿(次日晨 8 时尿必须留下),并加入甲苯 4~5ml 防腐;③取血 2~3ml,与 24h 尿同时送检;④测定尿及血中肌酐浓度;⑤应用下列公式计算 Ccr:尿肌酐浓度(μmol/L) × 每分钟尿量(ml/min);Ccr(ml/min)= 血浆肌酐浓度(μmol/L)。

由于每个人的肾脏大小不同,每分钟排尿能力也有差异,为排除个体差异,可进行体表面积的校正,因肾大小和体表面积呈正比,以下公式可参考应用:矫正清除率 = 实际清除率 × 标准体表面积($1.73m^2$)/ 受试者的体表面积。

(2) 4h 留尿改良法:在严格控制条件下,24h 内血浆和尿液肌酐含量较恒定,为临床应用方便,可用 4h 尿及空腹一次性取血进行肌酐测定,先计算每分钟尿量(ml/min),再按上述公式计算清除率。

3. Ccr 测定的临床意义

(1) 判断肾小球损害的敏感指标:当 GFR 低到正常值的 50%,Ccr 测定值可低至 50ml/

min，但因肾脏有强大的储备能力，血肌酐、尿素氮测定仍可在正常范围。故Ccr是较早反映肾小球滤过率（GFR）的敏感指标。

（2）评估肾功能损害程度：临床常用Ccr代替GFR。根据Ccr，一般可将肾功能分为4期：第1期（肾衰竭代偿期）Ccr为51~80ml/min；第2期（肾衰竭失代偿期）Ccr为20~50ml/min；第3期（肾衰竭期）Ccr为10~19ml/min；第4期（尿毒症期或终末期肾衰竭）Ccr<10ml/min。另一种分类是：轻度损害Ccr为51~70ml/min；中度损害Ccr为31~50ml/min；重度损害Ccr小于30ml/min。

（3）指导治疗：慢性肾衰竭Ccr小于40ml/min，应开始限制蛋白质摄入；小于30ml/min，氢氯噻嗪等利尿治疗常无效，不宜应用；小于10ml/min对袢利尿剂（如呋塞米、利尿酸钠）的反应也已极差，应结合临床进行血液净化治疗。此外，肾衰竭时，凡由肾代谢或经肾排出的药物也可根据Ccr降低的程度来调节用药剂量和决定用药的时间间隔。

（三）血清尿素氮、肌酐的测定

1. 血清尿素氮（blood urea nitrogen，BUN） 主要是经肾小球滤过随尿排出，肾小管也有分泌，当肾实质受损害时，肾小球滤过率降低，致使血浓度增加，因此临床上多通过测定血尿素氮，粗略地观察肾小球的滤过功能。

（1）正常值：2.9~6.4mmol/L（8~20mg/dl）。

（2）临床意义：①器质性肾功能损害。BUN测定不能作为早期肾功能指标。但对慢性肾衰竭，尤其是尿毒症其增高的程度一般与病情严重性一致。②肾前性少尿。肾灌注不足致少尿时BUN可较快上升，而肌酐升高不明显，BUN/Cr（mg/dl）>10∶1，称为肾前性氮质血症。③蛋白质分解过多或摄入过多。④此外，BUN还可作为肾衰竭透析治疗充分程度的指标。

2. 血清肌酐（serum creatinine，Scr） 肌酐是肌肉代谢产物，由肾小球滤过而排出体外，故血清肌酐浓度升高反映肾小球滤过功能减退。

（1）正常值：83~177μmol/L（1~2mg/dl）。

（2）临床意义：①在各种原因引起的肾小球滤过功能减退，血肌酐均可升高；②鉴别肾前性和肾实质性少尿，前者血肌酐浓度上升多不超过200μmol/L，BUN/Cr（mg/dl）常>10∶1，器质性肾衰竭血肌酐常超过200μmol/L；BUN和Ccr同时增高，因此BUN/Cr（mg/dl）≤10∶1；③老年人、消瘦病人肌酐可能偏低，因此一旦Cr上升，就要警惕肾功能减退；④血肌酐明显升高时，肾小管肌酐排泌增加，致Ccr超过真正的GFR。

（四）肾小管功能监测

肾浓缩和稀释尿液功能主要在远曲小管和集合管进行。因此浓缩稀释试验是测定远曲小管功能的敏感指标。临床上常用的监测方法是昼夜尿比重试验和尿渗量（尿渗透压）测定。

1. 昼夜尿比重试验 又称莫氏浓缩和稀释功能试验。

（1）方法：①试验日正常进食，每餐含水量限500~600ml；②上午8时排尿弃去，8时至20时，每隔2h留尿1次，共6次（为昼尿量），自晚20时至次日晨8时收集全部尿量，共7个尿标本；③分别测定尿量和尿比重。

（2）参考值：正常成人24h尿量为1000~2000ml；昼尿量与夜尿量之比为（3~4）∶1；12h夜尿量应少于750ml；最高的一次尿比重应在1.020以上；最高尿比重与最低尿比重之差应大于0.009。

（3）临床意义：①少尿加高比重尿见于血容量不足引起的肾前性少尿；②多尿（>2500ml/24h），低比重尿，夜尿增多，或比重固定在1.010（等张尿），表明肾小管浓缩功能差。

2. 尿渗量(尿渗透压)测定 渗量(osmol)即渗摩尔数量,代表溶液中一种或多种溶质的总数量,而与微粒的种类及性质无关。尿渗量系指尿内全部溶质的微粒总数量而言。目前检验尿液及血浆渗量一般采用冰点渗透压计进行。

(1) 方法:①禁饮尿渗量测定:用于尿量基本正常的病人。晚饭后禁饮 8h,清晨一次送尿检,同时静脉取血送检;②少尿时一次性尿渗量检测:在少尿(<400ml/24h)情况下,只需取一次尿样检测就有意义。

(2) 参考值:正常人禁饮后尿渗量为 600~1000mOsm/(kg·H_2O),平均 800mOsm/(kg·H_2O);血浆渗量为 275~305mOsm/(kg·H_2O),平均 300mOsm/(kg·H_2O)。尿 / 血浆渗量比值为(3~4.5):1。

(3) 临床意义:①判断肾浓缩功能:禁饮尿渗量在 300mOsm/(kg·H_2O)左右时,称为等渗尿;若 <300mOsm/(kg·H_2O),称低渗尿;正常人禁水 8h 后尿渗量 <600mOsm/(kg·H_2O),再加尿 / 血浆渗量比值等于或小于 1,均表明肾浓缩功能障碍。②一次性尿渗量检测用于鉴别肾前性、肾性少尿。肾前性少尿时,肾小管浓缩功能完好,故尿渗量较高,常大于 450mOsm/(kg·H_2O);肾小管坏死致肾性少尿时,尿渗量降低,常 <350mOsm/(kg·H_2O)。

3. 酚红排泄试验(PSP) 酚红是一种对人体无害的染料,经静脉注入后大部分与血浆白蛋白结合,除极少部分从胆汁排出外,主要经肾脏排出,94% 自肾小管排泌。此试验主要反映肾小管的排泌功能,但并不是一种特异性的检查方法,因为其排泌量在很大程度上还受肾血流量的影响。

(1) 参考值:酚红排泄率受年龄的影响,正常成人 15min 排泄率为 25%~50%,30min 为 40%~60%,60min 为 50%~75%;120min 为 55%~85%。判断的标准是 15min 的排泄率应在 25% 以上,2h 总排泄量应在 55% 以上。儿童的排泄率较成人略高,老年人排泄率略低。

(2) 临床意义:肾功能损害,若 15min PSP 排泄量低于 12%,2h 总量低于 55%,而又无肾外因素的影响,表示肯定有肾功能不全。若 2h 排泄总量为 40%~55%,表示有轻度肾功能损害;25%~39% 为中度损害;11%~24% 为重度损害;0~10% 为极为严重的损害。

(张 路)

任务六 神经系统监测技术

学习目标

知识目标:掌握神经系统监测的各种方法、指标及临床意义。

能力目标:能对 ICU 重症病人正确实施神经系统监测并及时发现异常。

素质目标:具备珍惜生命、爱护生命的责任意识。

案例导入

案例一:病人,男,45 岁,入院前一天因生气突然出现剧烈头痛,并伴恶心、呕吐,随即出现神志不清,身体向右倾倒在地,同时双眼上翻,口吐白沫,四肢抽搐,约 5min 抽搐终止,但小便失禁,不能言语,左侧肢体可见自主活动,右侧肢体无自主活动,即来院急诊。入院后经详细询问病史、体格检查及 CT 检查。诊断:脑出血。

问题:作为一名 EICU 的护士,请问应对病人实施哪些相应的神经系统监测?

案例二:病人,女,48 岁。病人于 2h 前无明显诱因地突然出现呕吐,10min 后出现意识不清，呼之不应，被家人送往医院，颅脑CT显示：右侧丘脑出血破入侧脑室。以脑出血收入重症监护病房。查体：T 36.6℃，P 88次/min，R 20次/min，BP 138/90mmHg全身皮肤黏膜无紫斑及黄染，头颅无畸形，双侧瞳孔等大等圆，直径约为2mm，对光反射消失，耳鼻口腔未见异常溢液，双肺呼吸音粗，无啰音，心脏律齐，腹部无异常，脊柱无畸形，四肢无自主活动，双下肢强直，双侧巴氏征(+)。因CT显示出血量较大，给予急症手术，在全麻下行双侧侧脑室穿刺置管体外引流术，术后经口气管插管接呼吸机辅助呼吸。

问题：你如何观察和护理这位病人？

一、神经系统概述

（一）神经系统的组成

神经系统由周围神经系统和中枢神经系统两部分组成。周围神经系统主要由脊神经和脑神经组成，其功能为传导神经冲动。中枢神经系统由脊髓和脑构成。脊髓能对外界或体内的刺激产生有规律的反应，还能将对这些刺激的反应传导到大脑，是脑与躯干、内脏之间的联系通路。脑是神经系统中最高级部分，可分为大脑、小脑和脑干。大脑分别管理人体不同部位，具有感觉、运动、语言的功能；小脑负责人体动作的协调性，协调肌肉的活动，如步行、奔跑等，并保持身体平衡；脑干主要控制循环系统、呼吸系统的运动，如呼吸、心搏、咳嗽等，它无需任何意识的干扰就能保持着生命活动功能的正常运行。

（二）ICU神经系统监测的意义

ICU病人为各种重症病人，部分病人甚至为无意识状态。在危重病人尤其是颅脑损伤病人中，其神经系统和脑功能监测非常重要。病人神经系统监测结果能客观地反映病人病情的严重程度，用于判断病情、分析预后，对于病人病情的判定提供可靠的依据，但也要参照其他参数全面分析。

知识拓展

醒状昏迷和睁眼昏迷

1. 醒状昏迷（去皮质综合征）

病因：缺氧性脑病、大脑皮质广泛损害的脑血管病及外伤等。

主要表现：病人能无意识地睁眼闭眼，光反射、角膜反射存在，对外界刺激无反应，无自发性言语及有目的动作，呈上肢屈曲、下肢伸直姿势（去皮质强直状态），可有病理征。因中脑及脑桥上行网状激活系统未受损，故可保持觉醒-睡眠周期，可有无意识咀嚼和吞咽动作。

2. 睁眼昏迷（无动性缄默征）

病因：为脑干上部或丘脑的网状激活系统及前额叶-边缘系统损害所致。

主要表现：病人对外界刺激无反应，四肢不能活动，也可呈不典型去脑强直状态，可有无目的睁眼或闭眼运动，睡眠-觉醒周期可保留或有改变，如呈睡眠过度状态。伴有自主神经功能紊乱，如体温高、心搏或呼吸节律不规则、多汗、皮脂腺分泌旺盛、尿便潴留或失禁等，肌肉松弛，无锥体束征。

二、ICU中神经系统常规检查与监测

（一）意识

被认为是中枢神经系统对内、外环境的刺激所作出的应答反应的能力，该能力减退或消失就意味着不同程度意识障碍。

1. 嗜睡　是意识障碍的早期表现，为一种病理性的倦睡，病人处于持续的睡眠状态，可被唤醒，并能正确回答和作出各种反应，但当刺激去除后很快又入睡。

2. 意识模糊　意识清晰度显著下降，精神活动迟缓，对疼痛刺激反应迟钝，定向力部分或完全发生障碍。

3. 昏睡　病人呈深度的睡眠状态，难于唤醒，需大声呼其姓名或给以疼痛刺激方能唤醒，醒时答非所问或答话含糊，很快又进入昏睡状态。

4. 昏迷　是重度的意识障碍，意识完全丧失。

可按其程度简单分为：浅昏迷和深昏迷。

（1）浅昏迷：意识大部分丧失，无主动运动，对四周事物及声光刺激均无反应，但对疼痛刺激可出现痛苦表情或肢体退缩等防御反应，角膜反射、瞳孔对光反射、吞咽反射、眼球运动等尚存在，呼吸、脉搏、血压无明显变化，可有大小便失禁。

（2）深昏迷：意识完全丧失，对外界各种刺激均无反应，各种反射消失，全身肌肉松弛，瞳孔散大，脉搏、呼吸、血压常有改变，大小便失禁。

也可以按照昏迷指数即格拉斯哥评分法，量化评估睁眼反应、语言反应和肢体运动三个方面，三个方面的分数总分即为昏迷指数。格拉斯哥昏迷评分法最高分为15分，表示意识清楚；12~14分为轻度意识障碍；9~11分为中度意识障碍；8分以下为昏迷；分数越低则意识障碍越重。选评判时的最好反应计分。注意运动评分左侧右侧可能不同，用较高的分数进行评分。改良的GCS评分应记录最好反应、最差反应和左侧（右侧）运动评分。

（二）瞳孔

为虹膜中央的孔洞，正常直径为2~4mm。瞳孔的缩小与扩大由动眼神经的副交感神经纤维和交感神经所支配。

1. 瞳孔缩小见于虹膜炎症、中毒（有机磷类农药、毒蕈中毒）、药物反应（毛果芸香碱、吗啡、氯丙嗪等）。

2. 瞳孔扩大见于外伤、颈交感神经受刺激、视神经萎缩、药物影响（阿托品、可卡因等）。

3. 双侧瞳孔散大并伴有对光反应消失为濒死状态的表现。

4. 两侧瞳孔大小不等常提示有颅内病变，如两侧瞳孔不等大，且伴有对光反射减弱或消失以及神志不清，可见于小脑幕裂孔疝。

（三）颅底骨折判断与检查

颅底骨折时，头颅X线摄片的价值很有限，大多数无法显示骨折线，因此颅底骨折的诊断主要依靠临床表现，一般可依据外伤史、皮下瘀斑、脑脊液外漏和脑神经损伤等进行诊断。

1. 颅前窝骨折　眼结膜下出血，眼睑皮下瘀斑，鼻或口腔流出血性脑脊液，可并发嗅、视神经损伤。易引起球结合膜下出血及迟发性眼睑皮下瘀血，俗称“熊猫眼”。

2. 颅中窝骨折　外耳道流出血性脑脊液，出现同侧面神经瘫痪、耳聋、耳鸣等。

3. 颅后窝骨折　累及颞骨岩部后外侧时，多在伤后1~2d出现乳突部皮下瘀血斑（Battle征）。若累及枕骨基底部，可在伤后数小时出现枕下部肿胀及皮下瘀血斑。

（四）神经反射

主要包括浅反射、深反射及病理反射。

1. 浅反射 刺激皮肤或黏膜引起的反射。包括角膜发射、腹壁反射、提睾反射。

2. 深反射 刺激骨膜、肌腱经深部感受器完成的反射称深反射，又称腱反射，腱反射不对称是神经损害的重要定位标志。包括肱二头肌反射、肱三头肌反射、桡骨骨膜反射、膝反射、踝反射。

3. 病理反射 指锥体束病损时大脑失去了对脑干和脊髓的抑制作用而出现的异常反射。主要包括 Babinski 征、Chaddock 征、Oppenheim 征、Gordon 征。

4. 脑膜刺激征 见于脑膜炎、蛛网膜下腔出血和颅压增高等。包括颈强直、Kernig 征、Brudzinski 征。

三、脑功能监护

对危重病人尤其是颅脑损伤病人进行脑功能监测非常重要，往往监测数据能客观地反映颅脑损伤的严重程度，用于判断病情、分析预后，对脑功能的判定有可靠的可信度。因此，ICU 中颅脑外伤、颅内肿瘤、颅内压增高等病人除了常规监测外，还应该监测病人颅内压力、脑电图、脑血流图等，尤其是颅内压力的监测在颅脑疾病病人的病情判断、抢救等方面有着至关重要的作用。持续颅内压监测是观察颅脑危重病人的一项重要指标，它的改变可在颅内疾患出现症状之前出现。

（一）颅内压监测

颅内压（intracranial pressure，ICP）是颅腔内容物对颅腔产生的压力，成人正常值为 10~15mmHg（1.33~2kPa）。临床上颅内压可通过采用颅内压监护装置，进行持续动态观察，它的改变可在颅内疾患出现症状之前出现。

1. 测压方法

（1）开放测压法：通过穿刺脑室或腰池，用测压管或测压表测定脑脊液的压力。缺点是颅内压的闭合性被破坏。脑脊液外流影响测压结果。常见的如腰穿测压法操作简单，适用于脑脊液循环通畅和不存在脑疝危险的情况。

（2）闭合测压法：通过传感器将压力信号转换为电动势，再通过外设装置显示数值和记录。监测结果可靠准确，可持续进行 ICP 监测。传感器放置部位不同，可测得不同压力。临床一般以脑室内压监测为首选。

（3）无创性颅内压监测：如囟门测量、核素测量等。近年来大量研究表明，闪光视觉诱发电位能较准确地判定颅内压值，在颅内高压治疗上有较广泛的应用前景。

2. 颅内压监测的适应证

（1）进行性颅内压升高的病人，如脑水肿、脑脊液循环通路受阻，脑脊液分泌增多或吸收障碍，及脑出血、颅脑外伤，颅内感染等。侧脑室插管测定压力有利于诊断，必要时可引流脑脊液降低颅内压。

（2）颅脑术后可出现不同程度的脑水肿，此时进行颅内压监测有重要意义，可根据压力波形，判断病情变化、治疗效果及预后。

（3）使用机械通气呼吸末正压（PEEP）的病人，包括重症颅脑损伤或其他原因，可根据颅内压改变及血气分析数据进行调整。

3. 影响颅内压的因素

（1）脑脊液量：脑脊液的分泌主要取决于平均动脉压与颅内压的差，吸收主要通过蛛网膜颗粒，吸收的速度取决于颅内压与静脉压之间的压力差。脑脊液分泌和吸收功能障碍引起的交通性脑积水，以及静脉窦栓塞或蛛网膜粘连后引起的交通性脑积水等均引起颅内压增高。

（2）脑血流量：脑组织通过脑血管的舒张和收缩来自动调节血液供应。脑灌注压 = 平均动脉压 – 平均颅内压，脑血流与脑灌注压呈正比，与脑血管阻力呈反比。

（3）$PaCO_2$：脑血管反应不受 CO_2 直接影响，而是由于脑血管周围细胞外液 pH 的变化而产生作用。$PaCO_2$ 增高时，pH 下降，脑血流和脑容量增加，颅内压增高。脑外科手术时，利用过度通气降低 $PaCO_2$，使脑血管收缩，脑血流量减少，颅内压降低。但若 $PaCO_2$ 过低，致使脑血流量太少，则可引起脑缺血、缺氧，导致脑水肿，加重损害。

（4）PaO_2：PaO_2 降至 50mmHg（6.65kPa）以下时，脑血流量明显增加，颅内压增高。如长期有低氧血症，常伴有脑水肿，即使提高 PaO_2 至正常水平，颅内压也不易恢复正常，PaO_2 增高时，脑血流及颅内压均下降。

（5）血压：平均动脉压在 50~150mmHg 波动时，依靠脑血管的自动调节机制，颅内压基本波动不大。超出这一范围，颅内压将随血压的升高或降低而呈平行改变。

（6）其他：胸内压及中心静脉压对颅内压也有影响，因此正压机械通气、腹内压升高等都可以使颅内压上升。静脉麻醉药如异丙酚、地西泮和麻醉性镇痛药等都可使脑血流减少而降低颅内压。甘露醇等渗透性利尿剂使脑细胞脱水，成为降颅压的主要药物。体温每下降 1℃，颅内压降低 5.5%~6.7%，因此，降温成为降低脑代谢、保护脑组织的重要措施。

4. 颅内压分级 正常成人平卧时颅内压为 10~15mmHg（1.33~2.0kPa）。颅内压升高时分级如下：轻度增高：颅内压为 15~20mmHg（2.0~2.7kPa）；中度增高：颅内压为 20~40mmHg（2.7~5.3kPa）；重度增高：颅内压 >40mmHg（>5.3kPa）。

（二）脑电图监测

脑电图（EEG）是借助电子放大技术，将脑部自发性生物电位放大 100 万倍描记于纸上，以研究大脑功能有无障碍。常规放置 4~8 对或根据需要放置更多的电极于头皮各规定部位，应用单极和双极的连接方法描记。对癫痫、脑炎、脑瘤及脑血管疾病等有一定的诊断价值，对癫痫的诊断帮助最大。随着计算机技术的发展，脑电监测手段正逐步完善。定量脑电图使脑电分析量化、实时、直观，适用于危重病人的连续监测。

（三）肌电图

肌肉与其他活组织一样，都会显示有规律的电活动现象。肌电图为肌肉活动时的微小电位差的放大记录，借以了解神经或肌肉疾病的状态。

（四）脑血流图监测

脑是机体代谢最旺盛的器官之一。脑重量仅为体重的 2%，血流量却占心输出量的 15%，脑耗氧量占全身耗氧量的 20%~25%。通过脑血流监测，可以反映脑功能状态。目前常用的脑血流测定装置，主要有脑电阻、Doppler 血流测定仪等。

1. 脑电阻（REG）检查 广泛应用于临床，用于判断脑血管和脑功能状态，有一定的临床意义。一般认为头部阻抗波 2/3 来自颅内血流，1/3 来自颅外血流。故 REG 变化主要受颅内动脉血流的影响。它主要反映脑血管的血流充盈度、动脉壁弹性和血流动力学变化。

2. Doppler 血流测定 为非创伤性的监测方法，只需将探头置于所测部位，即能以声音反映或用荧光屏显示局部血流情况。由于检测手段和方法不断改进,目前发展的 Doppler 超声彩色显像定量血流仪,对受检动脉呈彩色显像,直接反映病变部位和狭窄程度。

其他脑功能监测方法还有地形图、脑诱发电位及 CT、磁共振等。

知识拓展

颅底骨折的护理常规及监测

1. 应用抗生素预防颅内感染。
2. 保持外耳道鼻腔清洁,严禁填塞、冲洗,以免引起逆行颅内感染。
3. 避免腰穿,避免引起颅内压力骤降。
4. 静卧,半坐卧位,有助于减少脑脊液漏,以及利于漏口愈合。避免各种引起鼻腔内压力增高的因素,如用力咳嗽、打喷嚏。
5. 脑脊液漏一般于伤后 3~7d 自行停止。对于 1 个月不愈者,可考虑脑脊液漏修补术。

(张 路)

任务七 MODS 救护

学习目标

知识目标:掌握多器官功能障碍综合征(MODS)概念及监护。

能力目标:能根据监护项目所得数据准确为病人进行护理评估,提出常见护理问题、实施护理措施等。

素质目标:具备珍惜生命,爱护生命的责任意识。

案例导入

病人,男,43 岁,于 2000 年 9 月在新疆一卡车炸药爆炸中受伤,昏迷、气急、血压下降等,诊断为颅骨骨折、脑挫伤、肺挫伤、血气胸、空肠破裂、腹膜炎、左胫腓骨粉碎性骨折截肢继发气性坏疽行股骨中段切肢,经抢救后出现 MODS[脑、肺、循环、肝(原有肝硬化)、肾、胃肠等衰竭]和内环境紊乱。伤后第 8 天因血压测不清、R 170 次 /min、PaO_2 41mmHg、深昏迷已濒死,采用大剂量激素甲泼尼松龙首次 1000mg 冲击、升压药直接注射等,取得病情有转机,后因肠源性大肠埃希菌败血症、低蛋白血症采用白蛋白 20g,1 次 /6h+ 呋塞米 20~40mg,肠内外营养结合加用生长激素、抗生素等。后做纤支镜检发现有一 2cm×1.5cm 黑色血痂。经综合救治转危为安。

问题:①该病人是多发伤还是复合伤?根据何在?②该病人 MODS 的致病因素有哪些?

一、概述

多器官功能障碍综合征(multi-organ dysfunction syndrome,MODS)是 20 世纪 90 年代对 70 年代提出的“多器官衰竭”“多系统器官衰竭”“序贯性系统衰竭”等命名的进一步修订。此病症既不是独立疾病,也不是单一脏器的功能障碍,而是涉及多器官的病理生理变化,是一个复杂的综合征。MODS 能较准确地反映此病的动态演变全过程,而不过分强调器官衰竭的标准,有利于早期预防和治疗,因此在 1995 年全国危重病急救医学会上,中国中西医结合学会急救医学专业委员会、中华医学会急诊医学会决定将该综合征命名为 MODS。

随着医学进步及其他危重病病人治愈率的提高，MODS 的威胁也日渐突出，已成为 ICU 内导致病人死亡最主要的原因之一，是创伤及感染后最严重的并发症，直接影响着严重创伤伤员的预后。目前，它是近代急救医学中出现的新的重大课题，其病因复杂、防治困难、死亡率极高，是当今国际医学界共同瞩目的研究热点，更是良性疾病病人死亡最直接、最重要的原因之一，因此如何提高其诊断和救治水平已是当务之急。

MODS 由创伤、休克或感染等严重病损打击所诱发，机体出现与原发病损无直接关系的序贯或同时发生的多个器官的功能障碍称为多器官功能障碍综合征。

此综合征在概念上强调：①原发致病因素是急性的，且较严重；②致病因素不是导致器官损伤的直接原因，而是经过体内某个过程所介导，逐渐发展而来；③器官功能障碍为多发的、进行性的，是一个动态的过程；④器官功能障碍是可逆的，可在其发展的任何阶段进行干预治疗，功能可望恢复。

二、病因和发病机制

（一）病因

引起多器官功能障碍的病因很多，往往是综合性的、多因素的。一般可归纳为以下几类：

1. 严重创伤 严重创伤、大手术、大面积深部烧伤及病理产科。

2. 休克 尤其创伤出血性休克和感染性休克。凡导致组织灌注不良、缺血缺氧均可引起 MODS。

3. 严重感染 为主要病因，尤其脓毒血症、腹腔脓肿、急性坏死性胰腺炎、肠道功能紊乱、肠道感染和肺部感染等较为常见。

4. 诊疗失误 在危重病的处理使用高浓度氧持续吸入使肺泡表面活性物质破坏，肺血管内皮细胞损伤；在应用血液透析和床旁超滤吸附中造成不均衡综合征，引起血小板减少和出血；在抗休克过程中使用大剂量去甲肾上腺素等血管收缩药，继而造成组织灌注不良，缺血缺氧；手术后输液，输液过多引起心肺负荷过大，微循环中细小凝集块出现，凝血因子消耗、微循环障碍等均可引起 MODS。

（二）发病机制

MODS 的发病机制非常复杂，涉及神经、体液、内分泌和免疫等诸多方面，以前曾有“内毒素学说”“代谢学说”“自由基学说”等。目前尚不知 MODS 的确切发病机制，但现在主流的看法是失控的全身炎症反应综合征（systemic inflammatory response syndrome，SIRS）很可能在 MODS 发生中起主要作用，失控的全身炎症反应的发病机制有；

1. 缺血 - 再灌注损伤假说 该假说认为，各种损伤导致休克引起的器官缺血和再灌注的过程是 MODS 发生的基本环节，它强调各种休克微循环障碍若持续发展，都能造成生命器官血管内皮细胞和器官实质细胞缺血、缺氧和功能障碍。在 20 世纪 80 年代，学者们比较强调损伤过程中氧自由基和炎症介质的作用，目前随着分子生物学和细胞生物学的研究成果，人们提出了缺血 - 再灌注过程中，内皮细胞和白细胞相互作用引起器官实质细胞损伤的观点，从而使缺血 - 再灌注损伤假说得到发展和完善，即血管内皮细胞（EC）能通过多种凝血因子和炎症介质，与多形核白细胞（PMN）相互作用，产生黏附连锁反应，导致器官微循环障碍和实质器官损伤。具体有组织氧代谢障碍、氧自由基损伤和白细胞和内皮细胞的相互作用。

2. 炎症失控假说 炎症是机体的重要防御反应，MODS是由于机体受到创伤和感染刺激而发生的炎症反应过于强烈以致促炎-抗炎失衡，从而损伤自身细胞的结果。其参与MODS的炎症失控反应过程的基本因素分为刺激物、炎症细胞、介质、靶细胞和效应几部分。

3. 肠道细菌、毒素移位假说 严重创伤、休克、缺血-再灌注损伤、外科手术应激等均可导致肠黏膜屏障功能破坏，从而导致肠道的细菌和毒素的移位，为炎症反应提供了丰富的和不竭的刺激物质，导致炎症反应持续发展，最终导致肠道损伤和器官功能障碍。近年来有关细菌移位和肠屏障功能衰竭的研究有长足进展，但迄今尚无临床资料说明预防肠道屏障衰竭是否能防止MODS发生，肠道是否确是MODS的始动器官，还有待于进一步材料证明。

4. 两次打击和双项预激假说 该学说把创伤、休克等早期致伤因素视为第一次打击，在该次打击时，虽然各种免疫细胞及其多种炎症介质也参与了早期的炎症反应，但其参与的程度是有限的，但是炎症细胞被激活，处于一种“激发状态”，此后如果病情进展或再次出现病损侵袭，则构成第二次打击，此期打击的突出特点是炎症和应激反应具有放大效应，即使打击的强度小于第一次打击，也能造成处于激发状态的炎症细胞更为剧烈发生反应，从而超量的释放细胞和体液介质。如此还可以导致“二级”“三级”，甚至更多级别的新的介质产生，从而形成“瀑布样反应”。这种失控的炎症反应不断发展，最终导致组织细胞损伤和器官功能障碍。

5. 应激基因假说 应激基因反应是指一类由基因程序控制，能对环境应激刺激作出反应的过程。应激基因通常根据它们的应激刺激物来命名，如热休克反应、急性期反应、氧化应激反应、紫外线反应等。应激基因反应是细胞基本机制的一部分，能促进创伤、休克、感染、炎症等应激打击后细胞代谢所需的蛋白合成。应激基因这种机制有助于解释两次打击导致MODS的现象，这种细胞反应的类型也表现在内皮细胞中，当血管内皮细胞受内毒素攻击后能导致细胞程序化死亡或凋亡。引起细胞功能改变的最终后果，是导致机体不再能对最初或以后的打击作出反应，而发生MODS。

（三）危险因素

国内外学者多年来的研究表明，诱发MODS的危险因素分为三类：①早期的危险因素；②与第二次打击有关的危险因素；③特殊的宿主因素。临床诱发MODS的主要危险因素见表3-7-1。

表3-7-1 诱发MODS的主要高危险因素

因素1	因素2	因素1	因素2
复苏不充分或延迟复苏	营养不良	年龄≥55岁	应用糖皮质激素
持续存在感染病灶	肠道缺血性损伤	嗜酒	恶性肿瘤
持续存在炎症病灶	外科手术意外事故	大量反复输血	使用抑制胃酸药物
基础脏器功能失常	糖尿病	创伤严重度评分（ISS）≥25	高乳酸血症

三、病情评估

在剧烈的全身炎症反应过程中出现或加重的器官功能不全可诊断为MODS。MODS的诊断应具备两条:①全身炎症反应综合征(SIRS);②器官功能不全。

(一) SIRS 的诊断标准

具备以下两项或两项以上即可诊断:①体温 >38℃或 <36℃;②心率 >90 次 /min;③呼吸 >20 次 /min 或 $PaCO_2$<4.3kPa;④血象,白细胞 >12×10^9/L 或 <4×10^9/L,或不成熟白细胞 >10%。

(二) 器官功能障碍的诊断标准

目前 MODS 的诊断标准仍不统一,常用的是打分制,可以反映炎症反应中器官损伤的动态过程,既可以反映单一器官损伤的程度,也可以反映受累器官的数目。1995 年 Marshall 提出的 MODS 计分系统可用于对 MODS 严重程度及动态变化进行客观评估,并得到了广泛应用。按照这个系统计分,MODS 计分分数与病死率呈显著正相关,对 MODS 临床预后判断有一定的指导作用(表 3-7-2)。

表 3-7-2 MODS 评分(Marshall 标准)

	0	1	2	3	4
呼吸系统(PaO_2/FiO_2)	>300	226~300	151~225	76~150	≤75
肾(血清肌酐 μmol/L)	≤100	101~200	201~350	351~500	>500
肝(血胆红素 mg/L)	≤20	21~60	61~120	121~240	>240
心血管(PAR)	≤10.0	10.5~15.0	15.1~20.0	20.1~30.0	≥30.0
血液(血小板 10^9)	>120	80~120	51~80	21~50	≤20
中枢神经系统(Glasgow 评分)	15	13~14	10~12	7~9	≤6

注:PAR(压力调整后心率)= 心率[右心房(中心静脉)压 / 平均血压];GCS:如使用镇静剂或肌松剂,除非存在内在的神经障碍证据,否则应作正常计分

但 Marshall 评分中不包含有胃肠功能障碍评分,严重影响了临床应用。1995 年,中国中西医结合急救医学会庐山会议通过的我国 MODS 诊断评分标准把器官数增加为 9 个,制定了"庐山会议"标准(表 3-7-3)。

表 3-7-3 MODS 病情分期诊断及严重程度评分标准("庐山会议"标准)

受累器官	诊断依据	评分
外周循环	无血容量不足;MAP ≌ 7.98kPa(60mmHg);尿量≈ 40ml/h;低血压时间持续 4h 以上	1
	无血容量不足;MAP<7.98kPa(60mmHg),>6.65kPa(50mmHg);尿量 <40ml/h,>20ml/h;肢体冷或暖,无意识障碍	2
	无血容量不足;MAP<6.65kPa(50mmHg);尿量 <20ml/h;肢体冷或暖,多有意识恍惚	3
心	心动过速;体温升高 1℃;心率升高 15~20 次 /min;心肌酶正常	1
	心动过速;心肌酶(CKP、GOT、LDH)异常	2
	室性心动过速;室颤:Ⅱ ~ Ⅲ、A-V 传导阻滞;心搏骤停	3

续表

受累器官	诊断依据	评分
肺	呼吸频率20~25次/min；吸空气PaO_2≤9.31kPa(70mmHg)，>7.98kPa(60mmHg)；PaO_2/FiO_2≥33.9kPa(300mmHg)；P(A-a)DO_2(FiO_2 1.0)>3.33~6.55kPa(25~50mmHg)；X线胸片正常（具备5项中3项即可）	1
	呼吸频率>28次/min；吸空气PaO_2≤7.92kPa(60mmHg)，>6.6kPa(50mmHg)；$PaCO_2$<4.65kPa(35mmHg)；PaO_2/FiO_2≤33.9kPa(300mmHg)；P(A-a)DO_2(FiO_2 1.0)>13.3kPa(100mmHg)，<26.6kPa(200mmHg)；X线胸片示肺泡实变≤1/2肺野（具备6项中3项即可）	2
	呼吸窘迫，呼吸频率>28次/min；吸空气PaO_2≤6.6kPa(50mmHg)；$PaCO_2$<5.98kPa(45mmHg)；PaO_2/FiO_2≤26.6kPa(200mmHg)，P(A-a)DO_2(FiO_2 1.0)>26.6kPa(200mmHg)；X线胸片示肺泡实变≤1/2肺野（具备6项中3项即可）	3
肾	无血容量不足；尿量≈40ml/h；尿Na^+、血肌酐正常	1
	无血容量不足；尿量<40ml/h；>20ml/h；利尿剂冲击后尿量增多；尿Na^+20~30mmol/L、血肌酐≈176.8mmol/L(2.0mg/dl)	2
	无血容量不足；无尿或少尿<20ml/h；利尿剂冲击后尿量不增多；尿Na^+>40mmol/L、血肌酐>176.8mmol/L(2.0mg/dl)。非少尿肾衰竭者：尿量>600ml/24h，但血肌酐>176.8mmol/L(2.0mg/dl)，尿比重≤1.012	3
肝脏	SGPT>正常值两倍以上；血清总胆红素>17.1μmol/L(1.0mg/dl)，<34.2μmol/L(2.0mg/dl)	1
	SGPT>正常值2倍以上；血清总胆红素>34.2μmol/L(2.0mg/dl)	2
	肝性脑病	3
胃肠道	腹部胀气；肠鸣音减弱	1
	高度腹部胀气；肠鸣音近于消失	2
	麻痹性肠梗阻；应激性溃疡出血（具备2项中1项即可）	3
凝血功能	血小板计数<100×10^9/L；纤维蛋白酶原正常；PT及TT正常	1
	血小板计数<100×10^9/L；纤维蛋白酶原≥2.0~4.0g/L；PT及TT比正常值延长≤3s；优球蛋白溶解>2h；全身性出血不明显	2
	血小板计数<50×10^9/L；纤维蛋白酶原<2.0g/L；PT及TT比正常值延长>3s；优球蛋白溶解<2h；全身性出血表现明显	3
脑	兴奋及嗜睡；语言呼唤能睁眼；能交谈；有定向障碍；能听从指令	1
	疼痛刺激能睁眼；不能交谈；语无伦次；疼痛刺激有屈曲或伸展反应	2
	对语言无反应；对疼痛刺激无反应	3
代谢	血糖<3.9mmol/L或>5.6mmol/L；血Na^+<135mmol/L或>145mmol/L；pH<7.35或>7.45	1
	血糖<3.5mmol/L或>6.5mmol/L；血Na^+<130mmol/L或>150mmol/L；pH<7.20或>7.50	2
	血糖<2.5mmol/L或>7.5mmol/L；血Na^+<125mmol/L或>155mmol/L；pH<7.10或>7.55 以上标准均需持续12h以上	3

由于 MODS 是一个渐进损伤的过程，在功能正常、功能不全和功能衰竭之间并非泾渭分明，而是有一定范围的重叠，很难划定一个明确的界限。为了着眼早期治疗，重视其发展趋势更为重要，只要病人器官功能不断恶化并超出目前公认的正常范围，即可认为发生了“器官功能不全”。

此外，还列举了一种分级、记分方法（表 3-7-4），供参考。具体选择何种计分系统，可根据个人看法。

表 3-7-4 器官功能障碍、衰竭的标准

器官或系统	功能障碍	功能衰竭
肺	低氧血症需呼吸机支持至少 3~5d	进行性 ARDS，需 FEEP>10cmH_2O 和 FiO_2>0.50
肝	血清胆红素≥ 34~50μmol/L，GOT、GPT 等≥正常 2 倍	临床黄疸，胆红素≥ 272~340μmol/L
肾	少尿 ≤479ml/24h 或肌酐上升 ≥ 177~270μmol/L	需肾透析
肠、胃	腹胀，不能耐受经口饮食 >5d	应激性溃疡需输血，无结石性胆囊炎
血液	PT 和 PTT 升高 >25% 或血小板 <(50~80) × 10^9/L	DIC
中枢神经	意识混乱，轻度定向力障碍	进行性昏迷
心血管	射血分数降低或毛细血管渗漏综合征	心血管系统对正性血管和心肌药无反应

四、救治与护理

（一）检测

通过临床监测，做到早发现、早干预，则有可能减缓或阻断病程的发展，提高抢救成功率，MODS 的监护与其他危重症的监护相同，通过先进的监护设备和技术，连续、动态、定量地对生命体征及器官功能的变化进行监测，并通过综合分析确定其临床意义，为临床治疗提供依据。除了 ICU 中常规的血流动力学、呼吸功能、肝功能、凝血功能、中枢神经系统功能监测外，还需注意以下几方面的监测：

1. 氧代谢和组织氧和的监测 DO_2-VO_2（氧输送 - 氧消耗）关系在许多临床病人中得到证明，并且在指导休克复苏及创伤病人的液体治疗中体现了重要价值。

2. 动脉乳酸监测 血液中乳酸增加是机体缺氧的重要标志之一。

3. 混合静脉血氧饱和度监测

4. 胃肠黏膜内 pH 监测 胃黏膜 pH 是预测死亡的最敏感单一指标，监测胃黏膜 pH 可以指导脱机，可以早期预防应激性溃疡。

（二）防治

MODS 发病急、病程进展快、濒死率高，病情复杂，涉及多个器官，治疗矛盾多，迄今为止对 MODS 缺乏特效的治疗措施，没有固定的治疗模式，仍是医学领域的一个难题。所以对器官功能的监测和支持仍是 MODS 的主要治疗措施，预防 MODS 的发生是降低其病死率的最重要的方法，预防是最好的治疗。主要措施有：

1. 早期复苏，提高复苏质量 主要措施是及时补充血容量，保持有效循环血量尤为重

要,不仅要纠正显性失代偿性休克,而且要纠正隐性代偿性休克具体措施如下:

(1)纠正显性失代偿休克:及时补充血容量,做到"需要多少补多少";紧急情况时,可采取"有什么补什么"的原则,不必苛求液体种类而延误复苏抢救。心源性休克要限制液体,并使用强心和扩张血管药治疗。

(2)防止隐性代偿性休克发生:早期对病人实施胃黏膜 pHi 监测。研究报道显示,若监测结果 pH<7.320,无论 MODS 发生率还是病人死亡率均有明显上升。

2. 清除氧自由基,防止再灌注损伤 根据休克后自由基损伤在总体损伤中所占比例来看,抗氧化治疗在早期休克复苏中的意义较大。临床上推荐使用的有维生素 C、维生素 E、谷胱甘肽等。其用药原则是早期和足量使用。

3. 控制感染

(1)尽量减少侵入性诊疗操作:各种有创诊疗操作均增加了危重病人的感染机会,如开放式留置尿管、外周静脉留置针、机械通气等,因此应对危重病人实行保护,尽量避免不必要的侵入性诊疗操作。

(2)加强病房管理:危重病人所处的特殊环境是感染容易发生的重要因素。工作人员的"带菌手"是接触传播的最重要因素,洗手是切断此类传播的最有效的措施。污染的医疗设备和用品是另一个重要感染源,如各种导管、麻醉机和呼吸机的管道系统,以及湿化器、超声雾化器等。加强病房管理,改善卫生状况,严格无菌操作,是降低医院感染发生率的重要措施。

(3)改善病人的免疫功能:不同原因引起的免疫功能损害是危重病人发生感染的内因,维护、增强病人的免疫功能,是防治感染的重要一环,可采取加强营养和代谢支持,制止滥用皮质激素和免疫抑制剂进行免疫调理等。

(4)合理应用抗生素:应用抗生素是防治感染的重要手段,但要避免滥用。应注意以下几点:

1)在创伤、大手术、休克复苏后、重症胰腺炎等无感染的情况下,可预防性地使用抗生素。预防性使用原则是:①必须充分覆盖污染或感染高危期;②所选药物抗菌谱要广;③剂量要充足;④应用时间要短。

2)一旦危重病人出现发热、白细胞计数升高等可疑感染的症状,应立即使用抗生素。因危重病人多数存在不同程度的免疫力低下,感染的诊断一时难以确定,若不及时使用抗生素,则感染发展快,死亡率高。

3)抗生素的选择和治疗方案的制定,应根据已经明确或最为可能的感染灶和该部位感染最常见的病原菌来决定,同时考虑当时社区和该医院内部常见细菌谱及其耐药情况。

4)一旦选用一种或一组药物,应于 72h 后判断其疗效,一般不宜频繁更换抗生素,以免造成混乱。

5)对严重感染经积极抗生素治疗未能取得预期效果,且疑有真菌感染者,应及时合理选用抗真菌药物。此时,原有的抗生素不宜立即全部撤除。

(5)外科处理:早期清创是预防感染最关键的措施。对已有的感染,只要有适应证,外科处理也是最直接、最根本的治疗方法,如伤口的清创,脓腔的引流,坏死组织的清除,空腔脏器破裂的修补、切除或转流(如肠造口)。对 MODS 病人应当机立断,在加强脏器功能支持的同时尽快手术,以免丧失最后的机会。对危重病人,选择简单、快捷的手术方式,以迅速帮助病人摆脱困境。

(6) 选择性消化道去污染:研究表明,基于肠源性感染对高危病人构成威胁的认识,对创伤或休克复苏后病人、急性重症胰炎病人等进行消化道去污染,以控制肠道这一人体最大的细菌库,已在一定程度上取得确定的效果。故临床上采用口服或灌服不经肠道吸收、能选择性抑制需氧菌尤其是革兰阴性需氧菌和真菌的抗生素,最常用的配伍是多黏菌素 E、妥布霉素和两性霉素 B。无论选用何种用药方案,都不包括抗厌氧菌制剂,因为研究表明,引起肠源性感染的几乎都是需氧菌或真菌,很少有厌氧菌。而作为肠道优势菌群的双歧杆菌、乳杆菌等是构成肠黏膜定植抗力的主体,能减少条件致病菌的黏附和移位,应当得到保护和扶持。

4. 增加氧输送 通过呼吸、循环支持,以满足外周氧需求,尽可能使氧耗脱离对氧输送的依赖,并使动脉血乳酸接近于正常。

5. 尽早使用胃肠道进食 胃肠道进食不仅有益于全身营养,也是保护黏膜屏障的重要措施。针对应激性溃疡的预防和治疗,可使用制酸剂或 H_2 受体阻滞剂,不宜使胃内过度碱化。

6. 中医药支持 我国学者从 MODS 的防治入手,对中医药进行了尝试。运用中医"活血化瘀""清热解毒""扶正养阴"的理论,采用以当归、黄芪、大黄、生脉等为主方的治疗取得了良好的临床效果,

(三) 护理重点

1. 了解 MODS 的发生病因。

2. 了解各系统器官功能衰竭的典型表现和非典型变化。

3. 加强病情观察

(1) 体温:MODS 多伴各种感染,体温常常升高,当严重感染时,体温可高达 40℃以上,而当体温低于 35℃以下,提示病情十分严重,常是危急或临终表现。

(2) 脉搏:观察脉搏快慢、强弱、规律情况,注意有无交替脉、短绌脉、奇脉等表现,尤其要重视细速和缓慢脉现象,常常提示血管衰竭。

(3) 呼吸:注意观察呼吸的快慢、深浅、规则等,观察有否深大 Kussmaul 呼吸、深浅快慢变化的 Cheyne-Stokes 呼吸、周期性呼吸暂停的 Biot 呼吸、胸或腹壁出现矛盾活动的反常呼吸以及点头呼吸等,这些常是危急或临终的呼吸表现。

(4) 血压:血压能反映器官的灌注情况,尤其血压低时注意重要器官的保护。

(5) 心电监测:能很好地观察心率、心律和 ECG 变化并及时处理。尤其心律失常的心电图表现。

(6) 意识:注意观察意识状况及昏迷程度,昏迷病人每班给予格拉斯哥评分。

(7) 尿:注意尿量、色、比重、酸碱度和血尿素氮、肌酐的变化,警惕非少尿性肾衰竭。

4. 保证营养与热量摄入 MODS 病人常出现全身炎症反应、机体处于高代谢状态,加之升血糖激素分泌亢进、肝功能受损,出现负氮平衡。治疗中加强营养更显重要。目前所普遍使用的主要是"代谢支持",其总的原则和方法是:

(1) 增加能量总供给:通常需要达到普遍病人的 1.5 倍左右,用能量测量计测量。

(2) 提高氮与非氮能量的摄入比:由通常的 1∶150 提高到 1∶200。

(3) 尽可能地通过胃肠道摄入营养

5. 防止感染 MODS 时机体免疫功能低下,抵抗力差,易发生感染,尤其是肺部感染,应给予高度重视。压疮是发生感染的另一途径。为此,MODS 病人最好住单间房间,严格无菌

操作,防止交叉感染。注意呼吸道护理,定时翻身,有利于呼吸道分泌物咳出和 ARDS 的治疗;空气要经常流通,定时消毒,医护人员注意洗手,杜绝各种可能的污染机会。

四、预后

MODS 病情危重,尚无有效特异的治疗方法,预后差。病死率随着功能障碍器官数量的增加而上升。总病死率在 40% 左右;2 个器官功能障碍为 52%~65%;3 个或 3 个以上器官功能障碍达 84%;4 个及 4 个以上器官功能障碍者几乎 100%。MODS 评分:9~12 分死亡率为 25%; 13~16 分死亡率为 50%;17~20 分死亡率为 75%;>20 分死亡率几乎为 100%。一旦出现 MODS 时,不能简单地将各个器官的治疗原则相加,而要注意各个功能障碍的器官间相互影响,避免医源性 MODS 的发生。MODS 有效的治疗尚待探索,从分子和基因水平探讨 MODS 的发病机制,可能为 MODS 防治提供有益的指导。

能力测试

简答题

1. 什么是 MODS?
2. 引起 MODS 的原因是什么?
3. MODS 病人的护理要点是什么?
4. 对 MODS 病人应该加强哪些方面的病情观察?

（张　路）

中英文名词对照

B

暴露	exposure
闭合伤	closed injury
病史	history

C

程度	severity
除颤	defibrillation
创伤	injury
创伤指数	trauma index, TI

D

电击伤	electric injury
毒物	toxicant
多发伤	multiple injury

F

放射	radiate
辅助通气	assist ventilation, AV
腹部	abdomen
腹部脏器	abdomen

G

高级生命支持	advanced life support, ALS
格拉斯哥昏迷分级	Glasgow coma scale, GCS
格拉斯哥昏迷分级计分法	Glasgow coma score, GCS
跟进	follow up
估计	assess
骨盆	pelvis
关怀措施	give comfort
冠心病监护病室	coronary care unit, CCU

H

海姆立克	Heimlich
呼吸	breathing
环甲膜切开术	cricothyroidotomy

J

基础生命支持	basic life support, BLS
急性毒品中毒	acute narcotics intoxication
急性肾衰竭	acute renal failure, ARF
急性中毒	acute poisoning

急诊科 emergency department
脊柱脊髓 spine
计划 plan
间歇指令通气 intermittent mandatory ventilation, IMV
检查 examination
简明创伤分度 abbreviated injury scale, AIS
决定 decision

K

开放伤 open injury
客观现象 objective
控制 / 辅助通气 control/assist ventilation, C/AV
控制通气 control ventilation, CV

L

连续气道正压通气 continuous positive airway pressure, CPAP
颅脑 head
颅内压 intracranial pressure, ICP

M

脉搏氧饱和度仪 pulse oximertry, POM
慢性中毒 chronic poisoning
美国心脏协会 American heart association, AHA

N

内生肌酐清除率 endogenous creatinine clearance, Ccr
能力丧失 disability

Q

气道 airway
气道异物梗阻 airway foreign body obstruction
气管切开术 tracheotomy

S

肾小球滤过率 glomevular filtration, GFR
生存链 chain of survival
时间 time
双相气道正压通气 biphasic positive airway pressure, BiPAP
四肢 limbs
损伤严重程度评分 injury severity score, ISS

T

同步间歇指令通气 syn-chronized intermittent mandatory ventilation, SIMV

X

洗胃 gastric lavage
心电图 electrocardiography, ECG

心肺复苏	cardio-palmonorry resuscitation, CPR
心肺复苏术	cardiopulmonary resuscitation, CPR
心肺脑复苏术	cardiopulmonary cerebral resuscitation, CPCR
心排出量	cardio output, CO
性质	quality
胸部及呼吸系统	respiration
胸腔生物阻抗法	thoracic electrical bioimpedance, TEB
血流动力学监测	hemodynamic monitoring
血清肌酐	serum creatinine, Scr
血清尿素氮	blood urea nitrogen, BUN
循环	circulation

Y

压力支持通气	pressure support ventilation, PSV
延续生命支持	prolonged life support, PLS
有机磷杀虫药	organophosphorous insecticide, OPI
诱因	provoke
语言	speech
运动	motor

Z

早期除颤	early defibrillation
早期高级心肺复苏	early advanced CPR
早期通路	early access
中毒	poisoning
重症监护病房	intensive care unit, ICU
周围动脉	arteries
周围神经	nerves
主观感受	subjective
自动体外除颤器	automated external defibrillator, AED

参 考 文 献

1. 张波,桂莉.急危重症护理学.3版.北京:人民卫生出版社,2012
2. 周秀华.急危重症护理学.2版.北京:人民卫生出版社,2010
3. 孙菁.急重症护理学.北京:人民卫生出版社,2006
4. 谭进.急救护理.北京:高等教育出版社,2004
5. 刘华侠.急危重症护理学.北京:人民卫生出版社,2007
6. 黄显凯.急诊医学.北京:人民卫生出版社,2009
7. 杨丽丽.急救护理学.北京:清华大学出版社,2008
8. 杨晓媛.灾害护理学.北京:军事医学科学出版社,2009
9. 沈洪.急诊医学.北京:人民卫生出版社,2009
10. 胡爱招.急危重症护理.杭州:浙江大学出版社,2010
11. 谭进.急危重症护理学.北京:人民卫生出版社,2011
12. 周兰姝.成人护理学.北京:人民卫生出版社,2012
13. 浙江省红十字会.现场救护培训手册.杭州:浙江科学技术出版社,2008
14. 吴在德.外科学.北京:人民卫生出版社,2008
15. 敖薪.急救护理学.北京:高等教育出版社,2006
16. 李乐之.重症专科护理.长沙:湖南科学技术出版社,2010
17. 章渭方.急重症监护学.杭州:浙江大学出版社,2004
18. 周秀华.急救护理学.北京:人民卫生出版社,2001
19. 刘淑媛,陈永强.危重症护理专业规范化培训教程.北京:人民军医出版社,2005
20. 李梦樱.外科护理学.北京:人民卫生出版社,2005
21. 姚蕴伍,周菊芝.内外科护理学.杭州:浙江大学出版社,2006
22. 方强,杨丽丽.急危重病护理学.杭州:浙江科学技术出版社,2007
23. 郭奉银.内科护理学.北京:高等教育出版社,2004.
24. 卫生部国际紧急救援中心.2000年心肺复苏和心血管急救国际指南.北京:海洋国际出版社,2002
25. 刘均娥.急诊护理学.北京:北京医科大学出版社,2000
26. 叶任高,陆再英.内科学.北京:人民卫生出版社,2004
27. 王志红,周兰姝.危重症护理学.北京:人民军医出版社,2003
28. 周秀华.急救护理学.北京:北京科学技术出版社,2008
29. 黄韶清,周玉淑,刘仁树.现代急性中毒诊断治疗学.北京:人民军医出版社,2002
30. 张树基,刘仁树,王佩燕.急诊医学——新理论新观点新技术.北京:人民军医出版社,2002
31. 邵孝鉷.急诊医学-基础理论与临床实践.北京:中国协和医科大学出版社,2004
32. 方克美,杨大明,常俊.急性中毒治疗学.南京:江苏科学技术出版社,2002
33. 任引津,张寿林,倪为民,等.实用急性中毒全书.北京:人民卫生出版社,2003
34. 何家荣,张孔华.急性中毒临床救治与预防.北京:科学技术出版社,2002
35. 陈文彬,王友赤.诊断学.北京:人民卫生出版社,2001
36. 美国心脏协会.高级心血管生命支持.杭州:浙江大学出版社,2012

37. American Heart Association.2005 AHA Guidelines For Cardiopulmonary Resuscitation and Emergency Cardiovascular Care, Supplement to Circulation.Dallas, Texas, 2005
38. American Heart Association.Handbook of Emergency Cardiovascular Care for Healthcare Providers, Dallas, 2006
39. 孙菁 . 急重症护理学 . 北京:人民卫生出版社,2004
40. 陶红 . 急救护理 . 北京:人民卫生出版社,2009
41. 葛均波,徐永健 . 内科学 . 北京:人民卫生出版社,2013